国家卫生健康委员会"十四五"规划教材

全国高等学校教材

供本科护理学类专业用

公共卫生护理

U0284688

主 编　赵 岳　章雅青

副主编　夏彦恺　许 虹　张 静　邹海欧

编 者　（以姓氏笔画为序）

王 琴（中南大学湘雅二医院）

王文军（济宁医学院护理学院）

王翠丽（北京大学护理学院）

宁传艺（广西医科大学护理学院）

成 果（四川大学华西第二医院）

许 虹（杭州师范大学健康与护理研究院）

李 博（河南大学护理与健康学院）

李冬梅（桂林医学院护理学院）

吴国翠（安徽医科大学护理学院）

邹海欧（北京协和医学院护理学院）

张 利（蚌埠医学院护理学院）

张 静（哈尔滨医科大学附属第四医院）

赵 岳（天津医科大学护理学院）

夏彦恺（南京医科大学公共卫生学院）

章雅青（上海交通大学护理学院）

彭 歆（吉林大学护理学院）

蒋小剑（湖南中医药大学护理学院）

景丽伟（首都医科大学护理学院）

秘 书　（以姓氏笔画为序）

李丽雅（天津医科大学护理学院）　　　　张媛媛（上海交通大学护理学院）

人民卫生出版社

·北 京·

图书在版编目（CIP）数据

公共卫生护理 / 赵岳, 章雅青主编. —北京：人民卫生出版社, 2022.8

ISBN 978-7-117-33507-2

Ⅰ.①公… Ⅱ.①赵…②章… Ⅲ.①公共卫生－卫生服务－中国－医学院校－教材②护理学－医学院校－教材 Ⅳ.①R199.2②R47

中国版本图书馆 CIP 数据核字（2022）第 154263 号

| 人卫智网 | www.ipmph.com | 医学教育、学术、考试、健康，购书智慧智能综合服务平台 |
| 人卫官网 | www.pmph.com | 人卫官方资讯发布平台 |

公共卫生护理
Gonggong Weisheng Huli

主　　编：赵　岳　章雅青
出版发行：人民卫生出版社（中继线 010-59780011）
地　　址：北京市朝阳区潘家园南里 19 号
邮　　编：100021
E - mail：pmph @ pmph.com
购书热线：010-59787592　010-59787584　010-65264830
印　　刷：北京顶佳世纪印刷有限公司
经　　销：新华书店
开　　本：850×1168　1/16　　印张：18　　插页：1
字　　数：533 千字
版　　次：2022 年 8 月第 1 版
印　　次：2022 年 9 月第 1 次印刷
标准书号：ISBN 978-7-117-33507-2
定　　价：65.00 元

打击盗版举报电话：**010-59787491**　**E-mail: WQ @ pmph.com**
质量问题联系电话：**010-59787234**　**E-mail: zhiliang @ pmph.com**
数字融合服务电话：**4001118166**　　**E-mail: zengzhi @ pmph.com**

第七轮修订说明

2020年9月国务院办公厅印发《关于加快医学教育创新发展的指导意见》(国办发〔2020〕34号),提出以新理念谋划医学发展、以新定位推进医学教育发展、以新内涵强化医学生培养、以新医科统领医学教育创新,并明确提出"加强护理专业人才培养,构建理论、实践教学与临床护理实际有效衔接的课程体系,加快建设高水平'双师型'护理教师队伍,提升学生的评判性思维和临床实践能力。"为更好地适应新时期医学教育改革发展要求,培养能够满足人民健康需求的高素质护理人才,在"十四五"期间做好护理学类专业教材的顶层设计和规划出版工作,人民卫生出版社成立了第五届全国高等学校护理学类专业教材评审委员会。人民卫生出版社在国家卫生健康委员会、教育部等的领导下,在教育部高等学校护理学类专业教学指导委员会的指导和参与下,在第六轮规划教材建设的基础上,经过深入调研和充分论证,全面启动第七轮规划教材的修订工作,并明确了在对原有教材品种优化的基础上,新增《护理临床综合思维训练》《护理信息学》《护理学专业创新创业与就业指导》等教材,在新医科背景下,更好地服务于护理教育事业和护理专业人才培养。

根据教育部《关于加快建设高水平本科教育 全面提高人才培养能力的意见》等文件要求以及人民卫生出版社对本轮教材的规划,第五届全国高等学校护理学类专业教材评审委员会确定本轮教材修订的指导思想为:立足立德树人,渗透课程思政理念;紧扣培养目标,建设护理"干细胞"教材;突出新时代护理教育理念,服务护理人才培养;深化融合理念,打造新时代融合教材。

本轮教材的编写原则如下:

1. 坚持"三基五性" 教材编写坚持"三基五性"的原则。"三基":基本知识、基本理论、基本技能;"五性":思想性、科学性、先进性、启发性、适用性。

2. 体现专业特色 护理学类专业特色体现在专业思想、专业知识、专业工作方法和技能上。教材编写体现对"人"的整体护理观,体现"以病人为中心"的优质护理指导思想,并在教材中加强对学生人文素质的培养,引领学生将预防疾病、解除病痛和维护群众健康作为自己的职业责任。

3. 把握传承与创新 修订教材在对原有教材的体系、编写体裁及优点进行继承的同时,结合上一轮教材调研的反馈意见,进一步修订和完善,并紧随学科发展,及时更新已有定论的新知识及实践发展成果,使教材更加贴近实际教学需求。同时,对于新增教材,能体现教育教学改革的先进理念,满足新时代护理人才培养在知识结构更新和综合能力提升等方面的需求。

4. 强调整体优化 教材的编写在保证单本教材的系统和全面的同时,更强调全套教材的体系性和整体性。各教材之间有序衔接、有机联系,注重多学科内容的融合,避免遗漏和不必要的重复。

5. 结合理论与实践 针对护理学科实践性强的特点,教材在强调理论知识的同时注重对实践应用的思考,通过引入案例与问题的编写形式,强化理论知识与护理实践的联系,利于培养学生应用知识、分析问题、解决问题的综合能力。

6. 推进融合创新 全套教材均为融合教材,通过扫描二维码形式,获取丰富的数字内容,增强教材的纸数融合性,增强线上与线下学习的联动性,增强教材育人育才的效果,打造具有新时代特色的本科护理学类专业融合教材。

全套教材共 59 种,均为国家卫生健康委员会"十四五"规划教材。

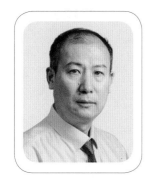

赵岳，博士，教授，博士研究生导师，天津市教学名师，天津医科大学护理学科带头人。兼任全国医学专业学位研究生教育指导委员会护理分委员会委员、教育部高等学校护理学类专业教学指导委员会委员、教育部护理学专业认证工作委员会副主任委员、第五届全国高等学校护理学类专业教材评审委员会副主任委员、天津市人民政府学位委员会学科评议组委员、《天津护理》副主编等职。

长期致力于连续护理和护理教育研究。主持质量工程建设项目 12 项，其中国家级 5 项，省部级 7 项。近五年，主持国家自然科学基金面上项目、教育部人文社会科学项目、中华医学会医学教育项目、中国学位与研究生教育学会研究课题、中华护理学会科研课题等；主持欧盟林奈帕尔梅基金：中国 - 瑞典护理教育与科研合作项目；以第一作者 / 通讯作者发表 SCI 收录论文 48 篇；主编教材 6部，荣获首届全国教材建设奖全国优秀教材二等奖 1 项；主持教改项目获得国家教学成果奖二等奖 1 项。

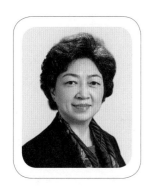

章雅青，博士，教授，研究员，博士研究生导师，博士后导师；《上海交通大学学报（医学版）》编辑部主任，美国护理科学院 Fellow。兼任教育部护理学专业认证工作委员会副主任委员、教育部高等学校护理学类专业教学指导委员会委员、第五届全国高等学校护理学类专业教材评审委员会副主任委员、中国科普作家协会医学科普创作专业委员会副主任委员、上海市护理学会护理教育专业委员会主任委员等。

主要研究方向为高等护理教育和管理、慢病护理。先后主持国家级社会科学基金年度项目、国家自然科学基金子项目、省部级项目 20 余项；SCI 收录和中文期刊发表研究论文 160 余篇，其中获全国医学教育和医学教育管理百篇优秀论文一等奖 2 篇、二等奖 1 篇；以第一负责人获国家级精品在线开放课程、国家级一流本科课程、上海市教学成果奖、上海市精品课程、全国宝钢教育奖优秀教师奖、上海市育才奖等省部级及以上奖项或荣誉 28 项；主编或副主编规划教材等 10 余本。

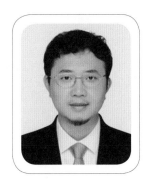

夏彦恺，教授，南京医科大学副校长；国家重大人才工程特聘教授；环境与人类健康国际联合研究中心副主任。兼任国家卫生应急体系建设指导专家、国家食品安全风险评估专家委员会委员；ISES 和 BiCCA 学术委员会委员，中国环境、毒理等多个学会的专业委员会副主任委员等。

长期从事环境与人口生育健康相关研究。近年来主持十余项国家和省部级项目；在领域权威期刊 *Nat Genet*、*Environ Health Perspect*、*Environ Sci Technol*、*Environ Int*、*J Hazard Mater*、*BMC Med* 等发表论著 200 余篇；获国家发明专利 12 项，国家科学技术进步奖二等奖等。担任全国名词委毒理学科技名词主编，*Environ Int*、*Food Cheml Toxicol* 等杂志编委。

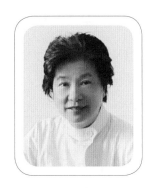

许虹，教授，硕士研究生导师，杭州师范大学健康与护理研究院院长。首届全国教材建设奖 - 全国教材建设先进个人，国际护理荣誉学会会员，全国高等护理院校、高等中医药院校教材评审委员会委员，浙江省高校本科教学指导委员会护理学类专业教学指导委员会副主任委员，兼教育部、民政部评审专家等职。

主要研究方向：护理教育、急危重症护理、老年护理。主编国家级规划教材 23 部，获国家级、各级教学成果奖 11 项，主持制定国家和省、地方标准等 7 个，获国家专利 2 项。

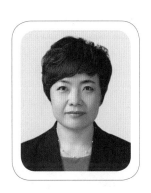

张静，教授，主任护师，博士研究生导师，哈尔滨医科大学附属第四医院护理部主任。兼任中华护理学会护理管理专业委员会委员、中国抗癌协会肿瘤护理专业委员会常务委员、《中国护理管理》杂志第五届编委会委员、《中华现代护理杂志》第四届编辑委员会审稿专家、《中国实用护理杂志》审稿专家、黑龙江省护理学会副理事长、黑龙江省护理学会医院感染护理专业委员会主任委员等。

主要研究方向为肿瘤心理护理。主持课题 9 项，以第一或通讯作者发表 SCI 论文 6 篇，中文期刊论文 50 余篇，编写出版著作 7 部；获中华护理学会杰出护理工作者等荣誉。

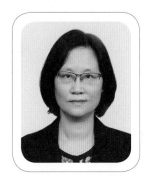

邹海欧，教授，北京协和医学院护理学院社区护理学系副主任。中国老年学和老年医学学会护理和照护分会常务委员、北京护理学会老年专业委员会秘书、中国老年保健协会老年护理与智能化分会委员、中华护理学会护理教育专业委员会专家库成员、《国际护理科学（英文）》审稿专家。

主要研究方向为精神科护理学、老年护理学。主持或参与 CMB、中华护理学会、国家自然科学基金、北京协和医学院等多项科研项目；2013 年获北京高校第八届青年教师教学基本功比赛二等奖、最受学生欢迎奖以及首届全国高等学校微课教学比赛北京赛区优秀奖；2017 年获北京市优秀教师、2018 年获北京市师德先锋。

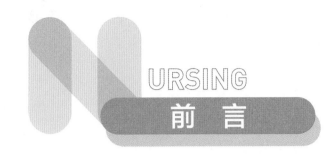

前 言

公共卫生是健康中国建设的重要内容，对全方位、全周期维护和保障人民健康具有重要意义。作为医疗卫生战线的重要力量，护理工作者在保护生命、防病治病、减轻病痛、促进健康方面发挥着重要作用，培养公共卫生护理人才对于健康中国建设有着重要意义。本教材编写遵循"三基五性"的原则，突出新时代教育理念，立足立德树人，紧扣培养目标，注重学科交叉融合，围绕全民健康与公共卫生事业发展，服务于公共卫生护理人才的培养。

本教材在编写内容上，强调公共卫生护理特色，注重与其他学科的联系，融合预防医学、食品与营养卫生学、流行病学、卫生统计学、传染病学等多学科基本理论与技术方法。全书共十八章，包括绪论、公共卫生护理基本理论、公共卫生护理相关模型、流行病学在公共卫生护理中的应用、公共卫生的影响因素、公共卫生健康教育、以家庭为中心的照护、公共卫生评估、妇女与儿童保健、优生保健、居家护理、慢性病患者健康护理、传染病与公共卫生护理，环境卫生、营养与食品卫生，职业卫生护理、公共卫生护理在社区中的运用、公共卫生管理和循证实践、突发公共卫生事件护理。为减少教材中不必要的内容重复，并避免重要内容的遗漏，本教材的特点是突显公共卫生护理在公共卫生各服务领域中的应用，侧重于当前公共卫生护理先进的专业思想、基础理论、专业知识和技能，注重知识的实践性和应用价值，引导学生对公共卫生护理的思考和公共卫生护理服务的实践。

本教材在编写结构上，每章前设置学习目标；设立导入情境与思考，以问题为导向，将公共卫生护理理念有机贯穿于整个章节，引导学生建立公共卫生护理理念，提高发现、分析和解决问题的能力；正文中设置知识链接，引入拓展知识，引导学生对学科前沿趋势、相关领域研究热点等进行深层次思考，体现创新性；章末设置思考题，引导学生运用知识开展实践和创新。

本教材在编写过程中，参考了许多相关学科的文献、书籍等。在此，特向在本教材中引用和参考的已注明和未注明的教材、专著、报刊、文献的编者和作者表示诚挚的谢意。同时，在编写过程中得到了各参编院校领导的大力支持，在此谨致真诚的感谢。

目前，公共卫生护理服务在我国仍处于探索阶段，由于编者学识水平有限，编写过程中也遇到诸多困惑，书中难免存在疏漏和不当之处，诚望各院校同仁和广大读者给予指正。

赵 岳 章雅青
2022 年 4 月

目 录

NURSING

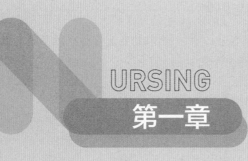

第一章

绪　论

01章　数字内容

　　　　　　　　　　　　　　　学 习 目 标　　　　

- 知识目标：
  1. 掌握公共卫生和公共卫生护理的概念及特点；公共卫生护理的功能与目标；公共卫生护士的核心能力和工作内容。
  2. 熟悉公共卫生的职能范畴；公共卫生护士的资格认证和执业场所。
  3. 了解公共卫生和公共卫生护理的发展。
- 能力目标：
  1. 能结合我国公共卫生服务现状，描述公共卫生护士的核心能力、工作内容和执业场所。
  2. 能运用本章知识，结合我国公共卫生护理教育现状，提出促进公共卫生护理教育发展的对策。
  3. 能结合我国公共卫生现状，正确评述 21 世纪我国公共卫生护理发展的方向与策略。
- 素质目标：
  具有公共卫生护理的职业素养和医者仁心的职业精神。

导入情境与思考

　　一位母亲带着3岁的女儿到社区医院进行体格检查。护士小张发现该女童口腔黏膜有散在疱疹，双手也见斑丘疹，体温37.5℃，怀疑该女童可能患有手足口病。

　　请思考：

　　1. 从个人和家庭、社区和系统的视角分析，护士小张可能得出什么结论？

　　2. 从公共卫生护理的视角，护士小张可以提供哪些干预措施？

　　随着社会经济不断发展，我国的卫生服务体系正在发生深刻的变革。自2009年以来，我国将基本公共卫生服务项目作为医疗改革的主要任务之一，2016年中共中央、国务院印发了《"健康中国2030"规划纲要》，提出要强化覆盖全民的公共卫生服务，其重点是防治重大疾病、完善计划生育服务管理和推进基本公共卫生服务均等化。随着公众对公共卫生服务需求的不断增加，公共卫生护理在我国卫生服务体系中的作用愈加凸显，这就要求护理人员正确理解公共卫生及公共卫生护理的基本内涵，规范实施公共卫生护理服务。

第一节　公共卫生概述

　　人类对健康的认识是一个渐变的过程：从最初的认识疾病，到寻找预防疾病和促进健康的手段和策略。在这一实践过程中，"public health"一词也应运而生。中文翻译为"公众健康"或"群体健康"，中国学者习惯称之为"公共卫生"。随着时代的发展和新的公共卫生问题的出现，公共卫生的概念、特点和职能范畴也随之改变。

一、公共卫生的概念

　　公共卫生的概念有广义和狭义之分。狭义的公共卫生指"疾病的预防控制，以生物学与行为学理论为基础，以流行病学为支撑学科，以传染病的三环节要素、慢性病的危险因素以及通过高危人群策略和全人群策略解决疾病及其防治问题为主要研究内容"。广义的公共卫生定义被广大学者普遍推崇，下面是其中具有代表性的定义：

　　1. 温斯洛的定义　早在20世纪20年代初，美国耶鲁大学温斯洛教授（A.Winslow）提出："公共卫生是一门通过有组织的社会努力来预防疾病、延长寿命、增进健康与效率的科学与艺术。有组织的社会努力包括改善环境卫生状况、控制传染病、教育公众注意个人卫生、组织基本医疗和护理服务人员提供早期诊断和预防性治疗服务，以及建立发展有效的社会机制以保证每个人拥有足以维持健康的生活水准，使得每个居民都能享有其健康和长寿的权利。"

　　该定义内涵丰富，明确了公共卫生的本质既是"科学"又是"艺术"，从事公共卫生事业既需要广阔的自然科学和社会科学知识，又需要有人文学科的基础；既需要抽象思维的理性智慧，又需要形象思维的创造能力。其次，明确了公共卫生解决问题的途径，公共卫生需要整个社区参与，人人参与其中才能使整个群体达到预防疾病和促进健康的目的；明确了建立社会机制才能保证每个人都达到足以维护健康的生活标准；明确了公共卫生的使命，现代公共卫生承担着保护所有人"健康和长寿"的权利。世界卫生组织（World Health Organization，WHO）在1952年采纳了温斯洛对公共卫生的定义，在公共卫生历史上具有较强的现实指导意义。

　　2. 美国医学研究所的定义　美国医学研究所（Institute of Medicine，IOM）于1988年发表了《公共卫生的未来》报告，该报告中指出："公共卫生就是我们作为一个社会为保障人人健康的各种条件所采取的集体行动。"因此，公共卫生的使命是通过有组织的社会努力保障公众的健康利益，通过应用科学技术知识预防疾病促进健康。值得注意的是，这种使命是社会的"集体行动"，而非个人行为。

"人类健康"体现了公共卫生的核心价值，不论是贫穷富贵，每个人都享有健康生活的平等权利，反映了人人享有健康的美好愿望。

3. **中国公共卫生的定义** 2003 年的全国卫生工作会议首次提出了公共卫生的中国定义："公共卫生是组织社会共同努力，改善环境卫生条件，预防控制传染病和其他疾病流行，培养良好卫生习惯和文明生活方式，提供医疗服务，达到预防疾病，促进人民身体健康的目的。"这是国内第一次提出较为系统全面的公共卫生定义。该定义明确提出了公共卫生需要全体社会成员的努力，充分描述了公共卫生的工作内容与目标以及各级政府承担的责任，对于我国公共卫生服务具有重要的指导作用。

从这些公共卫生的概念中，可以看出随着公共卫生事业的不断进步，其定义也趋于完善。概括地讲，公共卫生是通过国家和社会的共同努力，以人群为研究对象和工作目标，以保障和促进公众健康为宗旨，预防和控制疾病与伤残，改善与健康相关的自然和社会环境，提供预防保健与医疗服务，培养公众健康素养，以实现促进人群健康、延长健康寿命、人人享有健康服务的最终目标。

二、公共卫生的特点

公共卫生是一项特殊的国家公共事业，具有鲜明的特点。

1. **公共事业相关的属性** 保障和促进公众的健康，不仅是公共卫生的宗旨，也是国家的公共事业，因此具备公有、公用和公益的性质。公有体现在公共卫生采用公共生产和公共供应方式提供服务；公用体现在公共卫生产品为全民服务；公益表现在公共卫生只以公众获取群体健康为目的，为社会公众带来健康和福利，实现人人享有健康的权利。

2. **对科学的依赖性** 公共卫生对科学的依赖性体现在解决公共卫生问题需要多学科知识、技术和方法，以流行病学作为其科学核心，连接预防医学、基础医学、临床医学等医学科学和社会科学等多学科协作解决公共卫生问题。

3. **对公众参与的需求性** 公共卫生具有极强的社会性。公共卫生问题可发生于社会的各个角落，一旦发生又为全社会所关注。公共卫生不仅为公众服务，也需要公众参与。公共卫生就是组织社会，共同努力，预防疾病，促进健康；无时不在，无处不在，人人参与，人人享有。可以说，缺少了公众的参与，就无法实现公共卫生的宗旨。

三、公共卫生的职能范畴

目前，各国对于公共卫生的职能界定不同，如美国将公共卫生核心功能概括为评价、发展政策和保证，并以此制定了 10 项基本公共卫生服务；英国将现代公共卫生总结为 10 项功能，并以此指导英国的公共卫生实践。我国学者提出公共卫生主要的职能范畴包括：

1. **健康监测和分析** 健康监测既包括疾病信息系统的建设（即收集相关疾病的发病或流行情况），也包括对居民健康需求的监测、生活行为及其他健康危险因素的监测，识别健康问题和确立优先领域。同时，对监测到的数据进行分析预测，发挥信息的预警功能。

2. **调查处理疾病暴发流行和突发公共卫生事件** 这是公共卫生的一个传统职能，既包括对传染病的暴发流行进行调查处理，也包括对食物中毒、生物恐怖和核污染等突发公共卫生事件（acute public health event）的调查处理。

3. **建立并管理或实施疾病预防和健康促进项目** 建立并管理或实施疾病预防和健康促进项目是公共卫生的重要功能之一，如计划免疫、妇幼保健等项目。随着公共服务产业理论的发展，公共卫生部门既可以直接提供这些项目，也可以通过第三方提供，由公共卫生部门来承担管理职能。

4. **促进公共卫生服务的质量和效率** 加强对疾病预防和健康促进等公共卫生项目的评价，包括自我评价和外部评价，加强适宜技术研究，提高公共卫生服务效率，确保所有居民能享受到适宜和具有成本效益的服务，同时也促进卫生服务质量的改善。

5. **制定公共卫生法律，加强公共卫生执法** 制定公共卫生法律或相关规章制度，明确政府和社

Note：

会各方所承担的责任,为公共卫生服务的开展奠定基础。同时加强执法监督,确保公共卫生法律法规的实施。

6. **增强社区的公共卫生意识**　公共卫生最初的目标主要是控制传染病、改善环境卫生、提供安全水,在此基础上逐步过渡到缩小各地区或人群健康差距。这些目标的完成都有赖于社区的公共卫生意识,公共卫生部门只是作为组织者和协调者。因此,动员社区参与识别和解决主要健康问题,已被现代公共卫生作为其重要职能之一。

7. **建立和维持各级政府间、部门间和卫生部门内部的合作**　公共卫生的实施依赖于社会各界的合作和参与。这一方面包括各级政府和政府各有关部门对相关公共卫生议题的理解和支持,使之成为公共卫生政策而得以实施;另一方面也包括社会各界在政策实施中给予的支持,如教师、住宅建设者、企业主和一些社会工作者等都对公共卫生有较大的影响。另外,卫生部门内部也应加强合作,尤其是临床医学和公共卫生两个专业群体的合作。

8. **发展和维持一支接受过良好教育的专业队伍**　公共卫生覆盖的范围较广,因此发展和维持一支接受过良好教育、具有多学科背景的专业队伍,对于完成公共卫生所赋予的任务较为重要,如流行病学、生物统计学、卫生管理学、健康促进和环境卫生学等。

9. **开展相关公共卫生政策的创新性研究**　由于单个的疾病控制或健康促进项目往往只关注公共卫生的某一方面,较少关注整个公共卫生的发展,因此公共卫生应对整个公共卫生发展和相关政策进行创新性研究。

知 识 链 接

美国 10 项基本公共卫生服务

1. 评估和监测人群健康状况,识别影响健康的因素和解决社区环境卫生问题。
2. 调查、诊断和解决影响人群健康的危害。
3. 有效告知、教育和增强人们改善健康问题的能力。
4. 动员社区合作关系并落实到行动,发现和解决健康问题。
5. 制定政策和实施计划,支持个人和社区卫生工作。
6. 执行法律法规,改善和保护人群健康,确保安全。
7. 建立一个有效的系统,确保人们能公平获得健康所需的个人服务和护理。
8. 确保并支持多元化和熟练的公共卫生保健人员。
9. 持续评估、研究和质量改进,以改善和创新公共卫生功能。
10. 建立并维护强大的公共卫生组织基础设施。

知 识 链 接

英国 10 项公共卫生功能

1. 人群健康监测、评估与分析。
2. 调查疾病暴发、流行和健康风险。
3. 建立、设计和管理健康促进和疾病预防计划。
4. 促进社区和居民健康,减少不平等。
5. 建立和维持跨政府和部门间的合作关系,以促进健康和减少不平等现象。
6. 确保遵守保护和促进健康的法规和法律。

7. 发展一支受过良好教育和培训的多学科公共卫生队伍。

8. 确保英国国家医疗服务体系健康服务的有效执行，以实现改善健康、预防疾病和减少不平等的目标。

9. 研究、开发、评估和创新。

10. 确保公共卫生职能的质量。

四、公共卫生的起源与发展

（一）公共卫生的起源

公共卫生起源于人类对健康的认识和需求。在人类历史发展进程中，人们认识到健康对人类生存和发展的重要性，认为处理群体的健康问题不是简单地等于单个健康问题处理的总和。要保护群体健康，必须综合考虑传染病的预防和控制、生活相关环境的改善、食物和饮用水安全的保障等与群体健康有关的一系列问题。解决这些问题需要整个社会参与，有组织、有计划地解决。因此，人类为了继续生存和发展，必须通过有组织的社会努力解决因大规模群居带来的健康问题，公共卫生的概念和实践也在这个过程中产生。

（二）现代公共卫生的形成

人类社会的工业化、城市化和全球化进程，带来了威胁人类健康的新环境。面对新的环境，人类在学习和提高自己对外部环境控制能力的现代化过程中孕育出了现代公共卫生。埃德温·查德威克（Edwin Chadwick）于 1842 年发表了现代公共卫生起源史上最重要的文件《大不列颠劳动人口卫生状况的调查报告》，该报告推动了英国政府于 1948 年颁布了第一部公共卫生法案。该法案明确规定政府必须设立国家和地方卫生委员会，为英国的卫生改良运动奠定了改善城市卫生和市民健康状况，控制结核病、伤寒和霍乱等传染病的基础。

美国现代公共卫生始于地方政府对工业化带来的高死亡率和传染病流行的反应。莱缪尔·沙特克（Lemuel Shattuck）于 1845 年发布《波士顿普查报告》，开创了美国人口和卫生统计工作的先例。受该报告的影响，马萨诸塞州（Massachusetts）进行了全州卫生环境状况调查，发表了早期公共卫生文件《马萨诸塞州卫生委员会报告》，倡导建立州卫生局，组织公共资源开展卫生监督、传染病控制、食品卫生和生命统计工作，以及为儿童提供卫生服务。

同一时期，鲁多夫·魏尔啸（Rudolph Virchow）等人也在德国积极倡导和实践卫生改革和社会改革。魏尔啸等人认为公共卫生的宗旨是促进健康的精神和躯体发展，预防所有对健康的危险和控制疾病；公共卫生必须从整个社会的角度考虑可能影响健康的自然和社会条件。通过魏尔啸等人的努力，德国柏林建立了供水和污水处理系统。到 19 世纪末，卫生改良运动已经传遍欧洲并初见成效，污水和垃圾处理、安全供水和清洁环境被有组织地开展起来，传染病流行明显减少。

公共卫生相关学科的兴起与发展，推动了现代公共卫生的发展。例如，细菌学、免疫学和现代药物学的应用使人类首次主动地控制了许多过去人类无法控制的传染病，如鼠疫、霍乱等。随着科学的预防、抗生素的使用、营养的改善和整体生活水平的提高，欧洲国家和美国传染病发的病率和死亡率大幅度下降，人的平均期望寿命显著增长。从 20 世纪 70 年代到 21 世纪初，现代公共卫生进入科学预防和控制非传染性疾病的重要时期。例如，学者对心血管疾病和癌症的研究为现代公共卫生对非传染性疾病采用预防和干预危险因素的新途径提供了可靠的科学根据。同时，在妇幼卫生和公共营养方面也获得了很大的成绩，合理营养成为现代公共卫生预防控制非传染性疾病的重要手段。

（三）我国公共卫生的发展

我国现代公共卫生早期实践始于 1910 年伍连德领导的东北地区防制鼠疫行动。在这个过程中，我国第一次全面应用现代公共卫生的理论和方法解决了公共卫生问题。陈志潜于 1928 年选择河北

Note:

省定县进行社区卫生实验，于1932—1938年在定县建立了中国第一个农村卫生实验区，促进了地方卫生的探索。

自中华人民共和国成立至20世纪60年代末，我国公共卫生机构处于创立和建设阶段，全国各省、市、县三级全面建立卫生防疫站，并成立寄生虫病、地方病、血吸虫病、性病、麻风病、疟疾、结核病等专病防治所（院），与卫生防疫站初步形成了以五大疾病预防控制为主的疾病预防控制服务体系，建立起覆盖县、乡、村三级医疗预防保健网的公共卫生体系。

从20世纪80年代后期到2003年，我国公共卫生体系不断改革和完善。2001年，卫生部印发《关于疾病预防控制体制改革的指导意见》，明确提出疾病预防控制体制改革目标和机构设置等任务。中国疾病预防控制中心于2002年成立，全国各省市及所辖部分地市卫生防疫站重组为疾病预防控制中心，标志着中国新型疾病预防控制体系逐步形成。2003年以后，我国加大了公共卫生体系建设投入，初步建立了"国家 - 省 - 市 - 县"四级以疾病预防控制为龙头的专业公共卫生工作体系、卫生监督体系和城乡基层公共卫生体系。

党的十八大以来，我国公共卫生体系开始从"以治病为中心"向"以人民健康为中心"转变，突出强调"预防为主、关口前移、资源下沉、全方位全周期维护和保障人民健康"。

当前，我国已基本形成以疾病预防控制体系为龙头，以政府公共卫生监管部门、专业公共卫生机构、承担公共卫生医防整合法定责任的医疗服务机构和城乡基层医疗卫生机构为主体，以财政经费保障体系为支撑，覆盖城乡的公共卫生体系。经过改革，各项基本公共卫生服务全面开展，群体性和个体性服务得到有效落实；有序推进重大公共卫生服务项目，受益人群覆盖面广；公共卫生服务效果持续改善，居民享有公共卫生服务均等化程度有所提高。

第二节　公共卫生护理概述

我国公共卫生护理处于起步阶段，未完全形成成熟的中国本土化的概念和服务体系。本节主要借鉴国外相关经验，立足我国国情，介绍公共卫生护理的概念与特点、功能与目标，以及公共卫生护士的角色、核心能力与工作内容、资格认证与执业场所，以加深对公共卫生护理的理解。

一、公共卫生护理的概念与特点

（一）公共卫生护理的概念

公共卫生护理在不同国家或地区有着不同的定义。公共卫生护理（public health nursing）一词最早由美国现代公共卫生护理创始人莉莉安·伍德（Lillian Wald）提出，指将护理服务对象从患者扩大到整个家庭，护理内容由医疗护理扩展到预防保健服务。1929年，美国国家公共卫生护理组织首次将公共卫生护理定义为"护士向个人、家庭和社区提供有组织的社区服务"。1980年，美国公共卫生协会公共卫生护理组（Public Health Nursing Section of the American Public Health Association）定义"公共卫生护理是以改善社区健康为目标，集公共卫生科学和护理专业理论知识为一体的护理"。这一定义于1996年被修订为"公共卫生护理指运用护理学、社会学和公共卫生科学知识促进和保护人群健康的实践"。

（二）公共卫生护理的特点

公共卫生护理是公共卫生服务中的一个重要专业领域，承担着促进和保护公众健康的任务，主要包括以下几大特点：

1. 注重全人口的健康需要，包括不平等和亚群体的独特需要。
2. 采用全面、系统的方法评估人口健康。
3. 注意健康的多种决定因素。
4. 强调初级预防。

5. 在个人、家庭、社区和影响其健康系统的所有层面实施干预措施。

二、公共卫生护理的功能与目标

虽然公共卫生护理的服务范围较广，涉及健康教育、疾病预防、妇女与儿童保健、优生保健、居家护理、慢性病患者管理、传染病防治、环境卫生、营养与食品卫生、职业卫生、突发公共卫生事件等内容，但其主要的功能与目标是一致的。

（一）公共卫生护理的功能

公共卫生护理的功能与公共卫生的功能紧密联系。马萨诸塞州公共卫生护士协会（The Massachusetts Association of Public Health Nurses，MAPHN）将公共卫生护理的功能分为以下几项：

1. 预防疾病　公共卫生护理的目标是利用公共卫生的核心功能"评估、政策制定和保障"来保持社区健康。以人群为对象的干预措施强调预防。预防可以挽救生命和提高生活质量，其目标是通过"保护人们免受现存和潜在的健康威胁"来预防疾病的发生，包括一级预防、二级预防和三级预防。

2. 疾病调查 / 报告 / 病例管理　疾病暴发时对病例的连续护理，与地区流行病学专家、医生等合作，在 24h 内完成疾病调查和报告等。

3. 健康促进 / 保护　关注环境、生活方式和行为因素对人群健康的影响，包括空气质量污染、化学物质暴露、危险废物、二手烟、生活方式的改变等。

（二）公共卫生护理的目标

公共卫生护理的目标旨在强调预防和促进健康行为等来改善公众健康。

三、公共卫生护士的角色、核心能力与工作内容

公共卫生护士（public health nurse，PHN）指从事公共卫生护理实践的专业人员，运用卫生保健相关的临床知识和专业知识评估公共卫生问题，包括文化环境、历史、物理和社会因素等。公共卫生护士在母婴保健、免疫接种、突发公共卫生事件等方面发挥重要作用，也是护理研究和知识传播的重要力量。了解公共卫生护士的角色、核心能力和工作内容对于公共卫生护士的培养有着重要的参考意义。

（一）公共卫生护士的角色

公共卫生护理实践与医院的临床护理实践并没有完全不同，公共卫生护士也通过健康教育等措施促进人群健康和预防疾病。其独特之处在于，公共卫生护理实践不仅要照护个体，而且要把公共卫生护理服务延伸到家庭、社区和全社会。根据公共卫生护理的概念，公共卫生护士的角色主要体现在以下几个方面：

1. 健康计划的制订者（health planner）　公共卫生护士要确定个体、团体、家庭和社区的需求和关注点，制订健康计划，并能解读和实施健康计划和程序。

2. 健康教育者、训练者和咨询者（health educator、trainer and counsellor）　公共卫生护士需要为健康相关服务资源进行宣传，在社区倡导健康计划，组织开展有关婚前保健、母乳喂养和免疫咨询等宣传教育活动。公共卫生护士需要识别和解读健康团队成员的培训需求，并为他们制订适当的培训计划，为社区其他卫生团队成员提供必要的培训或教育指导。

3. 社区组织者（community organizer）　公共卫生护士负责促进社区的发展，要组织实施社区发展活动，强调社区参与卫生服务的规划、组织、实施和评估。

4. 资源协调者（coordinator of service）　公共卫生护士通过社区和相关机构，负责协调卫生服务资源；与其他健康计划和项目协调。

5. 照护者（provider of care）　是公共卫生护士最基本的角色，即在社区、家庭、学校、诊所或其他场所，为不同需求的人群提供直接照护。

6. 健康监测者（health monitor）　公共卫生护士负责监测社区中的健康问题，利用各种有效的

数据收集技术,密切关注所有受照护者的健康状况。同时,记录和报告社区的健康状况和存在的健康问题。

7. 研究者(researcher) 公共卫生护士通过调研和家庭访视等方式,系统地监测社区中存在的健康问题,利用各种有效的数据分析技术,开展社区人群的健康问题研究,提出健康促进的指导意见。

8. 变革推动者(change agent) 公共卫生护理的目标是促进和保护人群健康。通过公共卫生护士的努力,应促进和激励社区人群改变他们的健康行为和生活方式,使其能够促进并保持良好的健康,获得健康促进和保护的知识,并在健康服务方面具有主动性和独立性,以促进社区健康的发展。

(二)公共卫生护士的核心能力

1988年,由美国健康环境护士联盟(Alliance of Nurses for Healthy Environments,ANHE)、社区卫生护理教育者协会(Association of Community Health Nursing Educators,ACHNE)、公共卫生护士协会(Association of Public Health Nurses,APHN)和美国公共卫生协会公共卫生护理组组成四理事会联盟(Quad Council Coalition,QCC),代表护理专业团体积极参与公共卫生护理教育和实践,其使命是"为公共卫生护士发声"。

2018年4月,四理事会联盟制订了四理事会公共卫生护士核心能力(Quad Council Competencies for Public Health Nurses,QCC-PHN),包括8个领域:①评估和分析技能。②政策制定、项目规划技能。③沟通技能。④文化能力。⑤社区实践技能。⑥公共卫生科学技能。⑦财务规划、评估和管理技能。⑧领导力和系统思考技能。依据核心能力发展的状态分为三个层级,以指导三级实践:一级是前线人员/入门级别,二级是管理或监督级别,三级是高级管理或领导级别。公共卫生护士的核心能力符合公共卫生护理的定义(APHA PHN,2013)和美国护士协会公共卫生护理实践的范围和标准。因此,公共卫生护士核心能力适用于各实践机构的不同层级水平,指导和改革所有级别的公共卫生护理实践、教育、研究和政策。

(三)公共卫生护士的工作内容

公共卫生护士的工作内容是在公共卫生的职能范畴下发展而来的。明尼苏达州卫生行政部门制定的公共卫生干预轮(Public Health Intervention Wheel,PHIW)所描述的工作内容覆盖了美国公共卫生的10项基本公共卫生服务内容。公共卫生干预轮将公共卫生护士的工作内容划分为5个模块,包括17项干预措施。具体包括:①模块1,监测、疾病和其他健康事件调查、推广、筛查、病例发现;②模块2,转诊和随访、病例管理、授权职能;③模块3,健康教育、咨询、会诊;④模块4,合作、联盟建设、社区组织;⑤模块5,宣传、社会营销、政策制定和执行。干预措施分为个人和家庭、社区、系统等3个干预层级。个人和家庭层级的干预措施侧重改变个人的知识、态度、信念、做法和行为,主要面向个人或作为家庭或团体的成员;社区层级的干预措施侧重改变社区的规范、态度、意识、做法和行为,面向社区内的整个人群,或者人群中的特定群体;系统层面的干预措施侧重改变宏观层面的组织、政策、法律和权力结构,重点不是直接针对个人和社区,而是针对影响健康的整个系统。在日本,公共卫生护士的工作内容包括掌握社区居民总体健康状况和问题;制定和实施保健、医疗、福利计划和政策;提供健康咨询;谋求管辖范围内保健、医疗、福利、环境、教育、劳动卫生等相关机构及人员的广泛合作。

四、公共卫生护士的资格认证与执业场所

为了选拔更多优秀的公共卫生护士,同时通过法律保护并且肯定公共卫生护士的身份地位,各国设立了公共卫生护士的资格认证制度,提供了适合公共卫生护士的执业场所。

(一)公共卫生护士的资格认证

不同国家公共卫生护士的资格认证制度有所不同。在美国,由美国护士资格认证中心(American Nursing Certification Center,ANCC)为高学历护士提供公共卫生护士执业资格认证。公共卫生护士

一般需要护理学专业副学士学位（associate's degree in nursing，ADN）或护理学学士学位（bachelor of science in nursing，BSN）。公共卫生护士资格推荐具有护理学学士学位，同时具有 1 年以上专业实践经验的护士。公共卫生护士资格考试的内容包括：公共卫生循证实践、交流、领导力、法律与伦理、公共卫生生物学与人类疾病风险、合作与伙伴关系、项目计划与评估、项目管理、公共卫生政策、健康公平与社会公正，这 10 部分内容各占 10%。在日本，"保健师"即为公共卫生护士，已形成较为成熟的保健师资格考试制度。学生需要完成至少 1 年以上的保健师课程学习，毕业后通过全国护士资格考试和保健师资格考试才能从事保健师工作，保健师资格考试科目包括公共卫生护理学、流行病学、保健统计学及保健医疗福利行政论。

（二）公共卫生护士的执业场所

公共卫生护士的执业场所与公共卫生护理服务对象有关，几乎覆盖了医院之外的大多数社会场所。美国护士注册网站推荐的执业机构包括县卫生局（county health departments）、市卫生局（city health departments）、联邦卫生相关组织（federal health-related organizations）、私人公共卫生机构（private public-health agencies）和提供医疗服务的流动单位（mobile units providing health care services）。公共卫生护士可以作为各级政府、社区和其他非政府服务组织、基金会、政策智囊团、学术机构及其他研究机构等不同类型机构和组织中的成员或跨专业团队的领导人，从事促进和保护人群健康的实践活动。越来越多的公共卫生护士从事全球公共卫生服务，促进全球互联互通。

第三节 公共卫生护理的发展

世界各国公共卫生护理的发展起点并不一致，其发展进程也存在着较大差异。我国公共卫生护理起步较晚，其演进过程与社区护理体系的发展有融合交叉，但更侧重不同场所的人群健康管理。进入 21 世纪，随着社会经济的高速发展，由于工业化、城镇化、人口老龄化导致的疾病谱、生态环境、生活方式不断发生变化，新发和突发传染病、慢性病带来的双重疾病负担，工业化和城市化带来的大气、土壤和水污染等不良影响，食品药品安全、突发公共卫生事件等诸多问题，对公共卫生护理的发展提出了新的要求与挑战。

一、公共卫生护理的发展历程

（一）国外公共卫生护理的发展历程

早期公共卫生护理的发展与慈善事业有着密切联系。菲比奥拉（Fabiola）于 399 年建立慈善医院收容患者，并请医院志愿者访视患者家庭。圣文森特德保罗（St. Vinvent De Paul）于 1633 年在巴黎创立"慈善姊妹社"，给予贫穷患者帮助，使其能自助。英国利物浦市的威廉·拉思伯恩（William Rathbone）于 1859 年提出，把贫困人群社区分为 18 个区域，每个区域安排 1 名护士和 1 名女访视者共同完成护理技术操作、健康教育和社会工作，开设了第一所地段访视护理机构。弗罗伦斯·南丁格尔（Florence Nightingale）在 1892 年提出了在农村和城市地区进行健康访视的重要性，并在 1893 年呼吁关注公共卫生护理，主张培训区域护士。这一时期，公共卫生护士的培养和实践逐渐在英国展开。同一时期，美国的公共卫生护理事业也发展起来。美国于 1885 年在纽约成立地段访视社，其后统一名称为"访视护士协会（Visiting Nurses Association）"。莉莉安·伍德提出"公共卫生护士"，主张公共卫生护理是为大众服务的卫生事业，公共卫生护士可以从事社区和家庭评估，提供公共卫生护理服务，为社区居民解决问题。同时，她致力于学校环境卫生的改善和防治学生传染病，关注妇幼卫生研究。莉莉安·伍德和其他公共卫生护士成立了公共卫生护理机构，明确了公共卫生护理服务的原则和标准。

20 世纪，公共卫生护士这一群体已经在多个国家发展起来。自 1908 年，英国的公共卫生护士开始法制化，政府要求公共卫生护士必须接受专业教育。英国卫生部于 1919 年设立了法定健康访视人

Note:

员资格,于 1929 年颁布《地方政府法》,规定健康访视成为一项法定服务。美国纽约于 1902 年任命了全国第 1 位公立学校的学校护士,促使全国范围内的学校开始雇佣学校护士。哥伦比亚大学于 1910 年首先开创了公共卫生护理课程。美国国会于 1935 年通过《社会安全法令》,强调资助训练公共卫生护士,有效促进公共卫生护理教育。耶鲁大学于 1949 年开设了 1 年期的公共卫生护理学硕士项目。美国于 1956 年通过《健康修正法案》,支持高级公共卫生护士培训。目前在美国北佛罗里达大学、堪萨斯大学等高校开设了公共卫生护理本科教育项目,约翰·霍普金斯大学、马里兰大学等学校开设公共卫生/社区护理硕士、博士教育项目,迄今已培养了大量的公共卫生护士。

(二)我国公共卫生护理的发展历程

19 世纪,西方医学思想传入中国,其公共卫生观念也随之传入。这一时期的中国公共卫生事业刚刚起步,公共卫生人才十分匮乏。1925 年,格兰特(Grant)与北京卫生科联合创办了公共卫生教学区"第一卫生事务所",开始培养公共卫生护士,为公共卫生护理人才的培养奠定了基础,推动了中国公共卫生事业的发展。在公共卫生护士日益受到重视的背景下,各地的公共卫生机构不仅专门聘用公共卫生护士,而且一些机构开始自行培养公共卫生护士。例如,浙江省立助产学校于 1930 年秋便开始筹办公共卫生护士班;广东家庭卫生促进会于 1933 年安排公共卫生护士到端拿护士学校(The Julia M Turner Training School for Nurses)教授相关课程;上海高桥卫生模范区也开始公共卫生护士人才的培养工作;第一届公共卫生护士训练班于 1934 年 2 月开班;河北定县等地的卫生机构从 1935 年也开始培养公共卫生护士人才。从各地公共卫生护士人才培养的情况来看,大部分地区通过开设短期训练班的形式来培养相应的人才,一般训练时间为 3~6 个月。

随着各地医疗卫生政策的推行,全国多地部分带有试验性质的县、乡卫生医疗机构开始聘请公共卫生护士。根据《公共卫生月刊》显示,到 1935 年,河北定县、浙江兰溪县和吴兴县、江苏萧县和江宁县等地都已聘请了专门的公共卫生护士。由于公共卫生护士数量的增多以及公共卫生工作的日益重要,各地的公共卫生护士之间有了联系的需要,这就促成了专门服务于公共卫生护士群体的组织建立。因此,中华公共卫生护士学会于 1935 年 2 月 28 日成立。20 世纪中叶,北京协和医学院成立了公共卫生护理系,当时的课程包括健康教育、心理卫生、家庭访视与护理技术等。自中华人民共和国成立以来,我国陆续开展了研究生、本科、专科等不同层次的灾害护理和社区护理等人才培养。灾害护士、社区护士与公共卫生护士相比,其工作侧重点虽有所不同,但角色功能部分重合。

二、我国公共卫生护理的发展趋势

公共卫生护理的特点赋予其随着时代演变满足当前社会需求的时代意义。从个人和家庭到人群和系统,公共卫生护士都有其独特的关注点,能够很好地整合新的卫生系统模式,将新兴的卫生系统模式与人口健康改善、健康促进、降低风险和疾病预防工作相结合,满足不断变化的健康需求。

(一)促进护理人才队伍建设,满足公众健康需求

公共卫生护士是世界各国公共卫生人才资源的重要组成部分,高质量的公共卫生护理人力资源,是促进和保护公众健康的重要保证。目前,在传染病防控和社区、学校、企业、农村等区域疾病防控、隔离监测、疾病症状初筛等方面公共卫生护士人才匮乏。因此,基于国际公共卫生护理发展现状,结合当前国内公众健康需求,高等院校应加强公共卫生护理教育,在专业设置上注重反映社会需求,开展不同层次公共卫生护理人才培养;加强在岗护士公共卫生护理知识和技能的继续教育与培训,提升护理专业人员整体的公共卫生护理素养;提升公共卫生护理队伍建设质量和公共卫生护理服务能力,满足不同人群日益增长的健康需求。

(二)服务全人群全生命周期,优化公共卫生护理服务内容

《"健康中国 2030"规划纲要》提出,要坚定不移贯彻预防为主方针,坚持防治结合、联防联控、群防群控,努力为人民群众提供全生命周期的卫生与健康服务。公共卫生护理服务将提供公平可及、系统连续的健康服务,在横向惠及全人群,在纵向覆盖全生命周期,有效加强妇女儿童、老年人、残

疾人、流动人口、低收入人口等重点人群的健康服务。在此基础上,公共卫生护理服务将针对生命不同阶段的主要健康问题及影响因素,提供针对性的健康服务。

(三)加强政府支持和保障,制定公共卫生护理相关政策和制度

强化政府主导作用,构建公共卫生护理服务法律体系,逐步形成和完善相关政策和法律法规。制定公共卫生护士执业认证制度,确立公共卫生护士的合法性;通过法律法规明确公共卫生护士的执业范畴与角色功能定位,确立公共卫生护士的专业地位;制定公共卫生护士薪酬待遇保障制度;建立健全公共卫生护理质量管理及绩效考核制度等,有效促进公共卫生护理服务的发展。

(赵 岳)

思 考 题

1. 随着人民日益增长的健康需求,请结合公共卫生护理的功能与目标,思考应该采取哪些有效措施提升护理人员的公共卫生服务能力和服务质量?

2. 请查阅相关文献,了解各国公共卫生护理教育现状,思考目前应该采取哪些措施促进我国公共卫生护理教育的发展?

Note:

URSING

第二章

公共卫生护理基本理论

02章 数字内容

学 习 目 标

- 知识目标：
  1. 掌握公共卫生护理相关理论的定义和核心概念。
  2. 熟悉公共卫生护理相关理论的应用。
  3. 了解公共卫生护理相关理论发展的背景。
- 能力目标：
  1. 能利用本公共卫生护理基本理论解析公共卫生护理工作中遇到的问题。
  2. 能根据不同个体、人群和社区的问题，基于理论提出相应对策。
- 素质目标：
  具有在公共卫生护理中做好社区组织变革与创新发展的职业精神。

刘某，男，69 岁。老伴去世后，被儿子从乡下接来与儿子、儿媳、孙女在城里同住。恰逢社区卫生服务中心开展"爱肺"活动，为长期吸烟者提供肺部体检以及戒烟干预。儿子动员父亲参加，可是父亲态度漠然，认为自己虽吸烟多年但身体没有大问题，无须戒烟，且拒绝体检。儿子多次劝说，父亲抗拒心理更加严重，情绪激动，认为儿子嫌弃自己拖累家庭。儿子本想通过社区其他叔叔、阿姨动员父亲参加，走访时却发现社区有很多像父亲一样的老年人也拒绝参加社区卫生服务中心的活动。

　　请思考：

　　1. 该社区目前的主要问题是什么？

　　2. 为什么部分长期吸烟的老年人不想接受肺部体检和戒烟干预？

　　3. 公共卫生护士可以采用哪些理论和方法促进社区"爱肺"活动的开展？

　　公共卫生护理服务是公共卫生服务的一个重要领域，承担着健康促进、预防疾病的任务。公共卫生护理理论提供了一个科学的观察事物的方法或途径，用以描述、解释和预测公共卫生护理现象，进一步为公共卫生护理服务水平的提高提供理论支撑，避免公共卫生护理实践的盲目性。本章将通过介绍公共卫生护理相关理论及其应用，帮助指导公共卫生护士按照科学规律工作，助力公共卫生护理理论向护理实践转化，进而实现保障和促进公众健康、提高公共卫生护理服务质量的目标。

第一节　病 因 模 型

　　病因模型（causal model）是现代医学用来区分不同病因以及阐述病因与疾病的关系、病因之间的关系及作用机制的理论框架，以发现新的病因或确定主要病因，从而制订更全面、更有效的疾病预防策略。充分应用病因模型的知识和方法，有助于公共卫生护士发现和控制病因，发挥健康促进和预防疾病的角色和功能，达成全民健康的目标。

一、三角模型

　　在人类认识和控制传染性疾病（简称传染病）的过程中，逐步认识到疾病多病因的可能性。1954 年，约翰•戈登（John Gordon）总结了人类对传染病病因的认识，提出了传染病流行的三角模型（epidemiologic triad）。该模型明确提出，影响传染病在人群中发生和发展的因素是多重的，并将它们归结为三个因素，即宿主（host）、病原体（pathogen）和环境（environment）；三者对传染病流行缺一不可，其关系可用一个等边三角形的平衡关系来描述，表明它们之间是相互平等、相互关联和相互制约的关系。在一定的时间框架里，三者相互作用、相互制约，保持动态平衡，使人群疾病的发病率维持一个常态。若三者中的一个或一个以上的因素发生了变化，破坏了这个平衡状态，人群疾病的发病率就会下降或者上升，甚至消失或引起暴发流行（图 2-1）。例如，在环境因素和宿主因素不变的情况下，病原体毒力增加，人群的发病风险往往也会增加。同理，即使其他因素不变，宿主抵抗力下降（如营养不良），也会增加发病风险。自然环境的变化也可增加疾病发生的机会，如夏季多雨、气温高，有利于蚊、蝇孳生和病原体繁殖，从而增加肠道传染病及蚊媒传染病等在人群中的传播。

　　流行病学的主要任务就是寻找可以用来切断该三角中任何一条（或多条）链索的措施，阻断任何两个因素之间的联系，以此控制疾病的流行。三角模型是对传染病病因认识的总结，也是一个进步，优于朴素的单病因学说，揭示了在病原体之外存在可以用来预防和控制传染病的因素，揭示了在病原体不明的情况下预防传染病的可能性，是人类用来控制传染病的重要理论基础。

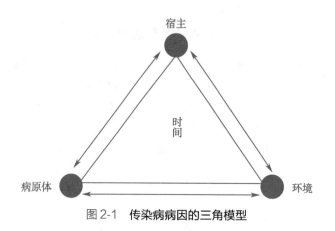

图 2-1 传染病病因的三角模型

二、轮状模型

20 世纪中叶,慢性病成为人类健康的主要威胁。面对慢性病,人们充分认识到,慢性病不像传染病存在明确的病原体,慢性病的致病因素是多样的,且任何单一病因的作用相对较小。病因的三角模型表明一个疾病的病因是多重的,但是把病原体、宿主和环境三个因素分隔开来,把每个因素放在一个独立的位置,无法体现直接病因和间接病因的区别,不能反映复合病因和简单病因的区别,不能显示其间交叉复杂的关联,不利于在复杂的慢性病病因中抓住主要矛盾,也不适合慢性病病因的研究。

为了更好地描述病因之间及其与疾病之间的关系,在三角模型的基础上,1985 年摩斯纳(Mausner)和克雷默(Kramer)提出了病因的轮状模型(causation wheel)。轮状模型将可患病的人或动物放到了中心的位置,周围是其生活的物理、化学、生物和社会环境,而传染病的致病因子只是生物环境的一部分(图 2-2)。该模型用新的方式描述了宿主、致病因子和环境的关系,认为环境、宿主和病原体不是对等和分离的关系,它们的重要性也有主次分别,并提示了直接病因和间接病因的存在,以及远端病因和近端病因的区别。同时,轮状模型也扩充了环境的概念,提示更多可能致病的环境因素,指出了更多的干预靶点,为疾病防治提供了更多选择。轮状模型较三角模型更接近于病因之间以及病因与疾病的实际关系,为研究复杂的慢性病病因打开了新的窗口。例如,对于以宿主的遗传背景为主要病因的疾病(1 型糖尿病、血友病、多指 / 趾等),遗传作用相对较大;对于艾滋病、疟疾等传染病,生物学致病因子是必要因素;对于地方性疾病,所处的自然物理和化学环境起着主要作用;而对于癌症,病因很多,似乎没有单一明确的病因起着主导作用。

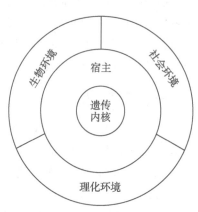

图 2-2 病因的轮状模型

三、生态病因模型

1991 年达尔格伦(Dahlgren)和怀特海德(Whitehead)从社会的角度,提出了健康决定因素的生态模型,是轮状模型的进一步发展也被称为生态病因模型(ecological model of causation)(图 2-3)。该模型的中心仍是人,包括一个人的年龄、性别和遗传等因素,然后将其他病因归类,并分成不同的层次,每层又包含很多相关但不同的因素,并强调各种因素的相互作用对健康的影响。该模型具有轮状模型的基本特征,指出了那些可影响健康但不影响发病的因素,进一步拓宽了病因的范围和领域,揭示了更多可以用来促进健康、预防疾病的因素。

Note:

生态病因模型认为，个体特征是疾病发生的根本，如女性易患乳腺癌，具有某些遗传特征的人群易患遗传病。生物环境因素如细菌、病毒及其他微生物、寄生虫、动物传染源和媒介节肢动物等是传染病的重要因素。从物理、化学环境的角度看，营养素、天然有毒动植物、微量元素、气象、地理、水质、大气污染、电离辐射、噪声等都与健康有关。从社会环境的角度看，社会制度、人口、经济、家庭、医疗服务体系、文化、职业、风俗等都会影响健康和疾病的发生和流行。这些因素相互影响、相互作用，共同决定人群的健康水平。

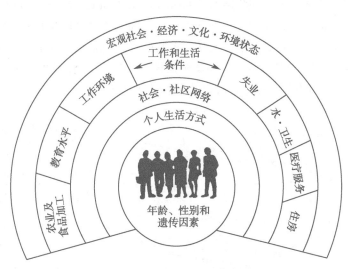

图2-3　健康决定因素的生态模型

生态病因模型也表明了直接和间接病因的存在。直接病因和间接病因只是相对疾病的"远近"而言。例如，经济的发展和物质生活条件的改善使得人们在生活方式的选择上有了更多空间，如吸烟、饮酒、缺乏体力活动等，这些不良生活方式引发高血压，而高血压进一步恶化导致脑出血。以脑出血作为结果，高血压是直接原因，不良生活方式是近端间接原因，而经济的发展和物质生活条件的改善则是远端间接原因。生态病因模型最大限度地拓展了人类对各种可能病因的认识，从而也揭示了更多新的促进健康、预防疾病的方法，尤其强调人们共同暴露的社会生态因素，指出了改善社会生态环境对预防疾病的作用。但在展示病因之间的关系上，生态病因模型还是笼统的、不完善的。

四、病因链和病因网

在多病因学说里，一切可以负面影响健康的因素或事件都可以称为病因，而且无论传染病还是慢性病，其病因都是多重的，病因与疾病之间的关系是复杂的，病因与病因之间也存在复杂的关系。一些因素对发病的作用是直接的，一些是间接的；一些因素的作用可能是独立的，而更多的是相互协同（或拮抗）的；各因素间互为因果，即有些是原始病因，有些是继发因素，它们相继发生作用，最终导致疾病的发生。时间上先后发生的互为因果的病因之间，以及这些病因与最终疾病之间的关系可以用病因链（chain of causation）来描述（图2-4）。例如，经济发展和农业进步为人类提供了充足的食物，充足的食物改变了人们的饮食习惯，不良的饮食习惯可引起肥胖和高胆固醇血症，后者又可引发冠心病。在这条病因链中，经济发展和农业进步可以是冠心病的远端因素，饮食习惯是中间因素，高胆固醇血症是近端因素。

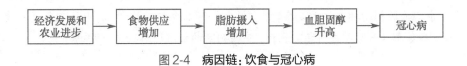

图2-4　病因链：饮食与冠心病

在一条病因链上,去除任何一个因素,就可以切断整条病因链,从而通过此病因链预防疾病的发生。这也是最有效的方法,因为不需要对病因链上的所有因素进行干预,就能够达到预防的效果。另外,在寻找预防疾病的策略时,过去过于依赖对近端病因的研究和控制,如对高脂血症的治疗;从病因链的角度看,改变人们的饮食习惯同样可以预防心血管疾病的发生,应引起更多的重视。

很少疾病只有一条单一的病因链,事实上一个疾病往往存在多个独立的或相互关联的病因链,同一疾病的不同病因链相互连结、相互交错,形成一个更为复杂完整的病因关系网,麦克马洪(MacMahon)把这个从病因到发病的联系的整体网状结构称为病因网(web of causation)。如果说轮状模型指出了更广泛的病因存在,病因网则试图更详尽地描述它们之间的关系。以冠心病的病因为例,吸烟、饮酒、饮食和体力活动等生活方式均可单独或联合影响血糖、血脂、体重和血压,同时体重对血糖、血脂和血压也存在影响,血糖、血脂和血压又与动脉粥样硬化有关,后者可直接引起冠心病的发生。这些因素相互作用相互联合,共同形成了冠心病的病因网(图2-5)。

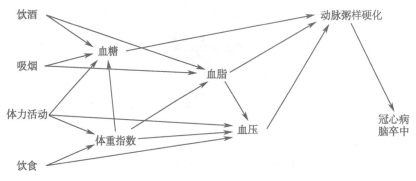

图2-5 病因网:心脑血管疾病的病因网

病因网的概念可以从理论上更清楚地解释疾病预防中的很多现象。

1. 去除一条病因链中的任何一个因素就可以完全切断整个病因链,从而通过此病因链预防疾病的发生,这使得阻断病因链有了多种选择,增加了疾病预防的方法和可能性。

2. 不同的病因链对疾病发生的作用大小可能不同,有效的预防应切断主要的病因链。例如,有很多因素可引起肺癌,但是吸烟是人群中肺癌的主要危险因素,控烟就成了预防肺癌的主要策略。

3. 不同病因链可能独立地影响疾病的发生,同时切断多条病因链必然可以预防更多的病例。例如,高血压、高血脂、高血糖均可能独立增加心血管疾病的发生风险,切断任何一条病因链,最多可预防40%~50%的心血管疾病,但是针对三条病因链同时行动,如同时使用降血压、降血脂和降血糖的药物,可将人群心血管疾病的发病风险降低80%以上。

知 识 链 接

希尔标准

希尔标准(Hill criteria)是判断病因的常用标准。①时间顺序:因在前,果在后。②关联强度:暴露于病因后所增加的疾病发生的概率。③剂量-反应关系:随着暴露剂量的增加,疾病发生的概率随之增加。④结果一致性:在不同时间、地点和人群中的研究结果是一致的。⑤实验证据:有动物实验、细胞实验或人群实验的结果。⑥合理性:在生物学上言之有理。⑦生物学一致性:类似于合理性。⑧特异性:病因和疾病之间的排他性。⑨相似性:有可以类比的因果关系存在。然而复杂病因的判断标准非常复杂,希尔的9条标准也仅供参考,其中第1条是必要,但并非充分;其他各条都只具有参考价值。因此,病因判断的标准还有待进一步的研究。

Note:

第二节 生命历程理论

生命历程理论萌芽于 20 世纪 20 年代。20 世纪 60 年代美国社会学家埃尔德（G. H. Elder）撰写了《大萧条的孩子们》《生命历程动力学》和《生命历程研究方法》等著作，对生命历程理论的发展影响深远。随着社会的发展，作为对特定社会、文化、经济与政治背景下个人与群体的生命与生活经历的研究，生命历程理论已经成为一个跨学科研究领域，涉及人类学、社会科学、流行病学、统计学、老年医学、经济学、管理学、心理学和社会学等。

一、生命历程理论的理论体系

生命历程理论是通过对生活史研究成果的吸纳，对生命周期研究成果的借鉴，以及对毕生发展研究成果的继承而逐渐成型的，主要以时间为线索，通过分析个体与社会之间的互动关系来考察社会文化、社会结构、社会制度和社会变迁如何影响个体命运。

（一）生活史研究与生命历程研究

威廉·托马斯（William Thomas）和弗洛里安·兹纳涅茨基（Florian Znaniecki）的《身处欧美的波兰农民》一书就是运用生活史、生活记录和情境定义的方法研究社会变化和移民的生活轨迹。他们引入"生命历史"与"人生轨迹"等生命历程概念分析身处欧美的波兰农民的生活史，考察移民的个体命运与所处社会环境之间的关系。生活史学派注重生命过程中具有代表性的活动与事件（如居住、家庭结构和家庭事件）以及回顾性的生命日历等历史性概念，为生命历程理论对出生时间信息与个人所处的历史年代之间关系、生活变迁与特定年龄段之间关系以及年龄在社会适应中的意义等问题的研究提供了理论依据和研究视角。两者之间的区别在于：生活史研究很少将生活变迁与特定的年龄段相联系，也没有分析年龄在适应中的意义，而这些概念恰恰是生命历程研究特别关注的。

（二）生命周期研究与生命历程研究

在西方社会科学界，生命周期和生命历程经常是相互借鉴和相互促进的。从概念的演变过程来看，生命周期概念起源于 19 世纪生物学关于物种的个体发育与历史进展之间的关系研究，生命历程理论借鉴并吸收了生命周期理论中关于关系或角色的独特视角和个体生活与社会关系的相互影响机制等，将其视为自己的理论出发点，形成了关于个体发展、生活模式与社会变迁之间关系的独特理论传统。生命周期理论与生命历程理论互有区别（表 2-1）。

表 2-1 生命周期理论与生命历程理论的区别

	生命周期理论	生命历程理论
研究对象	强调个体的成熟过程和人口再生产机制所决定的世代更替，从宏观层次考察群体而非个体的周期演化过程	吸收了生命周期研究的成果，形成了自身的独特研究视角，关注生命历程中的事件和角色及其先后顺序和转换过程
研究内容	主要是个体老化、家庭生命周期和组织生命周期三个方面，强调生命随时间推移而出现的成熟、老化以及家庭周期的变化	强调个体而非群体，是社会而非单纯自然意义上的概念；强调从时间维度上考察社会变迁的影响下，个体生活中出现的生活事件序列和转换过程及其对后续生活的影响

个体生命周期是人毕生发展、贯穿一生的连续过程，每一生命阶段都包括成长和衰退，即生、长、壮、老、亡均有各自的生命特征，各个阶段互为因果并贯穿个体一生（表 2-2）。因此，生命周期包括时间跨度和变化过程两大因素，两者共同构成了生命周期的内涵。当前，我国为推进健康中国建设，提高人民健康水平，将"实施健康中国战略"作为国家发展基本方略中的重要内容，力求提供从胎儿到生命终点的全程健康服务和健康保障，实现全人口、全生命周期健康。根据生命周期理论，健康促进

Note:

并非单纯地对某一阶段的疾病的治疗,需把握健康发展规律,从增龄变化和全生命周期的视角出发,结合重点人群的健康问题与彼此之间的密切联系,坚持预防为主,并将预防、治疗和康复相结合,最终实现全人口、全生命周期的健康促进。

表2-2　个体生命周期

生命周期分期			年龄段
先天周期		胚芽期	受精卵～第2周
		胚胎期	第2周～第8周
		胎儿期	第8周～出生
生长发育期	后天周期	乳幼儿期(被保育抚养期)	出生～1岁
		婴儿期(托儿所时期)	1～3岁
		童年早期(幼儿园时期)	3～6岁
		童年期(小学学习)	6～12岁
		少年期(初中学习)	12～15岁
		青年初期(高中学习)	15～18岁
		青年晚期(大学学习、研究生)	18～25岁
成熟期		成年早期	25～30岁
		中年初期	30～40岁
		中年中期	40～50岁
		中年晚期	50～60岁
衰老期		老年前期(退休后活跃期)	60～75岁
		老年(衰弱)	75～90岁
		长寿期(老迈)	90岁以上

(三)毕生发展研究与生命历程研究

毕生发展理论(也称生命跨度理论)起源于18世纪末19世纪初,主要研究个体从妊娠到死亡的发育和成长过程,以及这一过程中个体生理、心理和行为的生命持续性和变化性。毕生发展理论促使生命历程研究关注个体的成长和发展过程,凸显生命历程的社会学视角和基本假设。生命历程理论继承了毕生发展理论关于个体生命发展的终生观,突出个体与时间、空间和社会环境之间相互嵌入关系的社会学理念,强调生命事件和角色(地位)与社会结构和习俗力量的关系,以及生命事件所发生的时间序列,认为个体的生命是嵌入到历史的时间和他们在生命岁月中所经历的事件之中的,这些历史事件以隐秘的方式在个体的生命历程中留下了难以磨灭的印记,通过影响个体的生活选择而影响其整个生命历程的走向。

二、生命历程理论的核心概念

生命历程理论随着概念的不断提出而向前发展,对个体生命与社会结构变迁之间的关系进行探讨。年龄、轨迹、转变、延续和累积等概念的不断完善,推进了生命历程研究理论体系的构建。

(一)年龄

年龄在社会人类学、人口学研究中一直占有重要的地位,被视为社会结构的重要组成元素之一。人们通过年龄被置于社会结构和特定的同龄群组中,不同的年龄群体得以被联系起来。年龄所体现的社会期望和可供选择的社会生活内容的差异是个人与社会之间脱节的根源,生命历程理论通过年龄期望值、年龄规范与对应于年龄地位的身份认同将个人与社会联系在一起，个人或人群与年龄规范的不一致或偏离成为研究的对象。其中，年龄规范指的是一个规范系统，用于定义和规制与年龄相符合的适当行为。这样，年龄成了理解生命历程理论的关键与核心。个人或人群与年龄规范的差异会影响到生活事件的发生及其在某一状态中持续时间的长短，从而形成了不同的生命阶段、变迁和转折点。

生命历程理论将个体的年龄时间区分为生命时间、社会时间和历史时间。生命时间就是我们常说的生命；社会时间指人总是生活在由其他人所构成的社会关系之中，个人正是通过一定的社会关系，才被整合入特定的群体，如各国公民的生命历程随着新政策制度的出台会受到巨大影响；历史时间指的是在生命历程变迁中，个体与个体之间生命历程的协调发展，某一生活事件发生的时间甚至比事件本身更具意义，强调了人与环境的匹配，如××50周年纪念日。该理论强调个体受着社会时间表、年龄规律以及年龄段身份的制约。生命历程理论借助时间观和年龄段分析实现了历史、社会、个体三个层面之间的联结，把思辨化为可操作化的理论框架，体现了一种从个体到社会、微观到宏观、横向到纵向的空间对事件和角色等生命历程轨迹的建构。

（二）轨迹、转变与延续

轨迹、转变与延续是体现生命历程动力的时间观概念。轨迹指生命历程中个体或群体所具有的跨时间性和持续性的倾向或行为的社会或心理状态，依据角色发生的先后次序而建立，反映了人在较长时期内的生命模式。

转变在生命轨迹中发生，是对各种状态变化的描述，由某些特别的生活事件所标明，将背景与个人的主动性结合起来，同一转变对不同年龄和担当不同角色的人影响不同，即产生的转变效应不同。这些特别的生活事件构成了生命历程中的转折点，代表了生命历程转变的方向，对于我们理解生命历程轨迹中的延续性与断裂性，内外部因素对生命历程的影响，以及个体生命意义与社会意义之间的连接具有重要的理论借鉴意义。

延续则是相邻状态转变之间的时间跨度。转变、转折点和延续构成了轨迹，它们共同构成了生命历程路径探析的核心内容和动力机制，为个体、社会、历史三个层面的事件在生命历程中的关系提供了视角。

（三）累积、累积过程和累积结果

累积、累积过程和累积结果，为我们提供了考察个体生命历程的转变效应和连接机制，以及生活事件与个体生命之间因果机制的基础。累积是人生经历的成长性积累过程，是生命历程资本遭遇生命历程风险的结果，是社会结构与个人能动性相互作用的动态过程。它不仅体现在个体生命早期与晚期之间的相互作用，而且还体现在代际、连续和变迁的因果机制。

累积的过程是个体成长经历在时间上表现出来的持续性，是不同个体所掌握的生命历程资本的积累和分化过程。这种累积过程导致并维系了后期生命阶段的个性与行为类型的长期延续性。累积过程包含了一系列正面与负面的事件、行为与个性，这些事件可以划分为初始的累积因素（如性别、种族和阶级等）和时间上的累积因素（如教育事件、婚姻事件和工作事件等），两者的共同作用导致了个体的异质性分化。随着时间的推进，生命历程资本不断累加或降低，生命历程风险也会随之发生变化，而且累积因素的先后顺序对个体之间的分化也具有重要意义。

累积的结果是社会环境事件和个体生活事件对个体产生的积累效应，是个体的异质性分化结果。这种异质性分化表现为累积的优势和劣势两个方面，前者被认为是通过提高进入优势机会结构和概率而实现的，后者则强调社会结构性因素对个体生命的约束，带有路径依赖的含义。

三、生命历程理论在公共卫生护理中的应用

自生命历程理论被正式引入中国后，国内多个学科领域都相继涌现出了不少关于生命历程理论的应用研究。在实践研究中，分析的主要是弱势群体，包括老年人、妇女、留守儿童、农民工和失业

Note:

人员等。在分析具体问题时，主要围绕以下三个方面展开：在历史背景和社会重大事件方面，研究者非常强调历史时代背景和社会大环境对于个人生命历程的影响，如有学者利用生命历程理论探讨了计划生育对妇女人生的影响，这是生命历程理论在中国实证研究的有利探索。在考察个体生命历程中有影响的事件方面，有学者通过深度访谈个案，探究生命历程理论下男童性侵犯事件对男童的生理、心理等方面带来的不同程度的影响及造成伤害程度的关键决定因素。在描述某一群体生命历程所受的各种影响方面，比较典型的有分析女性流动人口这一群体的生命历程，通过关注其婚姻、生育、就业和社会流动等，尤其是将社会流动视为重要的过程事件，分析流动的原因和方式，重点探讨影响女性流动人口流动后自身健康的内外部因素及今后的发展和出路；也有研究通过对早年教育、成年职业和老年认知活动的调查，分析与老年人认知储备相关的因素。

国内有关生命历程理论的研究还处于发展阶段，结合我国的实际情况，在公共卫生护理领域应更加关注弱势群体，如老年人、妇女和儿童，以及流动人口的生理、心理健康状况。同时，也要结合生命周期这一理念，关注从胎儿到生命终点全程各人群的健康服务和健康保障，实现全人口、全生命周期健康。随着公共卫生护理的不断前进与探索，生命历程理论在公共卫生护理实践中还有广阔的研究空间有待挖掘。

第三节　社区与组织机构改变理论

社区与组织机构改变理论在健康教育与健康促进活动中具有重要作用。以社区需求为出发点，重视社区与组织能力开发和社会环境因素影响的健康教育与健康促进项目往往会取得成功。同时，实施社区动员、社区组织或社区建设的项目也强调了理论与方法指导的重要性，并把社区组织建设与社会环境改变真正落实为健康教育与健康促进和实现"健康共治"的重要途径与策略。

一、社区与组织机构改变理论的发展背景

随着国内外社区组织与建设研究的开展，社区组织相关的重要概念与理论在实践中得到了发展，这对健康教育与健康促进开发针对人群与场所的干预策略具有重要意义。

（一）社区组织的概念

社区组织（community organization）是社会工作的主要方法之一。在这个过程中，人们围绕着社区的需要和问题，将社区各社会机构组织起来，促进其合作努力，使社区内的资源得以充分运用，并制订和实施策略以达到预定目标。社区组织既是一种解决问题的方法，也是一个解决问题的过程。

（二）社区组织的发展

"社区组织"一词起源于19世纪末期的美国社会工作者，用来描述为移民和穷人提供服务的协调过程，目的是充分利用社区的人力和物力等资源，动员社区居民参与改建社区生活条件的一系列活动。从20世纪20年代开始，受第一次世界大战的影响，社区组织运动在美国的大多数社区兴起。我国在这一时期引入了乡村教育运动，这也是我国社区组织的发端。20世纪50~60年代，发达国家的社区组织运动逐渐演变为社区发展，强调社区工作人员要与社区内部有关部门或成员配合，广泛调查社区需求和资源，解决并预防社区问题。改革开放40多年来，我国社区组织也取得了长足的发展。尽管目前社区组织理论和实践领域的研究仍不全面，整体发展不均衡，但形成了一些以社区组织为特色的健康促进项目，反映出加强社区组织的积极意义。例如，北京市某社区发挥中医优势，打造健康旅游新品牌，探索生态养老新模式；上海市某社区针对老年人慢性病和失智建立健康自我管理小组和爱老家园；天津市某社区开展全运惠民助推健身行动，规范社区、家庭、医院、学校、机关、企业六大健康促进场所等。随着公共卫生护理事业的发展，掌握有关社区组织的理论知识将有助于公共卫生护士参与到社区治理中，为开展社区组织实践提供专业指导。

联合国"社区组织"发展史

第二次世界大战以后，联合国经济及社会理事会于1951年通过议案，倡导开展社区发展运动，以乡村社区为单位，政府、有关机构与社区内的居民团体和组织通力合作，运用各种外部援助和内部资源，改善社区的物质和文化条件，强调民主意识和自治互助的理念。1952年联合国成立了"社区组织与社区发展小组"；1954年更名为"联合国社会署社区发展组"，该组织在推动社区发展运动方面起到了积极作用。

二、社区与组织机构改变理论的相关概念及框架

社区与组织机构改变理论在发展过程中形成了一些理论模型，主要包括社区组织理论、组织阶段改变理论和组织发展理论。这些理论可以帮助健康教育与健康促进工作者组织社区中关键性的成员和团体，处理社区组织与环境的关系，这对健康教育与健康促进具有重要意义。

（一）社区组织理论

社区组织理论（community organizing theory）来源于生态学、社会系统论、社会网络与社会支持等理论，强调社区组织对识别、评估和解决人群行为和健康问题，调动资源，发展和实现目标的作用。

1. 罗斯曼三模型　罗斯曼（Rothman）将美国社区工作实践经验加以总结，提出了较著名的社区组织模型，即区域发展、社会计划和社会行动三大模型。

（1）区域发展（locality development）：是一个过程导向的模型，强调共识与协作。该模型鼓励社区居民通过自助及互助解决社区内的问题。模型通常建立在社区居民与相关组织对等的关系上，注重挖掘与培养领导人物，强调社区民主与认同，提倡志愿性合作，引导社区成员广泛地参与到社区改变的行动中。该模型要求发展舆论、能力建设和较强的任务取向，并利用理性经验来解决问题，在此基础上借助外部力量的支持。

（2）社会计划（social planning）：是一个任务导向的模型，强调（通常在专家协助下）理性的和根据实证经验的手段来解决社区问题。通过有关人员的调研、论证、计划，提出任务目标和实质性问题的解决方案，然后落实、推行。

（3）社会行动（social action）：是兼顾过程导向与任务导向的模型，强调目标是实现具体制度的某种改变，使权力、资源及决策权得到再分配，并影响社会政策的改变。社会行动假定有一些处境不利的群体，需要把他们组织起来，联合其他人向社会争取资源及获得公平待遇，其问题的有效解决不仅依赖于居民的集体意识和行动能力，同时也需要信息和技巧。

2. 社区组织理论的关键概念

（1）授权（empowerment）：是社区组织理论的核心概念。授权是一个社会行动，通过这个社会行动，个人和社区组织在复杂的社会背景下，掌握自己社区的命运，真正成为社区的主人。这种权力需要通过自己的争取获得。授权的层次涵盖了个体、人际和社会三个层次，具体内容见表2-3。

表2-3　授权的三个层次

个体层面	人际关系	社会参与
提高成员个体自我意识；提升控制自身生活及融合所处环境的影响力，包括实际控制能力和心理控制能力两个方面	发展个人与他人合作促成问题解决的经验和能力；可以增加社会资源/社会资本，也可以提升自己的形象，争取公平的社会环境	实现对社会决策的影响；表达自己的利益诉求和参与社会资源的分配，争取社会公正和社会平等待遇

Note：

授权模式主要有个体主动模式与外力推动模式两种。前者强调个体在授权过程中的决定作用，旨在提高个体授权的主体性和主动性；后者则强调授权过程中外部力量的推动和保障作用，主张通过外力激活及与社区内群体的互动来达到持续授权的目的。

（2）社区参与（community participation）：是社区组织实践的中心原则。社区参与指社区成员自动、自发地参与正式或非正式的社区活动，并且在参与的过程中发生改变，继而改善生活质量、服务可及性和资源可获得性等。社区参与的过程可以产生授权的效果，也就是社区成员能感受到自己对社区的拥有权、自主决定权。

（3）社区能力（community capacity）：也是社区组织实践的中心目标和结果。社区能力指影响社区识别、动员和解决社会及大众健康问题能力的特征。社区能力包括凝聚共识、主动参与、领导协调、网络架构和整合资源等方面，可以认为是一系列动态的，且可以促进社区建设和改善社区健康的社区特点、资源和它们的联合形式。

（4）问题选择（issue selection）：是社区组织的首要步骤之一，指社区成员参与确定社区问题、干预重点和活动策略的过程，即社区健康行动的决策过程。问题的选择需要通过社区成员的参与来执行。一个好的问题必须符合以下原则：特定问题，可被解决；使社区中的所有成员团结起来，促使他们有效地解决该问题；影响许多人，并能促进社区或组织建设（为领导者提供经验等），有的还应该作为一项大的计划或策略的一部分。

（5）社区联盟（community coalition）：指社区中各种实体组织为了实现共同的目标而联合在一起工作。通常是正式、多目标，且往往是长期合作的联盟。联盟的工作关系可能是正式的，如建立合约和其他规章制度；也可能是非正式的，如使用某种工作协议，能随时调整。

（二）组织阶段改变理论

组织阶段改变理论（stage theory of organizational change，SOCT）解释了社区或组织机构如何创立新的目标、项目、技术和观点的过程。该理论认为，组织在变革过程中会经历一系列的阶段和步骤，为了推动创新的发展和成熟，在组织变革的每个阶段都需要一套相应策略。一个阶段的有效策略可能并不适用于另一阶段，从而导致创新无法发生。此外，还受到组织以外社会环境因素的影响。因此，要有效运用组织阶段改变理论，就需要对组织改变发展阶段和社会环境进行准确评价，进而选择有针对性的策略。

组织阶段改变理论指组织变化要经过一系列的阶段，在不同变化阶段匹配不同改变策略。最简单的改变过程包括以下阶段：

1. **问题知觉阶段** 问题的界定，觉察和分析问题，寻求和评估解决方案。问题的界定需要动员管理者和其他人员参与其中。

2. **行动启动阶段** 形成政策和执行方案，为开始改变配置资源。发起行动过程中要向管理者和实施人员提供过程咨询。

3. **实施阶段** 创新干预开始实施，组织成员的角色发生转变，项目开始产生效果。改变的实施中需要向组织成员提供培训、技术支持和解决问题的帮助。

4. **定型化阶段** 政策和项目在组织内得到巩固，新的目标和价值观在组织内部得到确立。成果巩固的过程中需要寻求积极支持者，克服制度化的障碍，形成一体化的组织结构。

（三）组织发展理论

组织发展理论（organizational development theory，ODT）研究如何应用行为科学的知识来改善组织工作的绩效。它主要通过对组织结构变革、运作流程和工作人员行为的全面干预，来实现提高组织性能和工作质量的目的。这一理论关注影响组织的功能而不是具体的变化类型。策略涉及识别组织存在的问题和寻找改变的方法，通常包括问题诊断、计划行动、干预和评价的过程。组织发展理论和组织阶段改变理论可以互补，将这两个理论模型结合起来的策略，在问题解决中具有很大的潜力。组织发展理论的主要概念包括以下几项：

1. 组织发展　是一种致力于提高组织绩效和质量的方法或途径。通过组织诊断，识别对组织成员产生正向或负向影响的因素，在此基础上加以干预。

2. 组织氛围　是一个组织所形成的群体气氛，是一个组织独特的"人格"。组织氛围是组织成员对组织环境各方面特征的认知，这些特征包括人际关系、领导方式、作风，以及人员间心理相融程度等。组织氛围基于组织成员对组织体制的态度和信念所产生，会影响集体行为、工作动机和工作满意度，还能预测服务质量和结果，影响新项目的成功实施。

3. 组织文化　是组织在长期发展过程中形成的具有自身特色的群体意识和行为规范，包括了组织成员共有的深层次价值观、准则和行为。组织文化的要素包括愿景、使命、价值观、行为规范、行为模式及一些有形的物品（如标志和宣传标语）。组织文化与组织氛围密切相关，组织文化形成缓慢，更加复杂，稳定和不易改变的特征更为明显。

4. 组织能力　指一个组织及其子系统的运作功能，包括 4 种要素：①资源的获得；②组织结构的维持；③行动或活动；④成效的实现。识别一个组织的能力水平应当作为项目计划的一部分。

5. 行动研究　促进组织改善的 4 个阶段：问题诊断、行动计划、干预和评估，又称作程序理论。根据组织诊断结果，开发和实施变革方案。

6. 组织发展干预　有助于改善组织的具体方法，如通过调查、实验室训练和过程咨询等方法来改善组织的效能。

三、社区与组织机构改变理论在公共卫生护理中的应用

社区与组织机构改变理论在实践中得到发展，在各种各样的健康教育与健康促进活动中推动了社区组织。在国外，社区与组织机构改变理论在公共卫生、行为干预、疾病预防等领域被广泛应用，多学科参与干预，公共卫生护士在其中也发挥重要作用。有研究提出社区组织对当地公共卫生保健政策的影响模型，并将该模型应用于实践，证明了社区与组织机构改变理论对促进公共卫生的重要价值。另外，有研究分析了社区组织实践的成功案例，即通过建立广泛的联盟为残疾儿童提供服务和帮助，降低残疾儿童受虐待的风险，并运用该理论对虐待儿童的犯罪行为进行有效干预。但是在国内，直接应用社区与组织机构改变理论的研究并不多，大部分研究仅应用了该理论的部分内容，如有学者从空巢老人的实际健康需求出发，提出构建基于社区与组织机构改变理论的空巢老人多学科健康管理模式，强调社区组织对识别、评估和解决人群健康问题的作用，从"自我管理、互助管理、团体管理"的多级整合管理视角解决了空巢老人健康管理"谁来管、管什么、如何管"的问题。

该理论的应用目前并没有固定范式，关键在于如何做到"因地制宜"或"弹性处理"，可供参考的步骤如下：

1. 发现社区问题　社区组织通常开始于有人察觉到社区存在的问题。这个首先发现问题并提出问题的人称为"创始者"。

2. 进入社区　一般而言，进入社区首先要找到社区负责人或者与社区有紧密联系的人。值得注意的是，在进入社区及接触社区负责人之前，必须了解该社区特有的文化习俗与政治氛围，也就是要拥有足够的"文化敏感度"，清楚社区的权力结构、禁忌、偏好和人际互动模式等，以便降低遭遇阻力或拒绝的可能性。

3. 组织居民　最好从原本就关心社区，并且对解决社区问题感兴趣的成员开始。这些成员一旦被组织起来，将成为推动社区组织的核心成员或团队骨干。接着，从这些成员中找出一位领导者，以便社区能有效管理并持续发展下去。他们的一个主要任务，就是去招募更多的社区成员，来共同参与社区组织。通过这个步骤，可以扩大社区参与的规模。

4. 评估社区需求与能力　社区组织强调以"社区需求"为基础。社区需求评估指通过资料收集与分析过程，找出并界定社区亟待解决的问题。社区能力评估多指对社区资源的分析，可以利用地图呈现各种资源的位置。

Note：

5. 决定优先顺序并设定目标 经过评估之后，可以发现社区存在的各种问题。通常在社区资源有限的情况下，无法同时解决所有问题，因此需要进行问题选择，确定优先解决的议题。

6. 寻求解决方案并确定策略组合 为了实现既定目标，针对特定的社区问题，通常不会只有一种解决方法。为广纳意见并能充分沟通，可以利用头脑风暴法或者其他方法鼓励参与成员提出解决问题的各种思路，并将所有提出来的措施加以归纳，对其优劣进行讨论并列出所有可能的结果、社区的接受度、对社区的长期与短期效应、所需的资源与成本。策略组合也必须是在充分讨论和共识的基础上决定。常见的策略组合多建立在健康教育、健康政策、环境改善和健康服务等专业领域交叉与综合的基础上。

7. 执行计划、评价成效、维持效果和循环 计划目标及策略组合确立后，后续是执行、评价和维持，以及将所有结果反馈到开始阶段作为下一次执行社区评估的基础，从而形成一个循环不断的过程。

第四节 创新扩散理论

在公共卫生护理实践中，新的观念、知识、技术和行为能否在目标人群中有效扩散是护理工作能否达到预期目标的关键。作为群体和社区水平的健康相关行为理论，创新扩散理论阐述了新观念、新事物或新实践如何在社会系统中扩散，并逐渐为社会系统成员所理解和采纳的过程。将创新扩散策略融入公共卫生护理实践中，能更快地促进先进的健康观念和健康技术在人群中传播和推广，从而提升人群整体的健康素养和健康水平。

一、创新扩散理论的发展背景

（一）起源

创新扩散理论（innovation diffusion theory，IDT）的起源最早可以追溯到19世纪60年代。当时，为刺激农业发展和质量提高，美国将联邦资金和其他金融资助注入农业教育学校，帮助成立了农业试验站。农业试验站不仅研究农业项目，还开设课程，帮助农民使用新工艺技术。第二次世界大战后，美国农业技术得到突飞猛进的发展，出现了新型杀虫剂、新型化工产品等农业用品，使得农作物的亩产量和人均产量以前所未有的速度增长。在这种迅猛发展中，出现了一个明显的现象：农民并不会立即采纳研究出来的农业科技成果，仅有一小部分农民能迅速接受并改进，随后更多的人会跟进，但这种跟进很少能完全普及。这让从事农业科技和实践的科学家们感到失望和疑惑，创新成果遭受抵制的原因亟待深入研究。

（二）发展

20世纪60年代，美国著名的传播学者和社会学家埃弗雷特·罗杰斯（Everett M. Rogers）对农业技术创新、教育技术创新、医学技术创新等多个领域的创新扩散进行了回顾和总结，发现在这些研究中有许多相似点。后来，罗杰斯在其博士论文的基础上进一步扩展并出版了《创新的扩散》一书，系统阐述了创新扩散的理论体系，奠定了创新扩散的理论基础，推动了对创新扩散理论的理解和该理论在不同领域的应用。此后，罗杰斯又对创新扩散理论进行了持续修正和改进，并越来越强调社会网络的作用，关注网络在扩散和传播以及社会变革项目中的作用。

如今，罗杰斯的创新扩散理论被广泛应用于农业社会学、传播学以及营销学等学科，促进了大量新事物的普及，如新的农业技术、手机、宽带、网上购物等。该理论也被应用于医疗卫生领域，如研究人们对计划生育方法或保健创新的态度。医疗新技术和新的医疗观念的推广应用以及人们对新药物的接受等，大力推动了医疗保健革新的进程。

二、创新扩散理论的相关概念框架

创新扩散（diffusion of innovation，DI）指一项创新（新观念、新事物或新实践）经由一定的传播渠道，通过一段时间，在一个社会系统中扩散，并逐渐为社会系统成员所了解和采纳的过程。创新扩散既包括主动的传播，也包括自发的散布。有效的扩散不仅涉及创新在个体水平上的播散，还涉及在不同场所中实施不同的策略，应用多种正式或非正式的媒体和扩散渠道。

（一）创新扩散理论的要素

创新扩散理论包含四个基本要素，分别是创新、传播渠道、时间和社会系统。这四个基本要素是创新扩散研究中的主要因素，构成了创新扩散理论体系的基础。

1. **创新** 指被采用的人或群体认为全新的一种方法、一项实践或者一个物体。这种"新"并不要求在客观上有多大的新奇性和创造性，重要的是采纳这项创新的个人或单位感觉到具有新颖性。所谓新颖性，涉及该创新所含知识、本身的说服力，以及人们采纳它的决定。

创新特征对扩散速度和扩散模式有很大影响，社会系统成员感受的创新特征决定了采用比率。创新的扩散速度主要取决于五项重要特征：相对优势、相容性、可试用性、复杂性和可观察性。以往研究表明，在解释有关创新的采纳速度问题时，这五点是创新最重要的特征。如果潜在采纳者认为一项创新的相对优势大、相容性好、可试用性强、复杂性较低以及采纳结果好观察，那么该创新将比较容易被采纳。

2. **传播渠道** 是信息从一个信息源向一个个体或群体传播的通道。创新必须要有一定的扩散渠道才能顺利地在不同的社会系统中扩散出去。

传播渠道的条件和形式会对传播的效果产生影响。创新扩散的传播渠道主要分为两种：大众传播媒体和人际关系渠道。大众传播媒体一般被认为是传播速度最快、传播范围最广的传播手段，主要包括报刊、广播、电视、书籍、电影等，可以在短时间内将创新信息传播给大范围的人群。大众传播媒体更多的是传播一种认知知识，也就是说让人们知道创新的存在。人际关系渠道指两个或多个个体面对面交换信息的方式，也能够说服个人接受一项创新，特别是当人际关系环境中的个体具有相似的价值观、社会经济地位和教育程度时，个体之间会产生互相模仿的现象，创新更容易被目标人群所采纳。对比来说，大众传播媒体在开始阶段促使创新被人们广泛了解方面很有效，人际关系渠道在形成和改变对于创新的态度和行为方面更有效，大众传播媒体与人际关系渠道的结合则是传播创新和说服人们利用这些创新的最有效的途径。

除了传统的大众传播媒体和人际关系渠道，近年来，互联网作为一种新的信息传播渠道在促进创新的扩散中起到了日益重要的作用。

3. **时间** 在创新扩散中是一个很重要的要素，影响着个体创新的决策过程，被用来衡量社会系统成员的创新性，也影响着创新扩散的速度和模式。扩散速度指的是社会系统中一定比例成员采纳该项创新所需要的时间；扩散模式指的是累计采纳创新的成员比例随时间变化的过程。

创新扩散过程中，个体采纳创新的决策过程分为认知（knowledge）、说服（persuasion）、决定（decision）、实施（implementation）、确认（confirmation）五个连续的阶段（图2-6）。认知阶段，人们开始意识到创新的存在，或者进一步了解到创新的目的及功能，也有自己的看法；说服阶段，个体或组织对创新信息进行加工，产生采纳或拒绝态度；决定阶段，个体或组织做决定，决定采纳或拒绝该创新；实施阶段，个体或组织将决定付诸行动，初步采纳或尝试创新；确认阶段，个体或组织决定是否能够长期使用该创新，即创新得以持续实施或实际应用，这一阶段个体或组织也可能会因为不利信息而做出终止采用的决定。

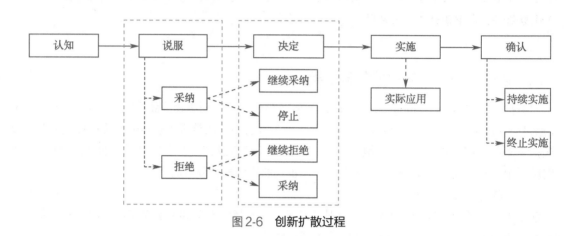

图2-6 创新扩散过程

4. **社会系统** 是一组面临共同问题，有着同一目标且相互联系的单位，界定了创新扩散的范围。社会系统的成员既包括个体，也包括各种团体、机构、政府组织等。在不同的社会系统里，相同传播渠道下的创新可能会造成不同的扩散效果。社会系统的结构、规则及其中的舆论领袖在创新扩散中具有重要的作用。社会结构指社会系统中各个单位的规则排列，等级制是一种较为正式的社会结构，如上级有权给下属发布命令。社会系统的规则是约定俗成的社会成员行为模式，作为社会成员的行为指导，界定了可容忍的行为。一个社会系统的规则可能会阻碍变化发生。舆论领袖在创新扩散过程中扮演重要角色，会对他人的创新观念产生重要影响，能在期望的方向上影响他人的态度和行为决策。

（二）创新采纳者的分类

创新采纳者有不同类型，罗杰斯根据人群在面对创新时接受创新事物的早晚将人们分为五种不同类型：先驱者（innovators）、早期接受者（early adopters）、相对较早的大多数接受者（early majority）、相对较晚的大多数接受者（late majority）、迟缓者（laggards）。

1. **先驱者** 是人群中极少数最先接受创新的人，约占2.5%。先驱者大多数具有大胆、勇气、冒险等特质；通常有较高的学识或技术，有足够的财力应付创新可能带来的损失，有足够的心理准备来面对创新方案以失败告终的可能性。先驱者从社会系统外界获取并引入创新思想，从而启动创新思想在本系统内的扩散，是新思想纳入社会系统内的把关人。

2. **早期接受者** 是先驱者之后接受创新的人，约占13.5%。早期接受者往往会明智而谨慎地采纳创新，并受到系统内其他成员的尊重。他们通常是受人尊敬的社会人士，是公众舆论领袖，是其他成员效仿的榜样人物。早期接受者对后续接受者有决定性影响，往往被创新机构视作当地的传播者。

3. **相对较早的大多数接受者** 是早期接受者之后接受创新的人，约占34%。他们中多数人和其同伴有较多互动，是有思想的一群人，在采纳创新意见前会经过深思熟虑，所以比先驱者和早期接受者需要更长的时间来做出采纳决策，但较之普通人群更愿意且能更早地接受变革。

4. **相对较晚的大多数接受者** 比系统内的普通成员还稍晚采纳创新的人，也占34%。他们对创新总是抱着小心翼翼和怀疑的态度,比较传统与保守,多为社会经济地位低者,很容易因为同伴压力而受到影响。只有当社会系统内的大多数成员采纳创新之后,他们才会跟随接受;只有在系统内部的大部分准则都明确支持创新后,他们才会信服;只有采纳创新方案的不确定性逐渐减少和消失时,他们才会做出采纳决策。

5. 迟缓者 是社会系统内最后采纳创新的群体,约占16%。作为保守传统、较孤立且资源缺乏的一群人,他们坚持自己习惯的事物,不到万不得已不愿改变旧事物去接受创新,对于创新和推动创新扩散的人常保持怀疑的态度。在得知某个创新思想后,往往要经过很长一段时间,才会采纳决策并使用该方案。由于财力物力有限,迟缓者对创新多数情况是抵制的态度。只有确信创新方案不会失败时,他们才会考虑采纳;只有当新的发展成为主流、成为传统时,他们才会被动接受。

人群对创新采取的行为之所以不同,与其自身特点及其对创新的态度不同有关。尽管上述分类是一种理想状态的分类,但这种分类仍然可以作为针对某个人群中的个体进行干预项目设计和实施的基础,如对于早期接受者,重点提高其认识;对于相对较早的大多数接受者,重点应放在通过典型示范等活动激发其动机;对于相对较晚的大多数接受者,重点在帮助他们克服其接受创新所遇到的心理障碍和客观障碍。

(三)影响创新扩散过程的创新特征

罗杰斯的创新扩散理论认为,创新的扩散速度主要取决于以下重要特征:

1. 相对优势(relative advantage) 是一项创新比其所替代的方法具有的优势。评价相对优势既可以从成本、收益角度,还可以用便利程度、用户满意度以及安全性因素评价。然而,相对优势的评价也具有很强的主观性色彩,除了创新表现出的客观优势,个体是否觉得它存在优势也十分重要。一项创新的相对优势越大,被采纳的速度越快。

2. 相容性(compatibility) 是一项创新与当前存在的价值观、潜在采纳者过去的经验以及个体需要的契合程度。相容性好的创新对潜在采纳者来说比较容易把握,也更符合潜在采纳者所处的现实情况,因此更容易被更快采纳。如果某项创新与当时的文化价值观不相符合的话,那么该创新的传播就会受到阻碍;该创新若被采纳,通常需要所在的社会系统改变现有价值观或采用一套新的价值观,而价值观的变化通常是一个很缓慢的社会发展过程。

3. 复杂性(complexity) 是一项创新被理解或被使用的难易程度。有些创新可以很容易被一个社会系统的大部分成员理解,而另一些创新则复杂得多,不容易被采纳。比起那些需要采纳者学习新技术和新知识的创新,简单易懂的创新的扩散速度要快得多。

4. 可试用性(trialability) 是在某些特定条件下一项创新能够被试验的可能性。能够分阶段采纳的创新比起那些一步到位的创新采纳速度要快得多。一项具有可试用性的创新对考虑采纳它的人来说,具有更大的说服力。

5. 可观察性(observability) 指在多大程度上个体可以看到一项创新的结果。个体越容易观察到一项创新的结果,越容易采纳它。这种可观察性会激发同伴讨论该创新,如创新采纳者的朋友或邻居经常会询问他对该创新的评价。因此,如果采纳者观察到某一项创新具有很大的相对优势、相容性好、具有可试用性而且并不复杂,那么潜在使用者将更倾向于采纳这项创新。

以往的研究表明,在解释有关创新的采纳速度问题时,这五点是创新最重要的特征。当目标人群认为一项创新具备以下特性时,该创新的推广速度往往会比较快:在接受前可以试用(可试用性)、可以预见采纳创新的结果(可观察性)、该创新与其他现有同类事物相比更先进(相对优势)、使用不太复杂(复杂性)、与现有系统兼容(相容性)。

三、创新扩散理论在公共卫生护理中的应用

近几十年来,创新扩散理论被广泛应用于公共卫生护理领域,以促进新事物在人群中的普及。在健康教育方面,创新扩散理论被用于制订适应不同人群的健康教育策略,提高健康教育成效,如有

学者等将创新扩散理论融入青少年健康教育实践,设计防治疾病的知识及行为健康教育方案,结合媒体传播与人际传播,促进医学知识创新转化为社会经济效益;有学者基于创新扩散理论,提出改进老年人健康教育实践的具体策略。在疾病预防方面,有学者等基于创新扩散理论对儿童家长实施多形式的健康教育,有效地增强了家长的健康信念,提高了预防接种知识知晓率和及时接种率;有学者等将创新扩散理论应用于男性民工群体艾滋病危险性行为扩散研究,分析艾滋病危险性行为在该群体中传播和扩散的特点,从社会预防的角度提出了艾滋病的防控策略。随着理论本身的发展完善以及公共卫生护理实践的不断探索,创新扩散理论将有望在未来的公共卫生护理实践中迸发出更旺盛的生命力。

(王翠丽)

思 考 题

1. 简述病因网和病因链的联系和区别。
2. 社区组织理论的关键概念有哪些?如何指导健康教育实践?
3. 根据创新扩散理论,当目标人群认为一项创新具备哪些特性时,该创新的推广速度会比较快?

NURSING

第三章

公共卫生护理相关模型

03章 数字内容

学 习 目 标

知识目标：

1. 掌握公共卫生护理相关模型的核心概念。

2. 熟悉公共卫生护理相关模型的框架。

3. 了解公共卫生护理相关模型的发展。

能力目标：

1. 能选用合适的模型有效地解决公共卫生护理问题。

2. 能根据不同个人、群体和社会问题，选用合适的模型开展预防、干预和管理工作。

素质目标：

具备在公共卫生护理中的人文关怀精神。

导入情境与思考

某社区 2020 年的一项调查研究显示,该社区居民中成年男性高血压发病率高达 28.5%。该社区居民多喜爱咸食,生活规律性差、习惯熬夜,并认为这些习惯不会导致严重疾病。调查发现:该社区成年男性平常工作忙碌,精神压力大,运动和娱乐活动少。

请思考:

1. 该社区目前存在的主要公共卫生问题是什么?

2. 公共卫生护士可以选用什么模型指导实践工作?

公共卫生护理需要在相关模型的指导下开展实践工作。理论作为进一步研究和实践应用的基础,本身具有抽象性,并不具有某种内容和主题,理论只有在研究或实践中被赋予具体的实践主题才具有实际意义和生命。因此,除讲述理论之外,也常常提及模型或模式。模型指在特定场景或背景下,基于多种理论而形成的问题处理或应对方式,蕴含着一种以上的基本理论。模式是解决某一类问题的方法论,把解决某类问题的方法总结归纳到理论高度,就是模式。面对复杂的健康问题,很难用单一的理论来解释,因而需要用模型来解释、预测和理解。公共卫生护士要在健康行为模型的指导下,帮助目标人群改变不利于健康的行为,以促进行为转变来预防疾病、维持健康和促进健康;也可以采用公共卫生实践模型开展公共卫生预防、干预和管理工作。

第一节　健康行为模型

目前应用于公共卫生领域的健康相关行为模型可分为三个层次:个体水平、人际水平和社会水平。在公共卫生实际工作中,公共卫生护士应针对不同的健康问题综合运用各种模型来指导实际工作,使公共卫生干预活动取得最佳效果。

一、个体水平健康行为模型

应用于个体水平的健康行为模型,如健康信念模型、理性行动与计划行为理论以及行为转变阶段模型等,主要针对个体在行为改变中的心理活动来解释、预测健康相关行为并指导干预活动。

(一)健康信念模型

健康信念模型(the health belief model, HBM)于 1958 年由霍克鲍姆(Hochbaum)提出,其后经博克(Becker)、罗森斯托克(Rosenstock)等社会心理学家的修订逐步完善。健康信念是人们接受劝导,改变不良行为,采纳健康行为的关键。在健康信念模型中,健康信念的形成主要涉及以下因素:

1. 健康信念　健康信念模型的核心内容与概念,是个人对健康所持有的信念,即基于个人对某种疾病或健康问题的评估结果,由对疾病易感性的感知、严重性的感知及行为益处的感知与障碍的感知组合而成,称之为健康信念(图 3-1)。其基本概念介绍如下:

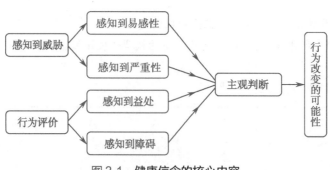

图 3-1　健康信念的核心内容

（1）感知到威胁（perceived threat）：指对疾病威胁感知到易感性和感知到严重性。

1）感知到易感性（perceived susceptibility）：指行为者在对疾病的发病率、流行情况有一定的了解后，对自己罹患某种疾病或陷入某种疾病状态可能性的判断。其尺度取决于个人对健康和疾病的主观知觉。

2）感知到严重性（perceived severity）：指行为者对自己罹患某种疾病、暴露于某种健康危险因素或对已患疾病不进行控制与治疗可导致的后果的感知。如果个体认识到某种疾病后果严重，往往会采取积极的行动，改变不健康的行为和生活方式，建立健康的行为模式，预防和控制疾病的发生、发展及转归。

（2）行为评价（behavioral evaluation）：指对采纳某种健康行为的益处和障碍的感知，也就是对采纳或放弃某种行为能带来的益处和障碍的主观判断，即对采纳健康行为利弊的比较与权衡。前者指个体相信采纳健康行为确实有益处，后者指个体认识到采纳健康行为中还面临着一些障碍。对健康行为益处的信念越强，采纳健康行为的障碍越小，采纳健康行为的可能性越大。

1）感知到益处（perceived benefits）：指行为者对采纳某种健康行为或放弃某种危害行为后，能否有效降低罹患某种疾病的危险性或减轻疾病后果的判断，包括能否有效预防该疾病或减轻病痛及减少疾病产生的社会影响等。只有当人们认识到自己所决定采纳的行为有利于健康时，人们才会自觉采纳，并有坚持行动的动力和目标。

2）感知到障碍（perceived barriers）：指行为者在采纳医生或公共卫生人员建议的行为过程中对困难和阻力的感知，包括克服这些困难与阻力的有形成本与心理成本。

总之，上述四个主要变量（易感性、严重性、益处和障碍）组成了健康信念模型的原始模式，该模式认为仅认识到危害和严重性还不够，只有意识到自己在放弃危险行为上所付出的代价确实能取得预防效果，人们才会有意愿并有明确的行为方式和路线。

2. 行动线索　上述四个因素的提出只能说明人们准备采取行动的状态，不能说明实际行动。因此，在此基础上，1966 年罗森斯托克指出将感知到威胁与行为评价进行组合达到对一件事情具有相当强度以至于引发个人的行动，即有"扳机"作用的行动线索决定因素被加入模型中，标志在建立适当的健康信念下触发健康行为。

行动线索（cues to action）也称为行动诱因或提示因素，指激发或唤起行为者采取行动的"导火线"或"扳机"，是健康行为发生的决定因素。在罗森斯托克的原始模型中，行动线索既可以是内在线索，也可以是外在线索。内在线索指身体疼痛、生理的不适症状等；外在线索指利用大众传媒的健康宣传教育、医生建议采纳健康行为、家庭成员和团体的帮助和鼓励等。

3. 自我效能　是一个用来描述个人相信自己在某种行为问题上执行能力的术语。1988 年，罗森斯托克等人将自我效能添加到健康信念框架中。

自我效能（self-efficacy）是行为者对自己控制内外因素而成功采纳健康行为能力的正确评价和判断，即是否相信自己有能力控制自身与外在因素而成功采纳健康行为，并取得期望结果。自我效能高的人更有可能采纳并坚持所建议的有益于健康的行为；反之，自我效能低的人则不易采纳，即使采纳也难以持久，容易出现倒退、反复。

4. 社会人口学因素　健康信念模式也强调社会人口学因素对行为的影响。社会人口学因素是指人口学、社会心理学以及结构性因素。其中，人口学因素包括年龄、性别、种族和教育等；社会心理学因素包括人格特质、社会阶层、社会压力、同伴影响等；结构性因素包括关于某种疾病的知识、既往病史等因素。对不同类型的健康行为而言，不同年龄、性别、个性特征的个体采纳行为的可能性相异。

根据健康信念模型的假设，一个人是否采纳或放弃某种健康行为取决于这个人是否具有以下条件：

（1）认识到自己面临某个负性健康结果的风险较高，这一负面结果对自己的健康和利益（如经济、家庭、社会地位、形象等）威胁严重，而且这种威胁是客观存在的。

Note：

（2）产生一个正面的积极期望，希望能够避免负性健康结果发生的信念。

（3）相信如果采纳专业机构或专业人士推荐的某种行为，能避免发生负性健康后果。

（4）具有较高自我效能，相信自己能够克服困难，坚持采纳所推荐的健康行为就能获得成功。

上述的四个要素构成了健康信念模型的基本框架如图 3-2。

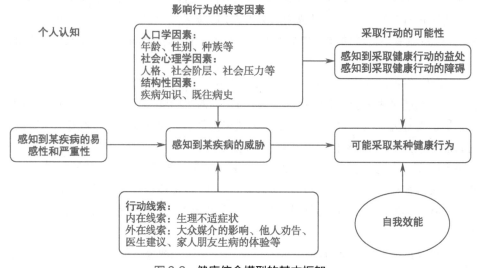

图 3-2　健康信念模型的基本框架

（二）理性行动与计划行为理论

理性行动理论（theory of reasoned action，TRA）是由美国学者菲斯比恩（Fishbein）于 1967 年首先提出。为了扩大该理论的适用范围，艾仁（Ajzen）于 1985 年在理性行动理论的基础上，增加了感知行为控制这个概念，提出了计划行为理论（theory of planned behavior，TPB）。理性行动与计划行为理论（the theory of reasoned action and planned behavior）认为行为意向是影响行为最直接的因素和行为发生的最佳预测值。理性行动理论框架和计划行为理论框架如图 3-3 和图 3-4 所示。

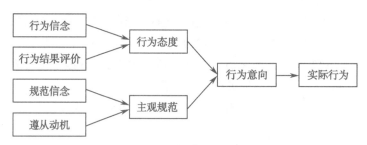

图 3-3　理性行动理论框架

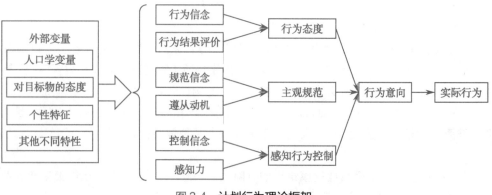

图 3-4　计划行为理论框架

1. 行为态度　行为信念和行为结果评价共同决定行为态度。

（1）行为信念（behavioral belief）：指行为主体对行为的结果或特性所持的信念，即个体在主观上认为采取某项行为可能造成某种结果的可能性。

（2）行为结果评价（evaluation of behavioral outcome）：指行为主体对行为所产生的结果或特性的评价，是个体赋予行为结果一个主观上的价值判断。

（3）行为态度（attitude toward behavior）：指行为主体对某种行为的一般而稳定的倾向或立场，即对于某个特定的行为，从行为主体的角度衡量时，给予正面（赞成或支持）或负面（反对或不支持）的评价。

2. 主观规范　规范信念和遵从动机共同决定主观规范。

（1）规范信念（normative belief）：指对行为主体有重要影响的人或团体对行为主体的行为期望，即个体感受到重要影响的人、团体赞同或不赞同个体行为所持的信念。这里对个体具有影响力的重要他人，一般多为配偶、父母长辈、兄弟姐妹、好朋友、老师、同事、领导和医生等。

（2）遵从动机（motivation to comply）：指行为主体服从重要他人或团体对其所抱期望的动机，即个体是否愿意遵从规范信念的意愿。

（3）主观规范（subjective norm）：指他人的期望使行为主体做出特定行为的倾向程度，反映的是重要他人或团体对个体行为决策的影响。简单地说，主观规范指一个人在所处社会中，对于能不能从事某项行为，感受到社会对其的约束和规范。主观规范可视为社会因素对个体价值期望观念的影响。

3. 感知行为控制　控制信念和感知力共同决定感知行为控制。

（1）控制信念（control belief）：指行为主体对控制行为可能性的感知，即个体感知到可能促进和阻碍实施行为的因素。一个人根据自己的经验判断发生各种情况的可能性。

（2）感知力（perceived power）：又称知觉力和自觉能力，指行为主体对行为控制难易程度的感知，即每个促进或阻碍行为发生因素的影响程度，是一个人针对前面可能遇到的各种情况，自觉可以顺势或克服困难而顺利执行行为的能力。

（3）感知行为控制（perceived behavioral control）：其概念相似于自我效能，指个体对自己能否执行某种特定行为或应付某种困难情境能力的正确评价和判断。反映的是个体对促进或阻碍执行行为因素的感知，包括控制信念和感知力。与行为意向一起，共同影响行为，也可以调整行为意向对行为的效果。当意志控制高，则感知行为控制降低，这时行为意向是充足的行为预测指标；当意志控制不高，感知行为控制可精确评价时，感知行为控制和行为意向共同影响行为。与前面介绍过的行为态度相似。

4. 行为意向与行为　计划行为理论强调行为是行为意向和感知行为控制决定的。

（1）行为意向（behavior intention）：指行为主体发生行为趋势的意愿，为发出行为前的思想倾向和行为动机，是一个人准备执行某项行为的可能性。因此，行为意向是行为是否发生最直接也最重要的决定因素。由个体本身的行为态度、主观规范和感知行为控制决定。

（2）行为（behavior）：指个体在特定时间与环境内对特定目标做出的外显的、可观测的反应，包括对象（target）、行动（action）、情境（context）和时间（time）四个元素。这四个元素简称为行为的TACT元素。

理性行动理论认为行为意向是直接决定行为的要素。当个人能完全用意志控制自己的行为时，可用理性行动理论分析行为改变的影响因素和预测某项行为的发生。

计划行为理论是在理性行动理论框架中，考虑到个体不可能完全用意志控制行为的情形，而引入感知行为控制要素。感知行为控制不仅可以与行为意向一起共同影响行为，也可以调整行为意向对行为的效果。

图 3-4 的整个理论框架显示，个体和所处社会环境两个方面的因素对于个体行为的影响。理性行动和计划行为理论假设了一个因果关系链，通过行为态度、主观规范和感知行为控制，联系了作用

Note：

于行为意向和实际行为的行为信念、规范信念和控制信念,这些信念也是行为态度、主观规范和感知行为控制的认知与情绪基础。而外部变量作为其他影响因素,不是独立地作用于行为,而是通过作用于理论框架中的行为信念等各要素,间接影响行为态度、主观规范和感知行为控制,并最终影响行为意向和行为。

(三)行为转变阶段模型

转变人们固有的生活方式和行为是一个十分复杂的过程,尤其是成瘾性行为。心理学家詹姆斯·普罗查斯卡(James O. Prochaska)和卡罗·迪克莱门特(Carlo C. DiClemente)通过大量的研究,提出了行为转变阶段模型(stages of behavior change model),该模型是针对行为变化的不同阶段而提出的。因为整个变化过程跨越且连接了许多理论,所以又命名为跨理论模型(the transtheoretical model, TTM)。行为转变阶段模型把行为转变分成 5 个阶段(图 3-5)。行为转变阶段模型最突出的特点是强调了根据个人或群体的需求来确定行为干预的策略;不同阶段所采用的转化策略不尽相同。

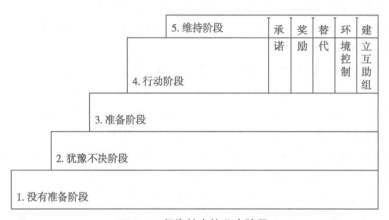

图 3-5 行为转变的 5 个阶段

1. **没有准备阶段(precontemplation)** 处于这一阶段的人对行为转变毫无思想准备,不知道或没有意识到自己存在的不健康行为的危害性,对于行为转变没有兴趣,如"我不可能有问题""吸烟不可能引起冠心病"。

转变策略:帮助提高认识,唤起情感,消除负面情绪,推荐有关读物和提供建议,只有当他们认为有需要时再给他们提供具体帮助。

2. **犹豫不决阶段(contemplation)** 人们开始意识到问题的存在及其严重性,考虑要转变自己的行为,但仍犹豫不决,如"我知道吸烟不好,总有一天我要戒烟""锻炼确实对健康有好处,但是我现在还不想"。

转变策略:需要帮助促进行为转变(自我再评价),协助他们拟定行为转变计划,提供专题文章或邀请其参加专题报告会,提供转变该行为的技能,指导行为转变的方法和步骤。

3. **准备阶段(preparation)** 开始做出行为转变的承诺(向朋友和亲属宣布行为转变的决定,承诺还应包括建立必胜的信念)并有所行动,如向他人咨询有关转变某行为的事宜,购买自我帮助的书籍,制订行为转变时间表等。

转变策略:提供规范性行为转变指南,确定切实可行的目标,采取逐步转变行为的步骤,寻求社会支持,包括同事、朋友和家属的支持,确定哪些是倾向因素、促成因素。克服在行为转变过程中可能出现的困难。

4. **行动阶段(action)** 人们已经开始采取行动,如"我已经开始锻炼""我已经开始戒烟,并谢绝敬烟"。值得注意的是,许多人在行为转变过程中没有计划、没有具体目标、没有他人帮助等,这往往会导致行动的失败。

转变策略:争取社会的支持和环境的支持(如从家里和办公室移走烟灰缸,不购买高脂食品,张贴警示标语等），采取替代方法（用饭后百步替代饭后一支烟，用无钠盐替代钠盐等），邀请行为转变成功者现身说法，寻求家属与同伴的帮助与支持，制订激励政策等。

5. 维持阶段（maintenance） 人们已经取得行为转变的成果并加以巩固。这一阶段需要得到本人的长期承诺，并密切监测，以防止复发。许多人行为转变成功后，往往放松警戒而造成复发。复发的常见原因是过分自信、经不起引诱、精神或情绪困扰、自暴自弃等。

转变策略：这一阶段需要做取得行为转变成功的一切工作，如创造支持性环境和建立互助组等。

行为的干预首先要确定靶人群所处的阶段，然后采取相应的干预措施，才能收到事半功倍的效果。例如，当吸烟者感到吸烟是愉快的事而不认为其有害健康时，如果给他过多的干预，往往不会收到很好的效果，甚至还会产生逆反心理。对于这些人，仅仅需要给予最简单的信息，并告诉他们，有需要的时候再给予帮助，这样就能把主要的精力和时间用于有需要戒烟的人。

二、人际水平健康行为模型

应用于人际水平的健康行为模型如社会认知理论、社会网络与社会支持，更关注人和环境的关系，强调人类行为是个体、行为和环境影响等相互作用的产物。

（一）社会认知理论

社会认知理论（social cognitive theory，SCT）是美国加拿大裔著名心理学家阿尔伯特·班杜拉（Albert Bandura）于1986年出版的《思考与行为的社会基础：社会认知理论》一书中正式发表的理论。社会认知理论的主要观点认为，个体在特定的社会情境中，并不是简单地接受刺激，而是把外界刺激组织成简要的、有意义的形式，并把已有的经验运用于要加以解释的对象，在此基础上决定行为方式。

1. 社会认知理论的概念 班杜拉于1986完成了社会认知理论的主要框架。表3-1介绍了这个理论框架涉及的主要概念。

表3-1　社会认知理论的主要概念

概念	定义	举例
交互决定论	环境因素影响个体和人群，但个体和人群也能够影响环境并调节自己的行为	通过改变影响行为和健康的环境因素来实现有计划的健康保护和健康促进
预期成果	关于行为改变的可能性和行为改变的价值信念	改变与使用安全套有关的愉悦感的预期
自我效能感	行为者对实施某特定行为并能克服困难的信念	增强妇女对自己说服性伴侣使用安全套的信念
集体效能感	行为者对所在组群实施某特定行为并能克服困难的信念	父母组织安全聚会并倡导改善相关环境以减少未成年人饮酒
观察学习	通过参与人际活动或媒体展示，尤其是通过同伴模式，来学习形成新的行为	促进使用安全套
激励动机	旨在矫正行为的奖励和惩罚的使用与滥用	对青少年吸烟者诉诸法律可能有难以预料的结果；而高税收能够阻止其开始吸烟
提供行为条件	提供有助于新的行为形成的环境条件，如工具、资源或环境改变	免费提供安全套；提供经济帮助以使妇女远离商业性性活动
自我调节	通过自省、树立目标、自我反馈、自我奖励、自我教育、寻求社会支持等控制自我	对哮喘患者计算机化的自我管理培训；对戒烟者的电话咨询
道德分离	人们对有害行为的思维方式，通过自我调整道德标准，使有害行为更易接受	非人性化、责任扩散效应和群体犯罪会伤害公共健康

2. 社会认知理论的内容 根据社会认知的观点，个体的行为是行为、个人的认知和其他内部因素、环境三者交互作用所决定的（图3-6）。因此社会认知理论又被称为"三元交互决定论"（triadic reciprocal determinism），这是一种综合性的人类行为理论。

Note:

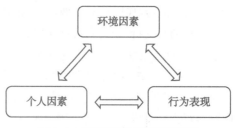

图 3-6　三元交互决定论示意图

（1）交互作用：包括人的思想、情绪、期望、信念、自我知觉、目标和意向、生物学特性（如性别、种族、气质和遗传易感性）与人的行为等。环境和个人特性的双向作用表现为人的期望、信念和认知能力的形成和改变要受到环境中社会因素与物质因素的影响，这些社会影响通过诸如榜样的作用、指导和社会规劝等因素能传递信息或激发情绪反应；反过来，人对社会环境产生的影响取决于不同的个人特征，如年龄、身材、种族、性别、身体外在的吸引力等。环境和人的行为之间也有双向交互作用，人是其环境的产品和生产者。人的行为将会决定他们暴露于环境的方式，而行为又被环境改变。三元交互决定论认为人有能力影响自己的命运，同时也承认人们不是自己意愿的自由行动者。

（2）观察学习：社会认知理论对个体通过观察来学习、了解社会环境，对形成行为做了系统的说明。大量的心理学研究结果表明，人类的大多数行为都是通过观察学会的。模仿学习甚至可以在既没有示范也没有奖励的情况下发生，个体仅仅通过观察其他人的行为反应，就可以达到模仿学习的目的，人的不良行为也常是通过这一途径而形成。公共卫生专业人员可以通过榜样的示范作用，帮助人们建立有利于健康的行为。

（3）自我效能：是健康相关行为领域最常用的概念之一，也是社会认知理论的核心内容，对行为的形成、改变至关重要。自我效能是行为者对自己控制内外因素而成功采纳健康行为能力的正确评价和判断，即是否相信自己有能力控制自身与外在因素而成功采纳健康行为，并取得期望结果。不能简单地认为自我效能是一种信念，也不能将其等同于一般意义上的自信。它是对能力的自我认识。自我效能以多种方式影响着人们的知觉、动机、行动及其效果，也影响环境。自我效能不是天生就有的，在行为实践中，在能力训练和强化刺激下，自我效能会逐渐增强。

（4）情绪：情绪的控制也是行为形成和转变的重要因素。在行为形成和改变的过程中会出现一些情感性问题，包括心理性防御机制。

（5）环境：环境在人们健康行为的形成中有非常重要的作用。环境通过人的主观意识（情境）起作用。当人们意识到环境提供了采取某类行为的机会时，人们就可能克服障碍而形成该行为。

（6）强化：行为的强化有助于行为的巩固或中断，强化理论（reinforcement theory, RT）认为行为发生（再发生）与否及其频度同行为前件和行为后件相关，尤其是行为后件。

外部强化一般通过他人的反应或其他环境因素来实现。人们通过观察，了解到周围的人对某些行为的正面或负面的反应，因而自己的行为受到强化（正或负的）。这些行为既可能是自己的行为，也可能是他人的行为。在学习过程中，体会到周围环境对行为价值的判断，还有助于产生结果期望。

内部强化来自个人的经验或自身的价值观。在内部强化中，结果预期和结果期望是重要成分。结果预期是通过在类似情境中的经验或观察其他人在该情境的情况，使人们相信这样做会达到某种预期的结果。结果期望指对行为结果的价值判断，能进一步加强内部强化的作用。

总之，社会认知理论为解释、预测健康相关行为和制订公共卫生干预策略提供了有用的理论工具。

（二）社会网络与社会支持

人的行为不仅受到个体因素的影响，也会受到宏观因素的影响。同时，现实生活中每个人都与其他人有着各种各样的联系，这种彼此间复杂的联系形成了社会网络，进而对人们的行为和健康产生重要的影响。至今尚没有一个理论足以解释其间的联系，仅有一些概念框架和实际经验，社会网

Note:

络与社会支持(social networks and social support)就属于此种情况。1954 年,巴尼斯(Barnes)开创性地提出了社会网络的概念;1976 年,社会流行病学家卡索(Cassel)指出社会支持在机体应激情况下对健康是一种重要的心理保护因子。其后,贝克曼(Berkman)和格拉斯(Glass)等人进一步对解释社会关系与健康的联系做出了贡献。

1. **社会网络与社会支持的概念**　米切尔(Mitchell)将社会网络(social network)定义为"特定人群中人与人之间联系,而且这种联系的特点可以影响社会网络成员的行为"。简而言之,社会网络就是特定人群中人与人之间的社会关系。社会支持(social support)指通过社会网络所建立的联系,成员间互相提供帮助和支持。因此,社会支持是社会网络的一项重要功能,对健康与健康行为具有积极的影响和保护作用。

(1) 社会网络:社会网络的结构包括社会整合与社会网络结构两部分。社会整合(social intergration)指社会关系的存在量或个体数量,也就是所接触的个体总数或接触的频率。社会网络结构(social network structure)指社会关系的结构特征,这些结构特征包括互惠性、强度、复杂性、正式性、密度、同质性和地理分布(表 3-2)。一个人的社会整合程度反映在所参与的互动频率上,通过这些社会互动,往往能得到社会支持,进而增进心理健康。社会网络具有的功能:社会资本、社会影响、社会削弱、社会伙伴和社会支持(表 3-2)。

(2) 社会支持:社会支持是社会网络的一项重要功能。社会支持包括支持的提供者、支持的接受者以及支持的内容(类型)。由于社会支持具有主观的、亲身经历和自我感受等特点,因而其有别于社会网络的其他功能。也就是说,社会支持的高低程度,不仅取决于支持提供者提供支持的多少和时机,还需要支持接受者的感受和预期。因此,支持提供者提供的社会支持一定要满足支持接受者的需求。社会支持可以分为四类:情感支持、物质支持、信息支持和评价支持(表 3-2)。

表 3-2　社会网络的结构特征与功能及社会支持类型

	概念	定义
社会网络的结构特征	互惠性	社会关系中资源和支持的给予和获得
	强度	社会关系中感情、互动等的紧密程度
	复杂性	社会关系的多种功能
	正式性	社会关系是在组织或制度下存在的
	密度	社会网络成员彼此认识和联系的程度
	同质性	社会网络成员的相似性
	地理分布	社会网络成员居住地或工作地坐落位置的远近程度
社会网络的功能	社会资本	以社会规范和社会信任为特征的资源
	社会影响	通过其他人的行为改变自身想法和行为
	社会削弱	通过他人负面影响或批评阻碍某人实现自己的目标
	社会伙伴	分享休闲和其他活动的社会成员
	社会支持	通过社会关系和人际交流相互帮助
社会支持类型	情感支持	同情、爱、信任和关怀的表达
	物质支持	有效的帮助和服务
	信息支持	建议、意见和信息
	评价支持	对自我评价有用的信息

2. **社会网络与社会支持和健康的关系**　社会网络与社会支持不仅可以直接影响压力、健康行为、身体健康、心理健康和社会健康,而且与影响健康的个人及社区因素有关联,从而形成复杂的相互作用,具体如图 3-7 所示。

Note:

图 3-7 总结了社会网络与社会支持可能在身体、心理和公共健康上起作用的机制。这个模型描绘了社会网络与社会支持在健康因果关系中是出发点或是起始作用。

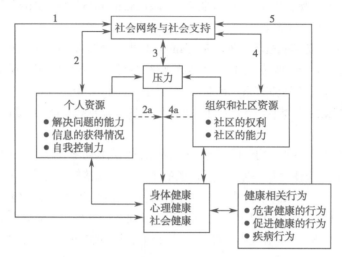

图 3-7　社会网络与社会支持和健康的关系

路径 1 表示社会网络与社会支持和健康的直接联系。人生活在一定的社会网络中，需要别人陪伴，想要有归属感或亲密感，也希望确认个人存在的价值；而拥有良好的社会网络与社会支持，有助于人们获得陪伴、归属感和安全感，即使有压力存在，这些支持也可以促进健康。反之，一个拥有健康的人不仅可以维持原有的社会网络，而且可以通过各种活动建立新的社会网络，从而获得更多的社会支持。

路径 2 表示社会网络与社会支持和个人资源之间存在联系或互为因果的关系。个人资源主要指人在面临压力事件时所具备的应变能力，包括解决问题的能力、信息的获得情况和自我控制力。通过社会网络与社会支持，成员之间可以提供各种帮助、给予情感支持或评价支持，提高自我效能、解决问题等应变能力，从而减少压力带来的不确定性和不安全感。反之，当一个人具有较强的应变能力时，可通过信息支持回馈给社会网络中的其他成员，并提升社会网络的质量和数量。

路径 3 表示社会网络与社会支持和压力之间存在互为因果的关系。当一个人处于有积极效应的社会网络并且可以获得较多社会支持时，可以减少其暴露于压力源的频率，或缩短暴露的时间。反之，当一个人处于压力状态时，可能会减少与社会网络成员的接触，从而削弱或失去原有社会网络。

路径 4 表示社会网络与社会支持和组织、社区资源之间互为因果的关系。当一个组织或社区内的成员彼此之间联系较为紧密，即成员间形成的社会网络密度较高时，彼此间形成的互惠、信任的社会资本也会比较高，从而增加组织或社区的资源，使得组织或社区在面临困难时，拥有充足的能力解决困难。反之，当一个组织或社区拥有较多的资源时，可帮助、巩固现有的社会网络，或者建立新的社会网络，并且增加网络内成员相互提供社会支持的程度。

路径 2a 和 4a 表示个人资源、组织和社区资源可以降低压力源对个人健康带来的负面效应，即社会网络可通过压力缓冲影响健康。当人感受到压力时，若在个人和社区方面同时拥有较多资源，可使其勇于面对压力，而且有足够的能力和自信心去应对所遭遇的各种困难，从而降低压力对健康带来的影响。

路径 5 表示社会网络与社会支持对健康行为具有直接影响。一个人的行为不但受到自我控制力的影响，也常常受到自己所在社会网络的社会影响。

当前研究结果显示：社会网络与社会支持与心理健康、吸烟、身体活动、饮食等健康行为有关，与全因死亡率有关，以及与心血管疾病和肿瘤的发病和生存等健康结局有关。因此，阐明社会网络与社会支持对健康及健康行为的作用机制，对于制订有效的公共卫生干预措施具有重要作用。

Note:

新公共卫生与健康促进

　　公共卫生是在人类为求生存而适应环境、与自然界中各种危害因素进行斗争的过程中发展起来的，其内涵一直在不断发展。随着社会经济的发展以及人们对健康认识程度的加深，公共卫生的内涵也发生着相应的变化。在公共卫生领域，以改善物质和社会环境、改变个人行为来提高人们健康水平的实践属于健康促进的范畴，而健康促进的出现则赋予了公共卫生更深刻和广泛的含义，因此有学者把健康促进称为新公共卫生。健康促进不仅针对行为的改变，同时也强调了个人、社会、政治、公共资源等各种因素对健康的影响，并针对这些决定健康的因素，切实地采取综合的行动。

三、健康行为模型在公共卫生护理中的应用

　　健康行为模型分为三个层次，即应用于个体水平、人际水平和社会水平的健康行为模型，每种模型都有研究者自己独特的理论思维视角、适用特点、应用范围、优点和局限，没有一种理论模型能适合所有的行为和社会情景，对行为改变和健康行为形成做出全面的解释和预测。因此，在应用过程中要具体健康问题具体分析，针对当前公共卫生工作中最迫切、最主要的问题，提出经济、有效的综合干预策略。

　　1. 解释、预测和理解行为　　健康信念模型解释了信念和行为改变密切相关；理性行动与计划行为理论都认为行为意向是影响行为最直接的因素和行为发生的最佳预测值；行为转变阶段模型解释了最常见行为变化的各个阶段，以及每个阶段人们心理的主要变化过程。社会认知理论认为个体的行为是行为、个人的认知和其他内部因素、环境三者交互作用所决定的。社会网络与社会支持认为人的行为不仅受到个体因素的影响，也会受到宏观因素的影响。现实生活中每个人都与其他人有着各种各样的联系，这种彼此间复杂的联系形成了社会网络，进而对我们的行为和健康会产生重要的影响。

　　2. 分析影响健康的行为因素　　通过研究人群的特征以及行为、心理、环境等因素来分析健康相关行为的影响因素，为改变不健康行为和建立健康行为提供依据。

　　3. 为制订干预计划提供依据　　通过分析导致不健康行为的可能原因，为政府部门及相关机构制订健康促进计划提供参考依据。

　　以健康信念模型为例，介绍健康行为模型对健康行为改变的实践应用方法。

　　案例：

　　2020 年，某市 40 岁以上女性乳腺癌筛查情况的调查显示，只有 49.5% 的女性曾经做过乳腺自我检查，49.0% 的人知道乳腺自我检查的正确方法，但真正有规律 1 个月做 1 次的只有 2.4%，曾做过乳腺临床检查的人占 46.2%，有规律 1 年做 1~2 次的只有 20.0%。有 28.6% 的女性做过乳腺 X 线摄影。

　　(1) 公共卫生护士对资料进行了分析。

　　1) 乳腺癌流行病学资料查阅：乳腺癌是严重危害女性身心健康的最常见的恶性肿瘤之一。2020 年最新数据显示，全球乳腺癌新发病例数达 226 万（占全球新发癌症数的 11.7%）。2020 年中国女性乳腺癌新发病例数为 42 万（占中国女性新发癌症数的 19.9%）。2020 年全球女性乳腺癌死亡病例数为 68 万（占全球女性癌症死亡总数的 15.5%）。2020 年中国女性乳腺癌死亡病例数为 12 万（占我国女性癌症死亡总数的 9.9%）。资料显示，乳腺癌的发病率和死亡率持续上升。

　　2) 乳腺癌筛查行为分析：乳腺癌是能够通过早期筛查而降低病死率的恶性肿瘤。我国乳腺癌筛查率较低，筛查行为的现状不容乐观。公共卫生护士应采取有效的措施改变女性乳腺癌筛查行为，提高筛查率，降低乳腺癌的病死率。

Note：

3）乳腺癌筛查健康信念分析：①对疾病易感性的感知。多数女性对自己罹患乳腺癌的可能性认识不深，只有 11.0% 的人认为将来有可能患乳腺癌，对乳腺癌的易感性了解较少。②对实施或放弃行为的益处与障碍的感知。大多数女性能认识到乳腺癌的严重性和进行乳腺癌筛查所带来的益处，有 55.2% 的女性同意患乳腺癌会影响生活，75.2% 的女性同意定期进行乳腺癌筛查可早期发现乳腺癌，80.5% 的女性同意早期发现乳腺癌对挽救生命很重要。这说明大部分女性清楚乳腺癌的严重性，并且认为进行乳腺癌筛查可以带来积极的后果。女性在感知到进行乳腺癌筛查行为的障碍方面，有 40.0% 的女性认为被陌生的医务人员检查乳房会不舒服，20.9% 的女性认为做乳腺 X 线摄影检查很花钱。③乳腺癌筛查信念多因素 logistic 回归分析，结果显示乳腺疾病史是影响女性对于乳腺癌筛查信念的主要因素。既往患过乳腺疾病的女性对乳腺癌筛查信念的积极性比没有患过乳腺疾病的女性要好。曾经患过乳腺疾病的女性对乳腺癌筛查信念要比没有这种经历的女性更积极，她们在自己患病的过程中体会到了乳房健康对于女性的重要意义。

（2）公共卫生护士应用健康信念模型，开展女性乳腺癌筛查的健康干预活动。

1）提高对疾病易感性的感知：健康信念各项目内容分析结果显示，许多人对乳腺癌的易感性了解较少，提示在开展健康教育和卫生宣传时，需在乳腺癌影响因素的知识普及方面加以重视，努力提高人们对疾病易感性的认识，积极纠正其错误的传统观念，让其认识到患乳腺癌的可能性。

2）提高对实施或放弃行为的益处与障碍的感知：使人们坚信乳腺癌筛查是有效、简便、经济的乳腺检查措施，对无症状女性开展普查能早期发现、早期诊断以及早期治疗乳腺癌，降低乳腺癌的死亡率。使人们相信定期进行乳腺癌筛查会给自己带来的益处；同时，使其清醒地认识到行为改变过程中可能出现的困难，克服可能存在的障碍，自信、有能力地实施该行为。

3）行动线索：设计时考虑使用引导性、警觉性或应用性的讯息内容会发挥作用，所以在社区的入口、花园、体育锻炼等场所悬挂倡导健康行为的横幅，如"关注女性乳腺健康，重视乳腺癌筛查"；由社区卫生服务中心的医护人员对目标人群进行健康教育，提出有针对性的个体化建议；在社区内开展专家义诊咨询活动，鼓励社区女性积极参加筛查。

第二节　公共卫生实践模型

公共卫生护理实践需采用的模型包括采取预防措施模型、健康促进实施模型和健康管理模型。

一、采取预防措施模型

采取预防措施模型最初由欧文·贾尼斯（Owen Janice）和莱昂曼（Leonman）提出，之后韦恩斯坦（Weinstein）和桑德曼（Sandman）推动了该模型的发展。采取预防措施模型试图解释个体如何下决心采取行动及怎样将决心转化为行动。该模型的倡导者认为，个体间各个变量和行为不但在量上存在差异，而且在质上也不尽相同，用各变量间的公式对行为进行预测不尽合理，应该为每个行为变化阶段均建立一个解释性的公式。虽然这会使行为改变理论变得更复杂，但会使对行为的理解更准确、干预更有效，效率更高。为此，韦恩斯坦等人于 1998 年提出该模型的核心要素，并在此基础上提出了采取预防措施模型来解释人们是如何决定采取行动，以及他们如何将这种决定转化为实际行动。

（一）采取预防措施模型概述

采取预防措施模型分为 7 个阶段（图 3-8）。

1. 第一阶段——尚未意识到问题　在研究吸烟、高脂膳食等常见健康行为时，询问人们关于这些问题的信念或计划是合理的。因为，多数人考虑过这些问题对自己健康的威胁。但是，如果人们从未听说某一健康问题，他们就不会对这一问题形成任何信念或看法。例如，调查对象对某一问题回答"不知道"或"没有意见"时，提示他们处于尚未意识到问题的阶段。此时，调查者不应该强迫他们发表任何意见或看法。

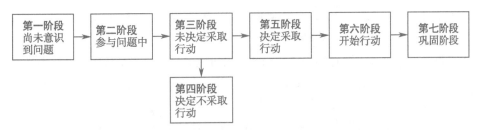

图 3-8　采取预防措施模型的各个阶段

2. 第二阶段——参与问题中　一旦人们通过媒体、人际间交流等渠道获得一些健康信息，并形成了最初的看法，但尚未采取任何行动，则进入第二阶段——参与问题中的阶段。现实生活中，多数人处于这一阶段。例如，温斯坦（Weinstein）等于 1986 年进行的一项有关家庭氡检测的调查研究显示：50% 的调查对象知道氡的危害，但从未想过对自己家的氡含量进行检测。

3. 第三阶段——未决定采取行动　处于这一阶段的人开始思考并考虑采取行动，这一阶段通常有以下 3 种结果：

（1）犹豫不决，暂停在第三阶段。

（2）决定不采取行动，进入第四阶段，结束预防性行为采纳过程。

（3）决定采取行动，进入第五阶段。

4. 第六阶段——开始行动　处于第五阶段的人们开始采取预防性行为。

5. 第七阶段——巩固阶段　有些行为可能需要长期进行下去，从而进入巩固阶段。

知 识 链 接

采取预防措施模型和行为转变阶段模型的比较

表面看来，采取预防措施模型和行为转变阶段模型有相似之处。主要的相似之处在于阶段的名称。阶段的"数字"在两个理论中并不相同。此外，即使是有相似名字的阶段，也是根据极不相同的标准界定的。例如，采取预防措施模型基本上参考心理状态，而行为转变阶段模型强调有意图的行动之前的天数或月数。

人们从一个阶段进入到下一个阶段可能会受到各种各样因素的影响，这些影响因素可应用其他各种行为改变理论进行解释（表 3-3）。

表 3-3　采取预防措施模型中阶段转变的影响因素

阶段转变	影响因素
第一阶段到第二阶段	媒体关于健康问题的报道
第二阶段到第三阶段	媒体报道、人际间交流、个人经历
第三阶段到第四或第五阶段	对易感性和严重性的感知、对益处和障碍的感知，其他的行为和建议、社会规范、恐惧和担心
第五阶段到第六阶段	所需要的时间、精力和资源，详细的指导信息，行动的引发物，其他人的帮助

（二）采取预防措施模型的运用步骤

采取预防措施模型只为研究者提供了行为变化的一般心理过程，因为不同的健康行为划分阶段的标准可能不一样，所以实际应用过程中要针对具体的行为进行划分。此外，该模型也没有对各个阶段的影响因素进行详细分析。因此，在实际应用过程中应遵循以下步骤：

第一步：确定目标行为，并明确其定义。尽管采取预防措施模型主要关注具体的行为（如每天步

Note：

行 30min），但它也可用于较广泛的行为（如增加体育锻炼）。另外，尽量使用普通人群熟悉的概念去定义目标行为，而不是使用专业术语进行定义。

第二步：建立划分目标人群行为阶段的标准。当研究的目标行为是较宽泛的行为时，一定要制订行为阶段的评价标准，确定什么叫开始行动、什么叫维持行动。例如，每天锻炼 30min 是"开始行动"，每天锻炼 30min 持续 6 个月是"维持行动"。建立划分标准不但可以帮助研究者了解目标人群各个阶段的分布情况，而且可以帮助研究者制订个体水平或社区水平的干预措施。

第三步：了解影响各阶段转变的因素。

第四步：针对影响因素制订干预策略。针对第三步确定的各阶段转变的影响因素制订干预策略和干预强度。大众媒体和宣传材料可用于提高人们对健康问题以及行为益处的认识。强化干预措施可能有利于人们获得行为改变所必需的技能和资源。干预强度主要取决于目标行为和影响因素的特点。

第五步：制订评价方案，依据流行病学研究方法设计项目评价方案。

采取预防措施模型可用于研究各种健康行为，现已成功应用于骨质疏松预防、癌症筛检、乙肝疫苗接种、家庭氡检测和控烟等研究。

二、健康促进实施模型

健康促进实践的第一要素是如何结合理论进行项目的设计、实施与评价，格林模式是开展项目的重要指导模式。如何将新的思想和理念传播给目标人群，并提高目标人群特定行为的发生率，社会营销正是这样一种理论。生态学模型是健康促进的综合性、多层次框架，在很大程度上推进了健康促进的实施。

（一）格林模式

格林模式由美国著名学者劳伦斯•格林（Lawrence W. Green）提出。格林模式综合运用多种行为改变理论，为健康促进计划的设计、实施和评价提供了一套连续的步骤，是目前应用最广泛、最具有权威的健康促进设计模式。多年来，格林模式一直是健康促进实践的基石，可以帮助指导健康促进实践的过程。

1. 格林模式的概念　格林模式又称 PRECEDE-PROCEED 模式（图 3-9），PRECEDE 是由七个英文单词的首字母所组成，即 predisposing, reinforcing, and enabling constructs in educational/environmental diagnosis and evaluation，指在教育 / 环境诊断和评价中使用倾向因素、促成因素和强化因素。而 PROCEED 则是由下列英文单词的首字母所组成：policy, regulatory, and organization constructs in education and environmental development，指在教育和环境发展中使用政策、法规、组织要素。

格林模式为整合模式，优点是针对特定健康问题先进行诊断，然后根据诊断结果去规划并执行解决该健康问题的干预或教育计划。在干预或教育计划执行过程中进行过程评价（process evaluation），对计划结束后产生的即时影响进行效应评价（impact evaluation），一段时间后产生的长期影响进行结局评价（outcome evaluation）。该整合模式是一个非常完整的指导过程，可指导公共卫生专业人员鉴别影响人们健康行为的因素，帮助制订适宜的健康促进计划和行为干预措施。其特点是从结果入手，用演绎的方法进行思考，从最终结果追溯到最初起因，同时考虑了健康影响因素的多重性，以帮助制订计划者把这些因素作为重点干预目标，并由此产生特定的规划目标和评价标准。

2. 格林模式的内容　格林模式包含社会诊断、流行病学诊断、行为与环境诊断、教育与生态诊断、管理与政策诊断、执行与过程评价、近期效果评价、中期效果评价、远期效果评价。近期效果评价和中期效果评价又称效应评价，远期效果评价又称结局评价。

（1）阶段 1 社会诊断（social diagnosis）：通常针对特定的社区，进行社会现况及社会问题的调查与分析。社会诊断通过社区居民的参与，运用主观与客观资料，从社会学的角度，找出与健康生活有关的各种问题。此阶段不仅可以提出社区面临的社会问题，还可评价居民的生活质量和卫生服务需

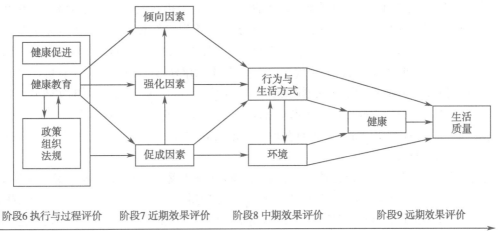

图3-9　**格林模式**

求,确认社会经济因素对健康生活质量的影响,并为干预计划提供依据。在评估的起始阶段,要了解社区居民真正关注的焦点,找出社区的重要问题之后,还需要评估该社区解决问题的能力、社区资源以及居民对解决这些问题的态度等。

(2)阶段 2 流行病学诊断(epidemiological diagnosis):是从流行病学角度找出目标人群最重要的健康问题。流行病学诊断的目的是确立健康问题的优先顺序。要做出流行病学诊断,需要了解目标人群的监测资料,包括期望寿命、出生率、患病率、死亡率等,然后参考社区目前拥有的资源及解决问题的能力,选出最迫切需要又有可能解决的健康问题。

流行病学诊断包括确定该地区最严重的问题;该健康问题受累人群的流行特征,受影响最大人群;该健康问题的地区分布特征、时间分布特征;与该健康问题有关的各种影响因素、其中影响最大的因素、规划针对的人群、解决的问题、预期的效益等。

公共卫生护士在获得社会诊断、流行病学诊断相关信息后,对目标人群的健康问题及卫生服务需求进行梳理,再根据健康问题的普遍性、严重性、紧迫性、可干预性、干预的效益等,确定需要优先解决的健康问题。

(3)阶段 3 行为与环境诊断(behavioral and environmental diagnosis):指在流行病学诊断的基础上,从行为和环境的角度,找出最可能影响健康问题又最可能改变的因素,并据此制订健康干预的目标。

(4)阶段 4 教育与生态诊断(educational and ecological diagnosis):目的在于探索影响目标人群健康行为的因素,找出引发行为改变的动机,以及使新行为得以持续的因素。影响人类健康行为的因素包括:

1)倾向因素(predisposing factor):指产生某种行为的动机或愿望或诱发产生某种行为的因素,通常先于行为,包括个人的知识、态度、信念、价值观念,以及年龄、性别、种族、婚姻状态、家庭收入、职业等人口学特征。

2)促成因素(enabling factor):指有助于实现行为改变的因素,即促使个人某种行为得以实现的因素。这些因素可以直接影响行为,也可以间接地通过环境影响行为,包括实现某种行为所需的资源及技能,如可获得的健康服务和健康保险、到医院的交通便利程度、健康服务的提供等因素。提供必要的行为改变的技能支持也是重要的促成因素。

3)强化因素(reinforcing factor):指影响行为持续或重复的因素,如对良好行为形成后的奖励、奖金,家庭支持(家人或朋友赞赏戒烟成果)、重要的行为示范(看到好朋友或病友戒烟成功,身体健

Note:

康状况得以改善），以及其他的社会益处。

（5）阶段5 管理与政策诊断（administrative and policy diagnosis）：指计划设计者可以根据前面几个阶段确立的"影响因素"，分别找出合适的策略，并考虑执行和持续计划时所需的资源、设备和政策，以及可能遇到的阻碍。通过社区开发、协调、完善组织与政策，以便计划的顺利开展。

（6）阶段6～9 执行与评价：从阶段6 开始进入计划的执行和评价。随着计划开始执行，评价工作已随之启动。根据执行时间和评价目的不同，评价工作分成过程评价、效应评价、结局评价。

3. 格林模式中各阶段对应的理论模型　格林模式是以行为理论为指导的实践方法（表3-4）。

阶段1 社会诊断主要运用社会水平的理论，包括社区参与、社区组织等。动员社区的组织及居民参与现况评估，列出健康问题的优先顺序，找出需要解决的问题，制订计划目标，包括需求评估、确立问题、资源整合等。

阶段2 和阶段3 的重点是进行流行病学诊断和行为与环境诊断，找出特定健康问题及影响因素。在这两个阶段运用的理论，除社区水平的理论外，也应用了人际水平和个体水平的一些理论。

阶段4 探讨倾向因素、促成因素和强化因素对特定行为的影响，运用的理论跨社区、人际和个体三个不同层次。人际水平的理论可以用来探讨强化因素是否不足；社区水平的理论则适用于评估或改变促成因素。

阶段5 是针对前面四个阶段评估结果，制订合适的干预策略，以改变倾向因素、促成因素和强化因素。这一阶段可应用的理论多数与阶段4 相同。稍有不同的是，社区水平的理论在阶段5 被运用得较多，如社区组织、健康传播、创新扩散等。

格林模式的每个阶段都运用社区水平的理论。此外，格林模式也强调社区居民应参与计划的设计、实施和评价的各个阶段，而社区水平的理论正适用于推动居民的参与，所以，社区水平的理论对格林模式相对重要。

表3-4　应用于格林模式各阶段的理论模型

不同水平的行为理论和原则	格林模式的不同阶段				
	阶段1 社会诊断	阶段2 流行病学诊断	阶段3 行为与环境诊断	阶段4 教育与生态诊断	阶段5 管理与政策诊断
社会水平					
社区参与	√		√	√	√
社区组织	√		√		√
组织改变				√	√
创新扩散				√	√
人际水平					
社会认知理论			√	√	
社会网络与社区支持				√	
个体水平					
健康信念模型			√	√	
行为转变阶段模型			√	√	
理性行动理论				√	
计划行为理论			√	√	

（二）社会营销

社会营销（social marketing）作为市场营销学理论深度发展的产物，可将新的思想和理念介绍传播给目标人群，提高目标人群中某种特定行为的发生率，这与健康促进着眼于不健康行为的改变不谋而合。

Note：

1. 社会营销的基本概念　社会营销这一概念最早由现代营销学之父菲利普·科特勒（Philip Kotler）于 20 世纪 70 年代提出。2002 年，科特勒等在吸收了学术界的最新理论成果后，给出了社会营销的定义：社会营销是使用市场营销的原理与技术来影响目标受众，使他们为了个人、群体或整个社会的利益而接受、拒绝、调整或者放弃某种行为。这个定义突出强调社会营销的方法、内容与目的，而虚化隐含社会营销的主体。社会营销的主体既可以是政府机构（如卫生行政部门、交通部门、公共事业部门等），也可以是非营利组织（如大自然保护协会、绿色和平组织、善待小动物协会等）或企业（如广告公司、公共关系公司、营销策划公司等）。这一定义得到学术界的广泛认同与接受。

2. 社会营销的构成要素　社会营销从市场营销演变发展而来，通过参照市场营销的主要理论和技术，构建自身的理论体系和方法，因此两者在营销战略、流程、理论等方面有共同之处。市场营销的"4P"营销组合（marketing mix），即产品（product）、价格（price）、地点（place）和促销（promotion）四个要素，也被借鉴应用于社会营销，而且被赋予新的内涵。

（1）产品：社会营销的产品，可以是传统的有形产品（如以预防艾滋病为目的的安全套）和服务（如定期健康体检）；可以是一个无形的理念或态度，如环境保护、节约用水、坚持锻炼增强体质等；也可以是一种实践，由行动和行为组成。行动的改变往往是短期的、暂时的，而行为的改变则是一种长期的、习惯的改变。

（2）价格：指目标受众为得到产品付出的成本与代价。这种成本分为两种，一种是有形成本，如金钱；另一种是无形成本，如时间、精力、固有习惯、情感等。从价格的角度衡量，社会营销比传统市场营销更困难。因为有时态度和观念很难用金钱衡量，且每个目标受众对于危险的评判也不尽相同。一旦目标受众觉得使用该产品的"价格"高于需要放弃的代价，则不会选择购买该产品，因此社会营销中价格的制订需要对受众进行更加具体的分析和划分。

（3）地点：指产品、服务或理念传达的地点。社会营销工作者应对目标受众进行具体的细分，选择合适的社会营销地点。互联网时代的到来，网络商城成为社会营销的又一有效场所，海量的线上信息提供给消费者无穷的虚拟地点购买产品，显著扩大了营销地点的选择范围。

（4）促销：指通过各种传播手段和渠道，促使产品的理念更易被消费者接受。

3. 社会营销计划　社会营销活动是一个长期持续的过程，不能一蹴而就，必须制订社会营销计划并按部就班实施，才能达到社会营销活动的最佳效果。社会营销计划的设计主要包括以下六个步骤：

（1）分析社会营销的环境：首先，应进行社会营销调研，收集并分析文献与资料，探查与社会营销机构面临的特定营销状况有关的调查研究结果，发掘当前亟须解决的突出问题及可行的方法。其次，深入了解该突出问题，界定此问题社会营销计划的主要市场，识别该计划的目的，即该计划成功所带来的效益。同时，为预测环境中可能出现的问题和发生的变化并抵制这些因素对目标的冲击，应对所关注问题的内外环境进行正确的评估。除此之外，以往及类似活动的计划与相关资料同样具有参考价值。因此，有必要对这些活动进行回顾分析，考虑能否借鉴以往活动的成功之处，改进不合理之处，吸取教训并总结经验，使社会营销计划更加完善。

（2）选择及分析目标对象：确立目标对象，首先应将目标市场进行细分。市场细分（market segmentation）指根据消费者需求的差异性，选用一定的标准，将整个市场划分为两个或两个以上具有不同需求特征的"子市场"的工作过程，每一个"子市场"称为一个细分市场。市场细分需要选用一个或多个细分变量，最合适的细分变量是那些最能反映目标接受者行为差异的变量，常用的细分变量包括：地理变量（地理位置和自然环境）、人口变量（人口统计变量，如年龄、性别、收入、文化程度等）、心理变量（社会阶层、生活方式、个性特征与价值观等）和行为变量（选择某种产品的时机、个人情况、期望利益等）。通过市场细分被划分到同一群体的人有某种共同点，对于刺激会有相似的反应，这使得社会营销活动更有针对性。

（3）确立营销计划预定达成的目标：选定目标对象后须确立预定目标。首先应确定活动目的，主

Note:

要指社会营销工作者想要目标对象接受、调整、放弃或拒绝什么行为方式,以及为了让目标对象更方便快捷地改变行为方式,还需要让其了解或相信什么。然后,确立预定目标。一般来说,社会营销计划的目标是用来评估活动成果的,必须是可衡量的、具体的、可实现的。因此,计划目标的描述包括评价时间(when)、目标对象(who)、行为项目(what)、改变的幅度或标准(how much)。

(4)设计"4P"营销组合:包括产品、价格、地点和促销的营销组合。

1)产品:一般是公共卫生护士通过实地调研或查阅相关文献、研究报告、深度访谈结果分析而得,即想要目标对象"买"的东西。社会营销的产品是一种预期的行为及与该行为相关的回报,同时还包括推广支持或方便行为改变的有形产品或服务。社会营销提供产品的最终目的是被目标对象接受,所以对于产品的提供方来说,产品不仅要满足目标对象的需求,还要具有吸引力,应将产品与其为目标对象带来的潜在效益联系起来。除此之外,还应了解目标受众接受社会营销产品的障碍、竞争与原因等。

2)价格:是目标对象为接受某种行为而必须付出的代价或成本。例如,想要戒烟则要忍受戒断症状带来的不适感;想要培养每天阅读的习惯,则需要每天推掉一些事情留出一定时间阅读。价格在人们对产品的选择上往往起着十分重要的作用。为使目标对象更有动力去改变行为,社会营销工作者可从两个方面着手:一方面降低期望行为的实际或预期价格;另一方面,提高期望行为的实际或预期收益,如提高服务的数量与质量、开展多种优惠活动、增加经费补助等。

3)地点:指目标对象应该在什么地点获取相关的产品、服务和理念。有形产品营销地点通常在一些固定场所,如药店、诊所、超市、宾馆、学校、设置的营销产品购买处等;无形产品的营销地点则在一些传媒载体上,如大众媒体、互联网、展板、宣传手册等。

4)促销:指宣传核心信息,使受众接受期望行为,促进行为转变的策略和手段。社会营销中的促销策略有信息内容和媒体渠道两个组成部分。信息内容能够影响目标对象,使其知道、相信并按照社会营销工作者的期望去做。在这个过程中,可以运用相关理论模型,掌握目标对象形成某种特定信念或行为的原因。此外,也可将不同目标对象的兴趣、关注点及接受程度纳入考虑范围,作为设计社会营销信息内容的参考,设计适当的传播策略以激发目标对象的学习意图。设计信息内容可采用以下策略:形式上可使用文字详细描述,也可使用图像或漫画提高吸引力;内容上可适当增加幽默感或恐惧诉求的信息,内容呈现上可选择理性诉求或感性诉求、大众诉求或个人化诉求、单面或正反两面的意见、互动式或单项式传递、强调社会价值或个人利益等。信息内容确定后,还需要使用一些传播手段,将设计出来的信息内容呈现在特定场所以供传播。社会营销计划中应使用多种营销渠道相结合的方式,以便更好地推销社会营销产品。

(5)确定预算并寻找资金来源:任何营销策略的实施都要有资金的支持。社会营销工作者要列出整个社会营销计划的经费需求,确定预算,然后利用各种渠道进行筹资,争取获得更多的资金支持。

(6)研究与评价:研究与评价从计划启动之前就开始了,贯穿计划制订和实施的整个过程,社会营销管理者依据每个阶段的评估与检查结果决定是否将该计划推向下一阶段或是否对社会营销计划进行修改和完善。

社会营销是一种用于改变目标受众行为的有效工具和策略,在运用和开展解决复杂社会问题方面取得了良好成效,在公共卫生领域发挥了巨大的优势。

(三)生态学模型

物质环境和社会环境交互影响人的健康,生态学模型阐述了促进人类健康应当以对各种环境和个人因素间的相互动态作用的理解为基础。生态学模型从逻辑上把社会文化、政策和物质环境结合到健康促进项目之中,从而鼓励和支持个人做出健康的选择并坚持采取健康的行为。生态学模型的发展可以追溯到公共卫生和心理学两个领域,在两个领域的理论研究之上,逐渐形成了多种生态学模型。

1. 生态学的相关概念　主要介绍生态学、行为生态学和人类行为生态学概念。

Note:

（1）生态学（ecology）：是研究生物体及其周围环境相互关系的科学。在长期的进化过程中，生物的生存、活动、繁殖等活动逐渐形成了对周围环境的空间、物质与能量的需要。各种生物所需要的物质、能量以及所适应的理化条件是不同的。

（2）行为生态学（behavioral ecology）：是研究动物行为对环境的适应和环境变化对动物行为的影响。行为生态学的研究能使人们更深刻地理解行为的本质，包括行为的发生、发展以及与生态条件的关系等，以便更好地探究行为的本质和发生发展机制。

（3）人类行为生态学（ecology of human behavior）：是研究人类生态环境对行为决策、行为发生、发展的影响，以及这些行为反过来对人类生态环境产生的影响等。人们所处的社会环境不同，做出的行为反应和采取的生存方式也不相同，由此逐渐形成了不同的行为方式和行为习惯。这些行为反过来又会影响所处的社会环境，包括物理环境和社会文化环境的形成与构建，逐渐形成各具特色的社会物理环境与社会文化环境。

2. 健康行为生态学模型　20世纪后期，有多个学者相继提出了健康行为生态学模型，认为人的行为受生态环境多个层次交互作用的影响。

健康行为生态学模型一般把个体所处的生态学环境分为个体自身、人际、社会环境三个水平；也有除个体自身的生理、心理因素以外，把行为的环境因素分为微观生态环境因素和宏观生态环境因素等。宏观生态环境因素多指社会环境因素，包括社会文化环境、风俗习惯、法律、社会健康服务等因素；微观生态环境因素一般指个体所处的人际社会关系和生活环境，包括家庭成员、朋友、同学、同事、企事业单位、学校、家庭等因素。微观生态环境因素对个体健康行为形成的作用更为直接、具体，宏观生态环境因素较微观生态环境因素影响面更大，影响更持久、更深刻。宏观生态环境因素可通过微观生态环境因素起作用。

健康行为生态学模型的核心内容：①健康行为的发生发展受到多水平因素的影响，包括个体内部因素、社会文化因素、公共政策因素、物理环境因素。②这些因素和水平间存在相互联系，人的行为与环境是相互作用的。③健康教育干预活动在多水平实施干预取得的效果最佳。④多水平的行为干预活动需在多方面的人群中方易实施。

健康行为生态学模型强调人类个体存在于一定的社会生态环境之中并受其影响。个体发展基于个体与周围环境的互动，而环境可分为多个层次。个体所处的社会生态环境既影响个体的生存和健康成长，也影响个体行为的形成和发展，并且影响健康行为的各生态学因素之间也存在着交互关联。健康行为生态学模型为公共卫生护士提供了健康行为形成与发展的多水平影响因素以及各水平因素间交互关系的理论框架。健康行为生态学模型也能够指导公共卫生护士，以生态学理论观点开发综合性的健康行为干预模式，使影响健康行为的多水平因素以及各水平因素的相互关系都得以改善，从而使个体行为朝着有利于健康的方向发展。

三、健康管理模型

1. 健康管理的概念　健康管理指对个人或人群的健康危险因素进行全方位监测、分析、评估以及预测和预防的全面管理过程。健康管理是从环境、行为、生物遗传和医疗服务等方面，对影响身体健康的各种因素进行跟踪预测、对疾病进行早期预警，全方位地进行健康干预的前瞻性理念。公共卫生护士结合先进完善的医疗保健服务与网络信息技术手段，以各层次医疗机构为依托，为居民提供科学、系统及人性化的全方位健康服务，以此调动个人、家庭和社区的积极性，充分有效地利用有限的医疗资源来达到最大的健康改善效果，达到防止疾病发生、控制疾病发展、降低医疗费用、提高生命质量的目的。

2. 健康管理的模型　为进行有效的健康管理，满足对象人群的需求，我国学者黄奕祥博士构建了健康管理服务体系的概念性模型。

该模型指出健康管理从需求（消费）层面具有微观需求（个人健康管理）、中观需求（人群健康管

Note：

理)及宏观需求(人口健康管理)三层含义,从服务供给(生产)角度可有社区、企业(行业)或政府三种供给方式。服务提供方式的选择与对象人群的需求水平和需求层次密切相关。

该模型的核心部分是贯穿于三维健康(生理、心理、社会适应)的健康评估服务。模型中的健康评估,既包括健康信息采集与管理平台下健康风险的种类确定和风险大小评估,也包括健康保护因素的识别。健康评估起于顾客价值理论下的健康需求,通过制订健康方案和健康干预措施等健康管理策略,使得个人、企业(行业)或国家的健康资产得以保值或增值,使顾客最终形成由优质健康资产所带来的人力资本竞争优势。模型中的健康管理服务生产和消费体现了时间要素要求的连续性和符合约束条件下的成本最小化或收益最大化原则。

该模型体现了传统健康服务体制下五个方面的转变:一是由疾病为中心向健康为中心转变;二是由单维的生理健康为中心向生理健康、心理健康和社会适应能力良好三维并重转变;三是由健康的医疗卫生部门"负责制"向健康的卫生部门与社会共同"负责制"转变;四是从满足个人健康需求向服务特定群体、促进人口健康与公平转变;五是从健康消费观向健康投资观、实现健康资本竞争优势转变。

3. 健康管理的步骤

(1)收集服务对象的个人健康信息:包括一般情况(性别、年龄等);目前健康状况和疾病家族史;生活方式(膳食、体力活动、吸烟、饮酒等);体格检查(身高、体重、血压等);血、尿实验室检查结果(血脂、血糖等);特殊检查信息以及心理健康、社会适应等方面的个人健康信息,形成个人健康档案。

(2)进行健康及疾病风险性评估:根据收集的个人健康信息,对个人的健康状况及未来患病或死亡的危险性用数学模型进行量化评估。其主要目的是帮助个体综合认识健康风险,鼓励和帮助人们纠正不健康的行为和生活习惯,制订个性化的健康干预措施并对其效果进行评估。健康风险评估是一个广义的概念,包括简单的个体健康风险分级方法和复杂的群体健康风险评估模型。

(3)进行健康干预:在前两个步骤的基础上,以多种形式来帮助个人采取行动,纠正不良的生活方式和习惯,控制健康危险因素,实现个人健康管理计划的目标。健康管理过程中的健康干预是个性化的,即根据个体的健康危险因素,由健康管理师进行个体指导,设定个体目标,并动态追踪效果。例如,健康体重管理、糖尿病管理等,通过个人健康管理日记、参加专项健康维护课程及跟踪随访措施来达到健康改善效果。

(4)随访与监测:即对整个管理流程的质量控制。随访与监测贯穿于健康管理的整个过程,主要内容是检查健康管理计划的实施情况,并检查或监测主要危险因素的变化情况;将随访结果实时录入个人健康信息中,重新评估健康状况,动态监测干预效果并及时调整干预方案。

健康管理是一个长期的、连续不断的、周而复始的过程。在实施健康干预措施一定时间后,需要评价效果、调整计划和干预措施。只有周而复始,长期坚持,才能达到健康管理的预期效果。

四、公共卫生实践模型在公共卫生护理中的应用

公共卫生护理实践的第一要素是如何结合前面介绍的理论、模型进行项目的设计、实施与评价,从而保证对目标人群的干预具有针对性和有效性。

1. 护理评估 通过客观的科学方法收集与目标人群健康状况相关的资料,并对资料进行整理和分析,确定健康问题,找出导致这些问题的相关因素,以及与这些问题有关的组织机构、政策、资源现状,为护理诊断和计划提供参考。

2. 护理诊断 指对现存的或潜在的健康问题,以及与其相关原因的陈述。这些问题可通过护理干预措施改变,维护和促进健康。

3. 护理计划 是一种由多方合作、合理利用资源、体现优先顺序的行动方案,是公共卫生护士帮助护理对象达到预定目标所采取的具体方法。公共卫生护士经过合理评估、资料分析和整理、确立健康问题以及解决问题的优先顺序后,需要制订护理计划。

Note:

4. 护理措施　指建立护理计划以后,公共卫生护士根据计划的要求和具体措施开展护理实践活动。

5. 护理评价　主要评价实施公共卫生护理活动后的效果,将护理对象的实际状态与护理目标做比较,以确定达标的程度。评价并不意味着护理程序的终止,如果目标达到,说明通过护理措施解决了护理问题;如果目标未达到,则要进行原因分析,并重新评估,从而形成护理程序的新循环。因此,护理干预的有效性依赖于对健康的连续性评估,以及根据实际情况的变化对护理计划的不断修改和实施。

以"关爱健康,加强原发性高血压规范化管理"项目为例,介绍公共卫生实践模型在公共卫生护理中的应用方法。

案例:

2020 年某市某小区居民健康状况调查显示,原发性高血压患病率为 30.6%,脑卒中患病率为 3.4%,排名第一的死亡原因是心脑血管疾病。原发性高血压知晓率为 34.6%,规范服药率为 25.8%,控制率为 15.7%。

(1)护理评估

1)环境:该小区是一个老旧小区,政府进行了小区环境改造;该小区附近有一个大公园,小区内有个小花园,环境较好,适合老年人娱乐休闲;居住的小区楼道拥挤,堆积大量杂物,安全通道不畅,缺少消防设备;小区内有各种小杂货店、小餐馆、小菜场。

2)人群:该小区居民 6 300 余人,60 岁以上老年人数占 30.2%,多为退休老职工,文化程度普遍不高,有固定的退休工资,享受职工医保。

3)社会系统:该小区周围配套设施完备,但多散乱存在,且无统一管理;该小区有 1 个社区卫生服务站,以白天门诊服务为主,无夜间就医条件,且以医疗服务为主,公共卫生服务不足;该小区交通便利,有多路公交车经过,70 岁以上老年人乘车免费。

4)人群健康状况:该小区居民健康观念陈旧,认为"无病就是健康",保健意识淡薄,不愿意花时间接受健康指导;该小区居民成人原发性高血压患病率为 30.6%,脑卒中患病率为 3.4%,排名第一的死亡原因是心脑血管疾病。原发性高血压知晓率为 34.6%,规范服药率为 25.8%,控制率为 15.7%。

5)社会资源状况:小区居民人均年收入为 3 万~4 万元;小区每年为居民进行 1 次健康体检;小区内有 1 个社区卫生服务站,医生 1 人,社区护士 1 人;2km 内有一个社区卫生服务中心,全科医生 4 人,社区护士 4 人,公共卫生护士 2 人。

(2)护理诊断:原发性高血压患者并发脑卒中的可能性高　与小区居民原发性高血压保健知识缺乏、保健意识淡薄、健康观念陈旧、文化程度不高,小区公共卫生服务缺乏原发性高血压管理有关。

(3)护理计划

1)护理目标

短期目标:①3 个月内 90% 的原发性高血压患者知晓疾病的防治知识,认识到控制高血压的益处。②6 个月内 70% 的原发性高血压患者愿意积极采取综合措施控制高血压。③1 年内 60% 的原发性高血压患者能够规范化服药。

长期目标:5 年内小区原发性高血压患者的血压控制率达到 50% 以上。

2)制订护理计划

目标人群:原发性高血压患者、有原发性高血压家族史者、肥胖者、糖尿病患者、中老年人、患者家属。

干预策略:原发性高血压防控知识的系统教育;树立原发性高血压规范化防控的健康信念;加强社会支持,强化规范化服药行为;充分利用卫生资源,改善资源可及性。

干预措施:可在小区的小花园内搭建演讲台,或使用健康教育多媒体教室,通过专栏、展板、标语、咨询、讲座等形式,宣传原发性高血压防控知识与技能;通过广播、电视、发放宣传手册等进行健康传播;通过新媒体如互联网、手机等进行健康传播,使目标人群能够接受相关的健康知识教育。技能培训包括播放录像、示范和培训血压测量技能等。电话随访、社交平台互动可提供健康信息、提醒目标人群改变不利于血压控制的行为及规范化服药。

（4）护理措施

1）人员培训：培训全科医生、公共卫生护士。专职人员4人，2名全科医生和2名公共卫生护士，在项目负责人的领导下处理日常事务；兼职人员8人，为护理专业研究生，分别负责相关部门或专业的事务；志愿者60人，为护理专业本科生，负责发放宣传手册，个体化一对一健康教育，参与电话随访和社交平台互动。

原发性高血压干预项目实施人员，共接受培训2次（6学时），主要学习两方面的内容：一是原发性高血压的基本理论、防治知识与技能、规范化管理办法等；二是本项目的目的、内容、方法、措施、安排等。培训评价结果显示，培训率达到92%，业务骨干均参加了培训；对教师授课质量总满意率为95%；培训结束的闭卷考试成绩全部合格，平均93分。该结果达到了预定培训目标。

2）质量监控：方法包括记录与报告、召开例会、现场督导、审计等。

3）设备物件与宣传材料：使用社区卫生服务中心的健康教育多媒体教室、投影仪、检查设备等。根据目标人群的特点有针对性地制作、发放宣传材料，以传递健康信息。

（5）护理评价

1）过程评价：定期召开例会，负责人汇报实施情况，讨论解决方案。

2）效果评价：采用类实验研究，选择两个人口特征、文化、经济相类似的小区，分为实验组与对照组。对实验组进行干预，分别于不同时期进行评价。

干预前，对目标人群开展基线调查，包括原发性高血压防治知识、健康信念、服药依从性，进行问卷调查。

干预后，①知识：实验组原发性高血压防治知识得分有显著增加（$P<0.01$，实验组显著高于对照组。②信念：两组健康信念差异具有统计学意义（$P<0.01$），实验组得分高于对照组。③原发性高血压相关行为、服药依从性：实验组原发性高血压相关行为改变变化差异有统计学意义（$P<0.01$），实验组服药依从性与干预前相比有显著增加（$P<0.05$），实验组显著高于对照组。

综上所述，运用实践模型开展系统化公共卫生干预——"关爱健康，加强原发性高血压规范化管理"项目，提高了居民原发性高血压防治知识的水平，增强了健康信念，改变了不良行为，形成了服药依从性行为。

（张　利）

思 考 题

1．研究表明，大学生网络成瘾问题会影响大学生的正常人际交往和学习生活。根据行为转变阶段模型，设计针对大学生网络成瘾问题的干预过程及每个过程的具体内容。

2．根据格林模式，分析成年人吸烟行为的影响因素，并制订相应的控烟干预措施。

3．根据健康行为生态学模型，构建青少年饮食行为影响因素的生态学模型。

4．王先生，49岁，平时喜欢体育锻炼，注重保持身体健康，也很关注健康相关信息。他听说社区开展了健康管理，能够帮助个人控制疾病的危险因素，改善健康状况，很感兴趣，特地前来社区卫生服务中心咨询。请问：

（1）什么是健康管理？

（2）作为公共卫生护士，如何帮助社区居民做好健康管理？

URSING

第四章

流行病学在公共卫生护理中的应用

04章 数字内容

── 学 习 目 标 ──

知识目标：

1. 掌握现况研究、筛检、病例对照研究、队列研究、现场试验和社区试验在公共卫生护理中的应用。

2. 熟悉生态学研究和临床试验在公共卫生护理中的应用。

3. 了解各种流行病学研究方法的设计与实施步骤。

能力目标：

1. 能根据流行病学研究方法对现象进行解释。

2. 能将流行病学研究方法应用于公共卫生护理实践。

素质目标：

具有严谨科学的职业精神。

─────────── 导入情境与思考 ───────────

　　结核病是全球的主要公共卫生问题。不规律服药易引起结核病复发或导致治疗失败,增加结核病发病率和死亡率。为评估中国东部某省肺结核患者的治疗依从性,并探讨影响抗结核治疗依从性的因素,某学者进行了以下研究:

　　研究方法:在全省随机抽取8个县,每个县随机抽取符合条件的肺结核患者42～45例,共计339例,收集其一般信息、结核病防治知识、结核病信息获取等信息。

　　研究结果:肺结核患者治疗不依从率达33.63%,治疗依从性不高。离婚和丧偶患者的治疗依从性显著低于已婚或未婚患者,患者家庭收入水平、结核病相关知识知晓率以及医护人员访视情况与治疗依从率均成显著正相关。

　　请思考:

　　1. 该研究运用了哪种流行病学研究方法?

　　2. 该研究方法在公共卫生护理中发挥何种作用?

　　3. 结合该案例,作为一名公共卫生护士,可以提出哪些护理对策?

　　随着新发传染病的不断出现,越来越多公共卫生问题受到人们的关注,流行病学在公共卫生护理领域中的应用也逐渐得到重视。流行病学是从群体水平研究疾病与健康状况的分布及其影响因素的医学学科,既是公共卫生与预防医学的核心学科,也是现代医学重要的方法学学科。在整个公共卫生与预防医学体系中,公共卫生护士是最基层、最前线、最接近民众且最了解民众健康需求的主要照护者和管理者,因此公共卫生护士若能在护理工作中充分利用流行病学的知识和方法,将更有利于其发挥促进和维护公众健康的作用,提高群体健康水平。本章主要介绍流行病学研究方法在公共卫生护理中的应用,通过学习本章内容,有助于学生更好地了解流行病学在公共卫生护理领域中的作用。

第一节　描述性研究

　　根据研究因素是否有人为干预,流行病学研究方法可分为观察性研究和实验性研究两大类,其中观察性研究根据是否事先设立对照组又分为描述性研究和分析性研究两种。

　　描述性研究是公共卫生护理进行危险因素评估和诊断最常用的流行病学研究方法,主要包括现况研究、筛检和生态学研究。公共卫生护士可利用描述性研究评估人群的健康需求,了解主要的健康问题,进而拟定促进全民健康的卫生保健计划,达到预防疾病和促进健康的目的。

一、现况研究

　　现况研究在疾病患病率和健康状况调查,以及人群、地区等分布特征研究中应用最为广泛,也是进一步开展分析性研究的基础。

　　(一)概述

　　现况研究指特定时点(或期间)内对特定范围内人群中的疾病或健康状况和有关因素进行调查分析。由于现况研究收集的是某特定的时间断面的资料,且调查的指标主要是患病率,因此又称为横断面研究(cross-sectional study)或患病率研究(prevalence study)。根据涉及研究对象的范围,现况研究可分为普查和抽样调查。

　　(二)现况研究在公共卫生护理中的应用

　　1. 了解人群疾病或健康状况的分布　通过计算患病率、感染率等指标,描述人群疾病或健康状态的分布,为卫生保健需求和规划提供科学依据。

　　2. 分析疾病或健康的影响因素　通过研究对象特征以及行为、心理、环境等因素来分析与疾病

Note:

或健康状态相关的影响因素,为病因预防或确定高危人群提供线索。

3. 为制订干预措施提供依据 通过比较分析导致疾病或健康状态分布差异的可能原因,为政府部门及相关服务机构制订健康促进计划提供参考依据。

4. 评价公共卫生护理服务的防治效果 通过在不同时点(或期间)重复开展现况研究,对不同阶段患病率、感染率等指标的差异进行比较,评价公共卫生护理服务防制策略及措施的效果。

（三）现况研究在公共卫生护理中应用的实例

随着我国信息化进程的加速,人们对疾病的早期预防和健康全过程愈发关注,智能化监测系统在健康中的作用被逐步挖掘。2019 年我国学者基于自主研发的智能健康监测系统,对我国 26 个省份、377 个社区的 4 311 例社区居民开展健康行为与身心健康状况的调查,分析社区居民健康的影响因素,以期为社区居民制订科学的健康干预措施提供建议。

1. 研究目的 旨在调查社区居民健康状况,分析影响健康的相关因素,获得全国慢性病患病率资料。

2. 研究类型 由于慢性病为常见病且种类多,因此选用现况研究中的抽样调查。在不影响调查结果的前提下,抽样调查较普查可节省时间、人力和物力。

3. 研究对象 2019 年 4～5 月,采用方便抽样选择我国 26 个省份、377 个社区符合纳入标准和排除标准的成年人,共计 4 311 例。

4. 研究内容和资料收集

（1）研究内容:主要针对社区居民开展健康行为与身心健康状况的调查。

（2）资料收集:通过智能健康监测系统获取研究对象的健康数据,包括一般特征、健康行为及健康状况、广泛性焦虑障碍量表和抑郁症筛查量表测评结果。

5. 资料整理与分析 分类变量和等级变量的统计描述采用例数(构成比),单因素分析分类变量的比较采用 χ^2 检验,两组等级变量的比较采用秩和检验,多因素分析应用二元 logistic 回归分析。$P < 0.05$ 表示差异具有统计学意义。

6. 研究结果 研究对象年龄为(29.25±11.88)岁,慢性病患病率为 13.8%。存在焦虑症状者有 1 480 例(34.3%),存在抑郁症状者有 1 620 例(37.6%)。吸烟率、饮酒率分别为 12.2%、32.3%。年龄、文化程度、已婚、饮食规律性、上午加餐情况、以肉食为主、饮食偏咸、其他特殊饮食、饮酒频率、是否剧烈运动、焦虑程度、抑郁程度是慢性病患病情况的影响因素。

7. 研究结论 社区居民健康状况良好,普遍存在焦虑、抑郁症状,须重视心理健康。老年、已婚、进餐不规律、以肉食为主、饮食偏咸、其他特殊饮食、经常饮酒、无剧烈运动、抑郁和焦虑的社区居民易患慢性病,建议参考慢性病影响因素制订社区居民健康促进措施。

根据研究结果,提出以下公共卫生护理措施:①应关注居民的心理健康,并给予有针对性的心理干预措施。②根据调查结果,有针对性地开展慢性病危险因素的综合干预措施,提升居民的整体健康水平。③建议政府及公共卫生部门利用"互联网＋"模式建立居民健康状况数据库,推进护理信息化健康管理模式建设。

二、筛检

筛检是医疗机构和研究人员运用快速检验手段,主动地从人群中发现无症状患者的措施,以便达到早期发现、早期诊断和早期治疗的目的。所筛检的疾病或状态一般为该地区当前重大的公共卫生问题。筛检作为描述性研究的一种方法,也是防制慢性病、保障人群健康的重要公共卫生措施之一。

（一）概述

筛检又称筛查,是运用快速、简便的试验、检查或其他方法,将未察觉或未诊断疾病的人群中可能患病或存在缺陷,但表面健康的个体,同可能无病者相鉴别的一系列医疗卫生服务措施。随着医学技术的进步,不断涌现出新的筛检方法。新的筛检方法能否替代目前的"金标准",用于疾病或健康的评估和诊断中,需要通过筛检试验对其进行评价。筛检试验指筛检所运用的各种方法,包括常规体格检查、问卷调查、物理学检查、实验室检查等。

(二)筛检在公共卫生护理中的应用

1. 实现二级预防 通过筛检可早期发现患者可能存在的护理问题,及早做出护理诊断,尽早给予护理措施以提高疾病的治愈率,预防和延缓并发症的发生和发展,实现疾病的二级预防。

2. 发现高危人群 通过筛检有助于发现某些疾病的高危人群,针对危险因素采取防护措施,以降低疾病的发生风险,实现疾病的一级预防。例如,筛检高血压预防脑卒中,筛检肥胖儿预防成人期心血管疾病等。

3. 指导合理分配有限的卫生资源 通过筛检有助于在孕产妇人群中识别高危孕产妇,将孕产妇高危筛检和转诊系统相结合。这种管理方式既合理分配了卫生资源,又降低了产妇死亡率。

(三)筛检在公共卫生护理中应用的实例

2019 年,亚洲肌少症工作组共识指出,在公共卫生服务机构,医护人员可仅通过测量小腿围,为老年人进行肌少症初步筛查,从而实现肌少症的早期干预。2021 年,我国学者以亚洲肌少症工作组 2019 年推荐的肌少症诊断标准为参考标准,评价小腿围测量在社区老年人肌少症筛查中的准确性。

1. 研究目的 评价小腿围测量在中国社区老年人肌少症筛查中的准确性,为医护工作者早期识别老年肌少症患者提供参考。

2. 研究对象 2019 年 6～9 月,采用简单随机抽样的方法在我国某市各区选择符合纳入标准和排除标准的社区老年人,共计 193 例。

3. 研究内容及资料收集 采用调查表和实验仪器检测相结合的方法,收集患者的一般情况、身高、体重和小腿围测量数值;采用生物电阻抗人体成分分析仪测定老年人肌肉质量;手持式电子测力仪测定老年人的手握力;六分钟步行试验评估老年人身体活动能力。

4. 资料整理与分析 对于服从正态分布的连续变量,以均值 ± 标准差描述。两组连续变量间的比较采用 t 检验,分类变量的比较采用 χ^2 检验。使用受试者操作特征曲线(receiver operator characteristic curve,ROC curve)及 ROC 曲线下面积(area under the curve,AUC)及其 95% 可信区间(confidence interval,CI)评价小腿围测量用于肌少症筛查的准确性。

5. 研究结果 以亚洲肌少症工作组 2019 年推荐的肌少症诊断标准为参考标准,小腿围测量的 AUC 为 0.837(95%CI:0.772～0.902),灵敏度为 89.1%,特异度为 78.2%;其中男性小腿围的 AUC 为 0.884(95%CI:0.819～0.948),女性小腿围 AUC 为 0.902(95%CI:0.838～0.966)。

6. 研究结论 小腿围测量在社区老年人肌少症筛查中具有较高的筛检价值。

根据研究结果,提出以下公共卫生护理建议:鉴于小腿围作为客观测量数据,测量简便安全,护理人员可迅速掌握,易于老年人配合,且小腿围测量在社区老年人肌少症筛查中具有较高的筛检价值。因此,建议公共卫生护士可使用小腿围测量为社区老年人进行肌少症初步筛查,尽早对肌少症高危老年人群开展早期干预,延缓或阻止肌少症相关不良结局的产生。

三、生态学研究

生态学研究(ecological study)是基于群体信息,而不是个体水平的一种流行病学研究方法。由于无法得知个体水平的暴露和疾病的关系,因此生态学研究只是初步探索病因的一种描述性研究方法,是一种粗线条的研究。

(一)概述

生态学研究又称相关性研究,是以群体为基本单位,收集和分析资料,在群体的水平上描述不同人群中某因素的暴露状况与某种疾病的频率,从而分析该暴露因素与疾病之间的关系。例如,通过该地区人群的气象、空气污染等资料,分析气象因素或空气污染与某种疾病发病的关系。

（二）生态学研究在公共卫生护理中的应用

1. 为病因预防提供线索　通过对人群中某种疾病或健康状况的频率与某因素暴露状态的研究，有助于公共卫生护士了解环境因素或生活习惯与人群疾病或健康状态的关系，从而为病因预防提供线索。

2. 评价人群干预措施的效果　当干预措施（如健康教育、健康促进等）是在人群整体水平上进行时，更适用生态学研究进行干预措施的效果评价。例如，在人群中推广低钠饮食，然后比较推广前后人均钠盐摄入水平的变化与人均血压值的变化趋势，以评价低钠饮食干预的效果。

3. 为制订对策和措施提供依据　在疾病监测工作中，公共卫生护士可利用生态学研究估计某种疾病或健康状况的流行趋势，从而为制订疾病预防与健康促进的对策和措施提供依据。

（三）生态学研究在公共卫生护理中应用的实例

为探讨某地区气象因素对该地区急性心肌梗死发病的影响，我国学者通过生态学研究调查了某市 3 家医院 1 年内不同气象条件下急性心肌梗死发病的情况，旨在为急性心肌梗死的防治与护理工作提供依据。

1. 研究目的　探讨某地区气象因素对急性心肌梗死发病的影响。

2. 研究对象　1992 年 1 月至 1994 年 12 月在该市第一、第二、第五人民医院的急性心肌梗死住院患者，共计 297 例。

3. 研究内容及资料收集　由该市气象局提供 1992 年 1 月至 1994 年 12 月各月及患者发病日的平均气温、气压、相对湿度等气象资料。

4. 资料整理与分析　采用急性心肌梗死发病日的气象因素分段处理，求得理论值后进行相关与回归分析。

5. 研究结果　急性心肌梗死多在 0：00 至 12：00 发病；急性心肌梗死发病与月平均湿度显著相关；急性心肌梗死发病日与气温成曲线相关，与气压成负相关，与相对湿度成正相关，提示该市急性心肌梗死的发病人数在夏季平均气温 20℃以上、平均气压 1 010mbar 以下、相对湿度 70% 以上的条件下明显增高。

6. 研究结论　该市急性心肌梗死的发病人数以高温、高湿、低压的夏季最高，其次是寒冷的冬季。

根据研究结果，提出以下公共卫生护理措施：①在高温、寒冷的环境下建议患者减少户外活动时间，调节室内温度，以 15～20℃为宜，减少自身对温度调节的能量消耗，从而降低急性心肌梗死的发病率和病死率。②顺应四时气候变化，不同季节采取不同的护理措施，避免因气象因素的影响而导致急性心肌梗死的发生。③在气温变化明显、气压过低、湿度过大时，采取相应防护措施。④ 0：00 至 12：00 期间，加强对患者的观察及护理。

第二节　分析性研究

分析性研究是公共卫生护理进行危险因素检验或验证的常用流行病学研究方法，包括病例对照研究和队列研究。公共卫生护士可利用分析性研究，研究人类疾病或健康状况的影响因素以及发展规律，促进疾病预防和健康促进。

一、病例对照研究

病例对照研究（case-control study）是最常用的一种分析流行病学研究方法，也是识别罕见疾病相关因素唯一可行的研究手段，在疾病危险因素的筛选和健康状态影响因素的研究中发挥着越来越重要的作用。

（一）概述

病例对照研究是按照有无所研究的疾病或某种卫生事件，将研究对象分为病例组和对照组，分

Note:

别追溯其既往所研究因素的暴露情况,并进行比较,以推测疾病与因素之间有无关联及关联强度大小的一种观察性研究。其优点在于研究周期短、易于实施、节省人力和物力。缺点是该方法不能直接计算发病率或死亡率,不适用于暴露比例很低的因素;获得的数据信息可能出现选择偏倚、回忆偏倚和调查偏倚等,最终影响研究结果的真实性。

（二）病例对照研究在公共卫生护理中的应用

1. 探索疾病发生的危险因素 最常用于疾病危险因素的研究,尤其是潜伏期长或罕见的疾病。

2. 探索健康相关事件发生的影响因素 可采用病例对照研究对健康相关事件或公共卫生问题的影响因素进行研究,如老年人生活质量、大中小学生问题行为、肥胖与超重、睡眠等相关因素的研究,为公共卫生护士制订相应卫生决策提供依据。

3. 探索影响疾病预后的因素 同一疾病的预后会有不同,按照有无发生某种预后结局,分为病例组和对照组进行病例对照研究,通过对比分析发现影响该疾病预后的主要因素,从而指导护理工作。

4. 探索影响护理措施效果的因素 同样的护理干预措施对同一疾病或健康状态的作用会有不同,按照有效和无效分为病例组和对照组进行病例对照研究,有助于公共卫生护士分析不同效果的影响因素。

5. 评价筛检试验的效果 如采用病例对照研究对谵妄、睡眠障碍、衰弱、吞咽障碍等的筛查方法进行科学评价。

（三）病例对照研究在公共卫生护理中应用的实例

《中国妇幼健康事业发展报告（2019）》显示,2018年我国产妇剖宫产率为36.7%,远超过 WHO 规定的15.0%。已有研究表明,心理因素可能是剖宫产率升高的影响因素。为改善产妇分娩结局,降低剖宫产率,我国学者采用病例对照研究探索孕早期和孕晚期焦虑状态对产妇分娩方式的影响。

1. 研究目的 探索孕早期和孕晚期焦虑状态对产妇分娩方式的影响,旨在改善产妇分娩结局。

2. 研究对象 选取2017年11月至2019年6月某市某妇产科医院建档的孕产妇,共计9 878名,其中焦虑组447名,非焦虑组9 431名。通过倾向评分匹配,采用1∶1配对设计,最终纳入孕早期孕妇焦虑组（病例组）-非焦虑组（对照组）447对,孕晚期孕妇焦虑组（病例组）-非焦虑组（对照组）53对。

> ### 知 识 链 接
>
> #### 倾向评分匹配
>
> 倾向评分（propensity score, PS）的概念由 Rubin 和 Rosenbaum 在1983年首次提出,指在混杂因素存在条件下,研究对象进入处理组的条件概率。倾向评分匹配（propensity score matching, PSM）是基于 PS 将处理组和对照组个体进行匹配,通过计算两组的平均处理效应来表示结局差异。PS 在随机试验中是已知的,但在非随机对照研究中未知。目前用于估计倾向性评分的方法有 logistic 回归、probit 回归分类与回归树等机器方法。PSM 有两个应用条件:①条件独立性。②组间评分分布具有足够大的重叠区域。
>
> 分析非随机对照研究的数据过程中,最大的问题是混杂因素。PSM 可有效降低混杂效应,均衡处理组和对照组之间的差异,从而利用非随机分组数据来估测处理因素和结局的关系,研究处理效应。近年来,PSM 方法以其易于理解、研究步骤标准化程度高等优点而备受关注,已成为非随机化研究中控制偏倚的新方法。但并非任何非随机对照研究都可以使用 PSM,如在样本量比较小的情况下,该方法无法解决协变量实质性失衡的问题。

3. 研究内容及资料收集 通过调查和提取医院信息系统中信息相结合的方法,采用统一方式收集孕产妇的一般资料、广泛性焦虑障碍量表得分以及分娩结局。

4. 资料整理与分析 对于正态分布的连续变量,采用均数 ± 标准差描述;分类变量用频数、百分比描述,组间比较采用 χ^2 检验、Fisher 确切概率法或连续校正 χ^2 检验。$P<0.05$ 为差异具有统计学意义。

5. 研究结果　孕早期孕妇焦虑组与非焦虑组间分娩方式比较,差异无统计学意义($\chi^2=1.620$,$P=0.203$);孕晚期孕妇焦虑组与非焦虑组间分娩方式比较,差异具有统计学意义($\chi^2=4.330$,$P=0.037$),焦虑组孕妇倾向于选择剖宫产。

6. 研究结论　孕早期焦虑对是否选择剖宫产无影响,而孕晚期焦虑可能会导致产妇选择剖宫产,可通过降低孕晚期焦虑来降低产妇剖宫产率,从而改善产妇分娩结局。

根据研究结果,建议公共卫生护士应重点关注孕晚期孕妇的心理状态及其对各种分娩问题的担心,有针对性地进行分娩知识宣教,让其充分了解分娩的全过程及应对方式,消除或减轻产前焦虑心理,提高应对分娩的应激能力以适应分娩。

二、队列研究

队列研究(cohort study)也称为前瞻性研究(prospective study)、随访研究(follow-up study)或纵向研究(longitudinal study)等,其检验和验证病因或危险因素的能力较强,在公共卫生及相关领域已成为一种重要的分析性研究方法。

(一)概述

队列研究是将人群按是否暴露于某可疑因素及其暴露程度分为不同组,追踪各组的结局,比较不同组之间结局频率的差异,从而判断暴露因素与结局之间有无因果关联及关联大小的一种观察性研究方法。它是一种由"因"及"果"的观察性研究方法。其优点在于暴露资料较为真实可靠,可计算发病率或死亡率,检验病因假设的能力较强;缺点是不适于发病率很低的疾病的病因研究,且容易造成失访偏倚,耗费较多人力、物力、财力和时间,实施难度大。

知 识 链 接

中国队列共享平台

中国队列共享平台(China Cohort Consortium, CCC)项目于 2017 年 10 月 13 日正式启动,由北京大学公共卫生学院牵头,联合北京大学健康医疗大数据国家研究院和中华流行病学杂志共同搭建。截至 2021 年 7 月,中国队列共享平台已经纳入 66 个共享队列,如李立明教授牵头的中国 512 891 人慢性病前瞻性队列、48 517 对双生子队列等,涵盖了慢性病、职业病、妇幼健康、老龄健康等多个研究领域。

(二)队列研究在公共卫生护理中的应用

1. 检验疾病预后或健康促进的影响因素　由于队列研究是由"因"及"果"的分析性研究,能确定暴露与疾病或健康状况的因果关系,因此检验疾病预后或健康促进的影响因素是队列研究在公共卫生护理中的主要用途。

2. 评估预防措施效果　有些暴露有预防某种结局发生的效应,即具有预防效果。例如,戒烟可减少吸烟者肺癌发生的危险,此时戒烟作为队列研究的暴露因素即为预防措施。

3. 研究疾病的自然史　队列研究不但可了解个体疾病的自然史,而且可全面了解疾病在人群中的发生发展过程,同时可观察到各种自然因素和社会因素对疾病进程的影响。

(三)队列研究在公共卫生护理中应用的实例

为探讨 2 型糖尿病患者群中睡眠时间和全死因死亡风险的关联,我国学者利用某省近 2 万名 2 型糖尿病患者的前瞻性随访资料,开展了一项睡眠时间和 2 型糖尿病患者死亡风险的前瞻性队列研究。

1. 研究目的　探讨 2 型糖尿病患者群中睡眠时间和全死因死亡风险的关联。

2. 研究因素　以睡眠时间作为暴露因素。

3. 研究结局　死因分类采用国际疾病分类第 10 版（ICD-10）。研究的终点为全死因死亡（A00～Z99）。

4. 研究现场和人群　2013 年 12 月至 2014 年 1 月，通过整群随机抽样的方法抽取某省 44 个乡镇 / 街道中登记并纳入国家基本公共卫生服务管理的 2 型糖尿病患者为研究对象。在 29 705 名糖尿病患者中，共筛选出 17 452 名 2 型糖尿病患者纳入分析。

5. 资料收集与随访　通过询问调查、体格测量和实验室检查进行资料收集。询问调查统一采用该省疾病预防控制中心设计的调查问卷，包括社会人口学信息、健康相关行为、疾病史等内容。体格测量主要包括身高、体重、腰围、血压等。实验室检查主要包括空腹血糖、糖化血红蛋白、总胆固醇、甘油三酯等生化指标。死亡信息收集主要通过该省居民死因监测系统获取。随访时间截至 2018 年 6 月 30 日。

6. 资料整理与分析　服从正态分布的连续变量采用均数 ± 标准差表示，多组间差异比较采用方差分析；非正态分布的连续变量采用中位数（四分位数间距）表示，组间差异比较采用秩和检验；分类资料采用频数、构成比表示，组间差异比较采用 χ^2 检验。使用 Cox 比例风险回归模型分析不同睡眠时间长度和 2 型糖尿病患者死亡风险的风险比（hazard ratio，HR）及其 95%CI，并按照性别、年龄、生活方式因素进行分层分析。

7. 研究结果　研究人群累计随访 67 912 人年，平均随访 4 年，随访期间糖尿病患者死亡 1 057人。以睡眠时间 7h/d 为参照，调整混杂因素后，睡眠时间≤6h/d、8h/d、9h/d 和≥10h/d 发生死亡的相对危险度（relative risk，RR）（95%CI）分别为 1.14（0.94～1.37）、1.10（0.91～1.32）、1.33（1.05～1.70）和1.52（1.24～1.87）。分层分析显示结果和全人群结果相似，睡眠时间过长与糖尿病患者死亡风险间关联有统计学意义但未见睡眠时间不足与糖尿病患者死亡风险间关联有统计学意义。

8. 研究结论　睡眠时间过长可增加 2 型糖尿病患者死亡风险。

第三节　实验性研究

实验性研究（experimental study）又称干预试验（interventional trial），主要用于评价各种干预措施的效果。根据研究目的和研究对象的不同，实验性研究可分为临床试验、现场试验和社区试验三类。

一、临床试验

临床试验属于干预性研究，是在医院或其他医疗照护环境下进行的试验。临床试验是以患者为研究对象，比较某种干预措施与对照措施所显示的效果及临床价值的一种前瞻性研究。

（一）概述

临床试验强调以患者个体为单位进行试验分组和施加干预措施，患者可以是住院和未住院的患者，遵循随机、对照和盲法的原则，评价某种疾病疗法或某种干预措施的效果。

（二）临床试验在公共卫生护理中的应用

1. 验证疾病的危险因素　如通过评估戒烟对预防肺癌发病的效果来验证吸烟是导致肺癌发病的危险因素。由于临床试验是前瞻性研究，因此验证疾病危险因素的能力较强。

2. 评价护理干预措施的效果　如利用临床试验评价延续性护理对改善患者生活质量的作用。

（三）临床试验在公共卫生护理中应用的实例

2020 年我国学者在代谢综合征患者中开展了一项以护士为主导的生活方式干预的随机对照试验（临床试验）。

1. 研究目的　探讨护士主导的生活方式干预对代谢综合征患者的心血管疾病风险、自我效能感和健康促进行为的影响。

2. 研究设计 单中心随机对照试验。

3. 研究现场 某市某医院。

4. 研究对象 共纳入符合国际糖尿病联盟代谢综合征诊断的 173 例患者。

5. 干预措施和随机分配 使用随机序列发生器,按照 1∶1 将参与者随机分配至干预组和对照组。干预组中的生活方式干预遵循健康促进模式和框架,包括 3 个月内的一次面对面教育(30~40min)、一本教育小册子和 6 次电话随访(每两周 1 次,每次电话 20~30min)。对照组给予医院的常规护理。

6. 随访监测期 3 个月。

7. 结局指标 分别在基线和 3 个月计算弗雷明汉风险评分,衡量患者的心血管疾病风险;分别在基线、1 个月和 3 个月采用健康行为能力自评量表和健康促进生活方式量表Ⅱ测量患者自我效能感和健康促进行为。

8. 资料整理与分析 使用意向性治疗分析数据进行分析,采用广义估计方程模型来检验生活方式干预方案的效果。$P<0.05$ 为差异具有统计学意义。

9. 研究结果 与对照组相比,干预组可明显降低代谢综合征患者的心血管疾病风险,但没有显著的组间时间效应;在 1 个月,自我效能感的营养维度、健康促进行为的压力维度和总分均有显著改善;在 3 个月,自我效能总分和各维度以及健康促进行为总分和各维度均有显著改善。

10. 研究结论 以护士为主导的生活方式干预可有效改善代谢综合征患者的自我效能感和健康促进行为。护士可将生活方式干预应用到代谢综合征患者的日常护理中。

二、现场试验和社区试验

现场试验和社区试验是公共卫生护理常用的实验性研究方法。其与临床试验最大的区别在于研究现场主要是在工厂、学校、乡村或街道等地,而不是医疗机构;属于预防性试验。

(一)概述

现场试验主要研究对象为未患病的健康人或高危人群中的个体,并且必须到"现场"(如工厂、学校、乡村或街道等)进行调查,因此也称为人群预防试验(prevention trial)。与临床试验一样,现场试验中接受处理或某种预防措施的单位是个人,而不是群体或亚人群。

社区试验又叫社区干预项目(community intervention program,CIP),是把社区人群作为整体进行试验观察,常用于考核或评价某种预防措施或方法在整体人群水平上的效果。

社区试验与现场试验的根本区别是,现场试验的抽样单位和接受干预措施的单位是个体,而社区试验的单位是一个整体。整体可以是一个社区或某一人群的各个亚人群,如某学校的班级、某工厂的车间或某城市的街道等。临床试验、现场试验、社区试验的区别与联系见表 4-1。

表 4-1 临床试验、现场试验、社区试验的区别与联系

	临床试验	现场试验	社区试验
实施场所	医疗机构	社区 / 现场	社区 / 现场
研究对象	患者	正常人	正常人
分组单位	个体	个体	群体
干预措施	治疗措施	预防措施	预防措施

(二)现场试验和社区试验在公共卫生护理中的应用

1. 评价护理措施预防疾病或促进健康的效果。

2. 评价卫生服务措施质量。

3. 评价公共卫生策略。

（三）现场试验在公共卫生护理中应用的实例

2021 年我国学者联合美国加州大学洛杉矶分校研究人员在中老年人群中开展了一项随机对照试验（现场试验），探究太极拳与常规运动对中老年人中心性肥胖的影响。研究设计流程图见图 4-1。

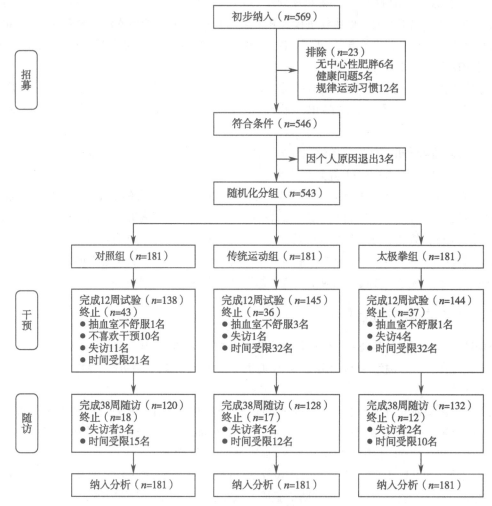

图 4-1 现场试验研究设计流程图

1. **研究目的** 评价太极拳治疗中老年人中心性肥胖的疗效。
2. **研究设计** 随机对照单盲单中心试验。
3. **研究现场** 香港某高校研究点。
4. **研究对象** 共纳入 543 名 50 岁及以上中心性肥胖（男性腰围≥90cm，女性腰围≥80cm）的中国中老年人。
5. **干预措施和随机分配** 使用随机序列发生器，将 543 名患者按 1：1：1 的比例随机分为对照组、传统运动组和太极拳组。对照组不接受任何额外的干预措施；传统运动组接受每周 3 次 1h 的有氧加无氧训练，持续 12 周；太极拳组接受每周 3 次 1h 的二十四式杨氏太极拳训练，持续 12 周。
6. **随访监测期** 38 周。
7. **结局指标** 主要结局指标为腰围；次要结局指标包括体重指数（body mass index，BMI）、高密度脂蛋白胆固醇水平、甘油三酯水平、空腹血糖、收缩压和舒张压。被实施盲法的研究人员在基线、第 12 周和第 38 周对结果进行评估。
8. **资料整理与分析** 使用意向性治疗分析对数据进行分析。重复测量数据间的组间比较采用加权的广义估计方程，采用 Holm 方法控制多重比较间的第一类错误。$P < 0.05$ 为差异具有统计学意义。

Note:

9. 研究结果　在第 12 周和第 38 周，与对照组相比，传统运动组和太极拳组的腰围均明显降低；同传统运动组相比，在第 12 周，太极拳组的腰围明显降低，但在第 38 周，腰围变化差异无统计学意义。在第 12 周，与对照组相比，传统运动组和太极拳组的平均体重和 BMI 降低、高密度脂蛋白胆固醇水平和甘油三酯水平都有所改善。在第 38 周，与对照组相比，传统运动组和太极拳组的平均体重和 BMI 降低、甘油三酯水平有所改善，而高密度脂蛋白胆固醇水平只在太极拳组有明显改善。

10. 研究结论　太极拳是减少 50 岁及以上中心性肥胖中老年人腰围的有效方法。

（四）社区试验在公共卫生护理中应用的实例

2015 年我国学者采用以学校为单位的整群随机对照试验（社区试验），评估增加户外时间在预防中国儿童近视发生中的效应。研究设计流程图见图 4-2。

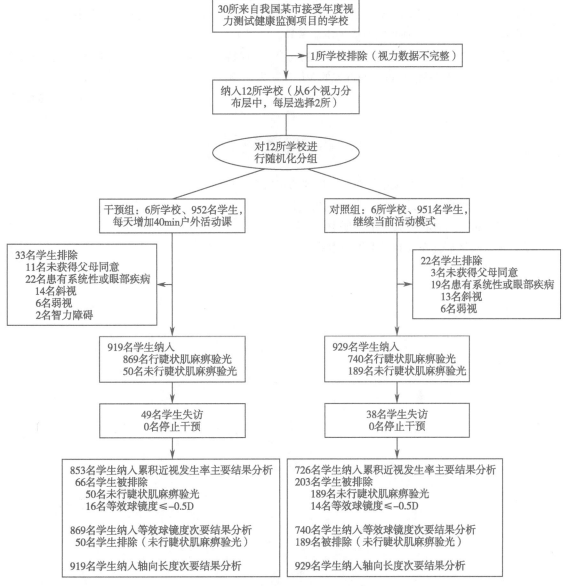

图 4-2　社区试验研究设计流程图

1. **研究目的**　评估增加在学校期间户外时间对预防近视的效应。
2. **研究设计**　整群随机对照多中心试验。
3. **研究现场**　某市 12 所小学。
4. **研究对象**　共纳入该市 12 所小学一年级在读学生（6～7 岁）1 903 名。

Note:

5. **干预措施和随机分配** 采用整群随机分组,将 12 所学校分为干预组和对照组。干预组(6 所学校、952 名学生)每天增加 40min 户外活动课,家长鼓励儿童放学后进行户外活动,尤其是周末和假期;对照组(6 所学校、951 名学生)保持原先的活动模式。

6. **随访监测期** 3 年。

7. **结局指标** 主要结局指标为基线水平不近视学生的近视的 3 年累积发病率。次要结局指标包括所有研究纳入学生的等效球镜屈光度和眼轴长度的变化。

8. **资料整理与分析** 使用混合线性模型和意向性治疗分析来自右眼的数据进行分析。主要结局指标 P 值基于单侧检验,即 $P < 0.025$ 为差异具有统计学意义,其他指标 P 值都基于双侧检验,即 $P < 0.05$ 为差异具有统计学意义。

9. **研究结果** 干预组和对照组儿童近视累积发病率分别为 30.4%(259/853)和 39.5%(287/726),3 年近视发病率绝对值下降 9.1%(4.1%~14.1%)。此外,干预组和对照组儿童等效球镜屈光度 3 年变化值也存在明显差异,眼轴长度改变无明显差异。

10. **研究结论** 对于该市年龄约为 6 岁的儿童,与保持常规活动模式的儿童相比较,在学校期间每天添加 40min 的户外活动可降低近视的 3 年累积发病率。

(吴国翠)

思 考 题

---

1. 试述流行病学研究方法对公共卫生护理的重要性。
2. 试述描述性研究在公共卫生护理中的应用。
3. 试述分析性研究在公共卫生护理中的应用。
4. 试述实验性研究在公共卫生护理中的应用。

URSING

第五章

公共卫生的影响因素

05章 数字内容

学 习 目 标

知识目标：

1. 掌握影响公共卫生的主要因素及表现方式。

2. 熟悉研究公共卫生主要影响因素的重要意义。

3. 了解如何参与公共卫生的干预措施和政策制定。

能力目标：

1. 能利用本章的理论解析生活中公共卫生事件发生的原因及影响。

2. 能根据本章的理论解析公共卫生护理中遇到的问题并提出对策。

素质目标：

在公共卫生护理中树立大卫生观念。

某社区卫生服务中心的护理人员小李整理社区内居民健康档案时发现，社区内独居老人部分存在体型消瘦、频繁生病的现象，而多数中年人普遍患有高血压、糖尿病等疾病，寒、暑假期间，社区内儿童经常结伴去社区旁的湖边草坪踢球、玩耍。

请思考：

1. 该社区目前主要存在的公共卫生问题是什么？哪些因素可能影响这些问题的产生？

2. 从公共卫生护理的角度，护理人员小李应如何改善这些问题？

公共卫生的发展不仅是社会进步的强大保障，其价值也体现在为每个公民的健康和长寿提供必要的条件。公共卫生主要受疾病暴发和流行（传染性、非传染性疾病和伤害）、影响人群健康的因素（经济、文化、行为、环境等）、生物遗传因素以及卫生服务因素等的综合影响。研究公共卫生的影响因素对于预防与治疗疾病、提高生命质量、维护与促进全生命周期健康具有重要意义，对于护理工作的整体提升也有显著的支持作用。本章将从经济、文化、行为、生物、环境、卫生服务等视角介绍影响公共卫生的主要因素，以及研究这些因素的意义与影响。

第一节　社会经济与公共卫生

社会经济（social economic）既包括某个国家或地区的经济发展水平，也包括人们的衣、食、住、行等。一方面，经济发展可以为人类的生存提供必备的物质基础和环境条件，改善社会生活环境，增加健康投资，提高居民文化素质，对公共卫生产生根本性、决定性的影响，进而影响人群健康；另一方面，公共卫生提高社会劳动力水平和健康素养，减少资源耗费，是社会经济繁荣与发展的先决条件，两者相互促进，相辅相成。

一、社会经济发展对公共卫生的促进作用

有关社会经济发展与公共卫生和人群健康关系的研究普遍认为，在某种程度上，社会经济发展水平决定着人们的健康水平，社会经济的发展必然会促进公共卫生的发展，提高人群健康水平。在同一历史时期，高收入国家相比于低收入国家，公共卫生和国民健康水平相对更好（表5-1）。

表5-1　1990年和2019年不同国民收入水平国家的国民健康水平

国家类别	期望寿命/岁		新生儿死亡率/‰		婴儿死亡率/‰		15~60岁成人死亡率/‰		
	1990年	2019年	1990年	2019年	1990年	2019年	1990年	2019年	
								男	女
低收入国家	52	64	46	27	108	48	355	260	203
中低收入国家	63	69	36	24	64	37	220	209	151
中高收入国家	68	76	21	7	40	11	198	130	79
高收入国家	76	81	6	3	10	4	120	105	58
全球	64	73	33	28	62	18	207	172	118

社会经济发展对公共卫生和国民健康的促进作用主要体现在以下方面：

1. 保障物质生活条件　社会经济发展为人们提供充足的食物营养，改善居民生活与劳动条件，创造良好的生存条件，有利于居民生理、心理和社会健康水平的提升。

2. 改善社会环境水平　社会经济水平的提高有利于促进社会保障和法律体系的完善，保障社会

Note:

基本秩序;有利于促进科教文卫的发展以及和谐社会关系的建立,增加人们改善生活水平的机会。

3. 增加健康投资力度 健康投资指为促进和保护全体社会成员的健康,一定时期内国家投入和消耗的与经济相关的资源。社会经济发展使得健康投资力度增强,医疗护理水平提升,进而对医疗卫生事业的发展起积极促进作用,以满足人们的卫生服务需求。

4. 提高居民文化素质 社会经济发展有利于居民文化水平的提高,有助于其接收卫生保健知识,增强自我保健意识,提高健康宣传与健康教育的实施效果,有利于公共卫生举措的推行。

二、社会经济发展给公共卫生带来的挑战

社会经济发展与公共卫生及人群健康之间并非只是单一方向的关联。总体上,社会经济发展对人类健康有着积极的影响,但现代经济社会的工业化、城市化和信息化趋势也引发了一系列新的社会卫生问题,为公共卫生带来了新的问题与挑战。

1. 环境污染与生态破坏 在经济发展过程中,掠夺性的资源开采与利用严重污染和破坏自然环境,如森林过度砍伐导致水土流失,二氧化碳过量排放加剧全球变暖,工业"三废"排放污染大气、水和土壤。由此产生的环境问题可对人体健康产生直接的或潜在的危害,同时影响经济发展的可持续性。此外,现代工业的快速发展进一步加重了人们对合成化学品的依赖。这些化学物贯穿于人们日常的衣食住行,带来众多不可忽视的健康问题。

2. 不良生活方式增多 社会经济发展促进了人们生活方式的快速转变,吸烟、酗酒、不合理膳食和缺乏运动等不良生活方式和行为带来的健康问题日益突出,成为引起诸多疾病的主要原因,如高血压、糖尿病、空调综合征和电脑综合征等。

3. 心理健康问题突出 社会经济的快速发展,带来快节奏的现代生活。过分追求速度和效率增大了工作和生活的压力,导致现代人心理问题增多、精神疾患发病率上升、自杀率升高等,这些都已成为不容忽视的社会问题。

4. 区域发展不平衡加剧 社会经济发展促使人口流动,因此出现了区域内人口分布不均衡、资源配置不合理等问题。随着经济日益发展,发展不均衡、贫富差距大等问题有可能加剧,给公共卫生工作带来进一步挑战。

三、人群健康对社会经济发展的促进作用

社会经济发展本质上归因于生产力的提高,而人群的健康正是生产力发展水平的决定要素之一。良好的健康状况,是人们进行其他经济活动和社会活动的基础。健康水平的提升可以显著促进经济增长,其促进作用具体包括:

1. 劳动力水平提高 人群健康水平的提高有利于保障社会劳动力水平,减少伤残带来的社会负担,延长平均寿命,增加社会总体劳动时长,增加财富创造,进而促进经济的发展。研究表明,若国民平均寿命延长 20 年,国家每年的经济增长率可提高 1.4%。

2. 劳动生产率提高 在人群总体受教育水平提高,尤其是健康促进教育加强,纪律性、责任感和文化素质提升的背景下,推行生产机械化和自动化,可有效促进劳动生产效率的提高,有助于经济社会发展。

3. 资源耗费减少 人群健康水平的提高有利于减轻疾病负担和卫生事业的支出。研究表明,疾病带来的耗损会使经济增长率减少约 25%,因此提高人群健康水平对于节省资源消耗、促进经济增长有重要意义。

四、社会经济发展对公共卫生护理事业的影响

随着社会经济的飞速发展和人民素质的不断提高,广大群众对健康和卫生护理服务的需求日益增加,在促进公共卫生护理事业发展的同时也对公共卫生护理事业提出了更多要求。社会经济发展

Note:

对公共卫生护理事业的影响主要包括以下三个方面：

1. 公共卫生护理事业结构化和体系化发展 社会经济发展使得公共卫生护理事业在人力、财力等各方面的投入增加，机制更加完善，有利于公共卫生护理服务政策、制度和项目的进一步落实，从而促使公共卫生护理事业结构化和体系化发展。

2. 公共卫生护理事业人才队伍建设 社会经济发展和人民素质提高有利于公共卫生护理事业人才队伍的建设。由于护理事业的专业性，相关人才的培养和队伍建设对于发展公共卫生护理事业至关重要，尤其是疾病预防、疾病治疗、病历管理、健康保护和健康促进等方面专业人才的培养。

3. 公共卫生护理事业技术发展和革新 技术的发展和革新是公共卫生护理事业发展的核心动力，而社会经济的发展是技术创新的基石和保障。社会经济发展有利于护理事业应用创新能力，提升专项技术，形成创新体系整体优势，满足人民群众多层次、多样化健康需求。

第二节 社会文化、行为与公共卫生

社会文化（social culture）指人类社会中的社会行为和规范，是由人民群众创造的、与人们日常生活密切相关的、对社会群体产生广泛影响的各种文化现象和文化活动的总称。文学艺术、道德规范、教育、习俗、信仰等文化现象对健康影响的广泛程度远远大于生物、自然因素。同时，行为（behavior）作为新时代预防疾病、治疗疾病的重要方式之一，与人类健康密切相关。提倡、发扬促进健康的行为，避免危害健康的行为，对公共卫生及公共卫生护理至关重要。

一、社会文化与公共卫生

社会文化对公共卫生的影响具有广泛性和持久性，主要体现在社会支持、健康教育等方面。社会支持可缓解公共卫生事件引发的心理压力；健康教育可通过提高公众健康素养从而改善公众健康水平。

（一）社会支持与公共卫生

社会支持（social support）作为社会互动关系的一种，是重要的社会文化内容之一，在公共健康中发挥着举足轻重的作用。良好的社会支持可提供给人们归属感、安全感，促进个体心理健康。对于重大疾病及传染病，良好的社会支持可有效处理因患病带来的心理、社会和经济压力，因此社会支持对公共卫生的影响不容小觑。

1. 社会支持的定义 当前国内外对社会支持的定义：来自社会各界的社会行动的总和，旨在对弱势群体给予物质和精神上的帮助，帮助其解决生存和发展的困难。社会支持通常可分为以下几类：

（1）信息支持：指提供知识或信息，如建议或行动的反馈。

（2）情感支持：指提供关心、同情等情绪抚慰，给接收者提供归属感。

（3）自尊支持：指有助于促进一个人的技能、能力和内在价值的支持。

（4）社会网络支持：指增强个人对特定群体的归属感的支持。

（5）有形支持：指提供所需的物质和服务。

2. 社会支持在公共卫生中的作用

（1）社会支持在促进公众心理健康中的作用：社会支持作为一个缓冲器，有助于降低个人心理健康问题的发生风险，帮助人们减轻心理压力。此外，社会支持可减轻各种急性和慢性疼痛引起的心理应激反应，如在类风湿性关节炎、癌症等慢性应激状态下，社会支持可以通过心理调节促进心理健康。

（2）社会支持在促进公众生理健康中的作用：社会支持可降低心血管疾病、孕期并发症等的发生风险，降低慢性病（如癌症等）的死亡率，并降低对疱疹等急性感染性疾病的易感性，有助于患者的康复。

3. 社会支持在公共卫生护理工作中的作用　社会支持在患者的康复护理过程中具有重要的意义,护理人员应该给患者提供信息支持,加强与患者的交流,提高患者对疾病相关知识的认知;给患者提供情感支持,减少患者紧张、焦虑不安的情绪,使其增强战胜疾病的信心。此外,护理人员在日常护理工作中应加强巡视,及时发现患者的问题,采取有效的支持措施,减轻患者的不良反应。另外,社会支持团体(如社区、互联网团体等)可以成为信息支持的来源,通过提供有价值的教育信息和情感支持,减轻病患的焦虑和抑郁,帮助其建立处理各种事情的能力,提升成就感和幸福感。

社会支持在家庭照顾者中也发挥着重要的作用。在家庭生活中,向朋友、亲属和邻居提供工具性支持或向配偶提供情感支持,与显著降低患者死亡风险有关。同时,不仅患病的配偶可以从支持中受益,没有患病的配偶也会受益。研究表明,向家庭生活中重要的其他人提供支持会增加大脑区域的激活,建立积极乐观的心态。

(二)健康教育与公共卫生

健康教育作为社会教育的一种,是公共卫生服务工作中的先导和重要组成。健康教育的顺利开展对于提高群众的健康素养,增强公民的保健意识,改变危害健康的行为,提高整体健康水平具有十分重要的意义,对其他公共卫生项目的开展具有很大的促进和引导作用。

1. 健康教育的定义　健康教育(health education)是有目的、有组织、有计划地通过信息传播和行为干预,帮助个人和群体掌握卫生保健知识、树立正确的健康观念,使其自愿采纳有益健康的行为和生活方式,并最终对教育效果做出评价的社会教育活动。

2. 健康教育在公共卫生中的作用　健康问题的解决依赖于人们自身的健康觉悟和行为改变。健康教育强调的是行为危险因素的消除和健康行为与生活方式的建立,这是公共卫生措施中消除健康危害的重要举措,也是公共卫生的重要内容。健康教育在公共卫生中的作用主要体现在以下几个方面:

(1)健康教育在疾病预防控制中的作用:健康教育在疾病预防控制中发挥着重要作用,主要体现在传染病及慢性病的预防控制两方面。

传染病预防控制的健康教育内容重点包括传染源、传播途径和易感人群三个环节的预防控制措施、传染病的早期症状、传染病的报告和处理方法、传染病的相关法律法规等。通过广泛的社会动员、传染病预防知识的普及,使公众采纳健康的行为和卫生习惯,减少导致传染病流行和传播的行为,从而达到有效防控传染病的目的。健康教育与健康促进已经成为我国应对艾滋病、结核病、乙型肝炎等重大传染病的政策之一。在与传染病预防控制相关的免疫规划、疫情报告、传染病治疗等方面,健康教育发挥着广泛告知的作用,促进了人们对传染病防治工作的配合和对防治服务的有效利用。

健康教育在慢性病的预防控制中发挥重要作用,是解决慢性病的重要策略。其健康教育的主要内容包括:传播和帮助广大群众掌握慢性病防治的相关知识,提高自我保健能力;帮助社区居民更好、更方便地使用社区卫生服务功能,积极参与慢性病的防治工作;提倡健康的方式生活,对不良行为习惯进行早期干预,对行为危险因素进行控制;对社区居民及基层群众提供初级保健技能培训等。通过以控制行为危险因素为关键的综合防治,达到促进社会群体健康的目标。

(2)健康教育在伤害预防中的作用:伤害包括交通事故、窒息、溺水、自杀、中毒、暴力等。通过教育、加强安全管理和立法等多种方式干预,往往会使伤害得到有效预防和控制。预防伤害的健康教育策略包括:开展健康传播活动,提高公众自我保护意识,预防意外伤害的发生;开展有针对性的技能培训,提高公众在意外事故发生时的应急处置能力;完善相关政策、法律法规,引导和规范公众的行为;创造安全的社区环境。

(3)健康教育在突发公共卫生事件预防中的作用:突发公共卫生事件的应急健康教育是运用传播、教育和干预的手段,提高人们对突发公共卫生事件的识别能力,增强自我防护意识和技能,采取健康的应对行为和生活方式,有效避免恐慌与混乱,降低突发公共卫生事件所带来的损失。其健康教育的主要内容包括:进行紧急社会动员,充分调动社会现有和潜在力量,应对突发事件;加强与传

Note:

媒交流,借助大众媒体,对最新动态做出及时、准确的更新;在现场调查的基础上,确定突发公共卫生事件发生的原因,评估暴露危险因素和受其影响的概率。

3. 健康教育在公共卫生护理工作中的作用　健康教育的有效开展,不仅能提高患者的依从性,提高生存质量,而且能节约医疗资源,降低家庭和社会的医疗负担。在公共卫生护理工作中,公共卫生护士须告知公众预防疾病、促进健康的信息,帮助其认识危害个体健康的环境因素及不良行为和生活方式;对特定疾病进行针对性讲解,满足公众的个体化学习需求,帮助服务对象认识其现存的和潜在的健康问题;督促人们养成良好的生活方式,增进自我保健能力。基于以上内容,公共卫生护士必须掌握健康教育的基本内容,将健康教育融入公共卫生护理实践中去。

二、行为与公共卫生

行为与公共卫生的关系密切。在目前疾病谱改变的背景下,行为成为影响健康的不可忽视的因素之一。引导和管理社会群体的行为方式是公共卫生工作中的关键环节,对改善群体健康水平具有重要意义。

(一)行为的定义

行为是人在应对复杂环境时所做出的适应性反应。公共卫生相关的社会行为指个体或群体与健康和疾病有关的行为。按照行为者影响自身和他人健康的结果,可分为促进健康的行为(health promotion behaviors)和危害健康的行为(health risk behaviors)。提倡和发扬促进健康的行为,避免危害健康的行为,已成为医学及全社会共同维护健康的重要任务。目前,普遍认为促进健康的行为包括充足的休息与睡眠、合理营养与平衡膳食、适当的体育锻炼、积极的自我心理调适、戒烟限酒等;危害健康的行为通常为不良生活方式与习惯、不良性格行为模式、不良疾病行为等。

(二)行为在公共卫生中的作用

世界各国控制疾病大致经历二个阶段:第一阶段为传染病控制阶段,通过改善环境、水源等的卫生状况消灭病原体;第二阶段为个人卫生阶段,通过预防接种和各种清洁保健手段,预防疾病发生;第三阶段是通过养成健康生活方式,改变不良行为和生活方式,预防疾病的发生发展。目前,医学已进入通过改变行为方式来预防、治疗疾病的新时代,健康的行为和生活方式是保证身心健康,防控传染病、慢性病、伤害等疾病发生发展的关键。重视宣传和倡导健康的行为生活,对指导与促进人类健康非常重要,有利于推动全民参与健康公共卫生的建设。行为在公共卫生中的作用主要体现在以下几个方面:

1. 行为在疾病预防控制中的作用　目前,慢性病导致的疾病负担占疾病总负担的70%以上,是制约健康预期寿命提高的重要因素;肝炎、结核病、艾滋病等重大传染病防控形势仍然严峻。行为干预在疾病预防控制中发挥着重要作用,如通过政策干预增加烟草税和提高烟价可约束人们吸烟行为,隔离政策可阻断急性传染病传播等;也可通过环境设施干预,如社区建设锻炼场所、完善健身设施可有效促进健康行为,降低肥胖症等慢性病的发病风险。此外,在大众媒体干预、社区及组织干预中,通过及时宣传传染病三大环节的防控措施及信息更新、长期的慢性病健康宣教与监测管理,做到广泛且精准的健康教育及促进行动,可使传染病、慢性病得到有效控制。

2. 行为在伤害预防中的作用　个体及群体的行为在伤害事件中起重要作用。世界各国正通过政策、宣传和监管干预措施处理各种行为风险来减轻疾病负担。我国通过醉驾入刑、吸毒贩毒入刑、打击暴力行为等政策干预对危害健康的行为进行有效防控;通过对监护人进行宣传教育,预防儿童意外伤害事件的发生。在大众媒体和社区干预中,对心理健康、交通安全、户外安全、食品药品安全等行为进行多角度、多层面的宣传教育,共同促进健康的心理及行为。

(三)行为在公共卫生护理工作中的作用

社会行为干预对防治慢性病、传染病至关重要。针对防治慢性病,公共卫生护士在工作中须向居民普及慢性病的防治知识,提高居民对疾病的认识。通过倡导健康的行为方式,如健身、合理膳

Note:

食、注重休息、戒烟限酒；劝诫和干预不良行为习惯，如抽烟、久坐久站、暴饮暴食、过度用眼、非科学就医行为等，提高居民的健康管理水平。针对传染病，公共卫生护士应在正确了解社会行为在传染病防控中的重要作用的基础上，结合临床专业知识，发现早期临床症状，结合传染病流行病学资料，有效控制传染源、切断传播途径、保护易感人群。同时，公共卫生护士需要掌握对传染病的报告和处理方法，宣传传染病的相关法律法规，通过传染病预防知识的普及，减少导致传染病流行和传播的行为，从而有效预防和控制传染病。此外，公共卫生护士还应在群众中积极宣传应对地方病、寄生虫病、精神疾病、心理疾病相关的健康行为。

公共卫生护理深入人群健康的方方面面，在我国公共卫生服务体系建设中的作用日益凸显，护理人员应正确理解社会行为对公共卫生的多元性、泛影响性作用，掌握社会行为作用于健康的关键环节，通过健康知识普及、全民健身、合理膳食、控烟、心理疏导等途径，引导居民形成自主、自律、符合自身特点的健康生活方式，为公共健康保驾护航。

第三节　生物因素与公共卫生

生物因素（biological factor）在公共卫生发展中扮演着重要作用，其引起的传染病，尤其是新发传染病，具有不确定性、动物源性、传播速度快、流行范围广和病原特征复杂等特点。针对与公共卫生相关的生物性有害因素（biological hazards factor），开展识别、监测与管理，有助于预防传染病流行。

一、生物因素与公共卫生

生物（organism）指在自然条件下，通过化学反应生成的具有生存能力和繁殖能力的有生命的物体以及由它通过繁殖产生的有生命的后代，能对外界的刺激做出相应反应，能与外界的环境相互依赖、相互促进。

生物因素中生物性有害因素可导致人体感染疾病，而非致病性生物因素（nonpathogenic biological factor）可与人类达成互利共生关系。体内外存在的各种生物因素无时无刻不在影响着人体的健康，在一定条件下，免疫功能降低或外部原因等可使非致病性生物因素转化为生物性有害因素，由此可见生物因素与机体健康息息相关。

二、生物性有害因素的分类

生物因素中病原微生物、病媒生物、致害动物、致害植物和其他生物性危险因素称为生物性有害因素。在公共卫生护理工作中对生物性有害因素的有效识别，是降低生物性有害因素危害与传播风险的重要手段。

（一）病原微生物

病原微生物（pathogenic microorganism）是一类个体体积直径小于 1mm 的生物群体，结构简单，多数是单细胞，部分没有细胞结构，能够引起人类、动物和植物的病害。微生物种类繁多，至少有十万种以上，按其生物结构差异可分为以下三类：

1. **真核细胞型微生物（eukaryotic microorganism）** 包括真菌、真核藻类和原生动物。其中，对人体具有致病性的种类主要为真菌。据统计，对人类有致病性的真菌约有 300 多种。真菌引起的疾病统称为真菌病，主要包括感染性疾病、变态反应性疾病和中毒性疾病三种类型。

2. **原核细胞型微生物（prokaryotic microorganism）** 包括细菌、支原体、立克次体和衣原体等。细菌感染是致病菌或条件致病菌侵入血液循环中生长繁殖，产生毒素和其他代谢产物所引起的急性全身性感染，临床上以寒战、高热、皮疹、关节痛及肝大、脾大为特征，部分可有感染性休克和迁徙性病灶。支原体、立克次体、衣原体等病原微生物可通过呼吸道、性接触等方式传播毒素而引起感染。

Note:

3. 非细胞型微生物（acellular microorganism） 包括病毒和噬菌体。具有人体致病性的非细胞型微生物主要为病毒，可通过多种途径侵入机体，并在易感的宿主细胞中增殖进而引起病毒感染。不同病毒种类引起的机体病理状态与传播性不同。

（二）病媒生物

病媒生物（vector）在疾病传播过程中，对病原体仅起到携带和运输的作用。病原体只是机械性地从一个宿主或环境污染点传播给另一个宿主或环境污染点，而病原体在病媒生物体内外并不发生明显的形态变化或生物学变化。

目前，新发虫媒传染病是新发传染病的重要组成部分，在全球呈现加剧形势，已成为日益严重的世界性公共卫生问题。采取防蚊、防蝇和杀灭病媒昆虫等措施，可防止新发虫媒传染病的传播。我国法定传染病中涉及的病媒生物见表 5-2。

表 5-2　我国法定传染病涉及的病媒生物

疾病	涉及的病媒生物
鼠疫	鼠、蚤
流行性出血热	鼠、螨
钩端螺旋体病	鼠
流行性和地方性斑疹伤寒	虱（流行性）、鼠、蚤（地方性）
流行性乙型脑炎	蚊（库蚊、伊蚊、按蚊）
黑热病	白蛉
疟疾	蚊（按蚊）
登革热	蚊（伊蚊）
血吸虫病	钉螺
丝虫病	蚊（库蚊、按蚊）

（三）致害动物

致害动物是引起人类生物性健康损害的重要来源，按照生物结构可分为以下两类：

1. 有毒动物（poisonous animal） 分成两大类，一类是具有进攻性含毒器官（毒牙、毒刺）的动物，常见的如毒蛇、毒蜘蛛、蝎子，某些蜂、蚁及一些带毒刺的海洋鱼类；另一类是身体组织器官（如血液、皮肤、脏器）含毒的动物，如河鲀、胆毒鱼类。

2. 寄生虫（parasite） 能引起寄生虫病的寄生虫主要有原虫和蠕虫两大类。吸血节肢动物如蚊、虱、蚤，广义上属于寄生虫，但不能直接引起寄生虫病。

（四）致害植物

植物自身的化学成分复杂，其中有很多是有毒的物质，不慎接触可引起多种疾病甚至死亡。按照其毒性物质的毒作用方式，致害植物可分为以下三类：

1. 含有毒物质、食用后可引起中毒的植物 通常也被称为有毒植物。依据引起中毒的原因一般可分为非食用部分有毒的植物，在某个特定的发育时期有毒的植物，含有微量毒素、食用量过大可引起中毒的植物，以及自身含有有毒成分、未煮熟食用可引起中毒的植物四类。

2. 带有成瘾作用的植物 成瘾性成分主要是神经毒素或干扰神经的物质。例如，罂粟因含有多种生物碱，短期适量使用可起到镇痛、止咳、止泻及缓解疼痛的作用，长期过量使用易引起成瘾、慢性中毒，严重危害身体，严重中毒者可因呼吸困难致死。

3. 其他致病植物 植物的花粉、植物性粉尘吸入人体后可导致敏感人群发生哮喘等超敏反应，水仙花、断肠草和夹竹桃等植物接触后可引起胃肠道反应及神经系统症状等。

Note:

（五）其他生物因素

除上述的生物性有害因素外，还存在内源性的生物性有害因素。例如，机体内的癌变细胞、各种内源性有害物质（已死亡的细胞、组织，脱落的血栓等），这些内源性的生物性有害因素也是诱发人体病变的重要原因。

三、防控生物性有害因素的公共卫生护理策略

由生物因素引起的公共卫生事件对生产、生活秩序及人类社会发展具有重要影响，在诊疗、传染病防控及突发公共卫生事件应急等多种环节处理中，积极防控生物性有害因素具有重要意义。在公共卫生护理工作中，对危害公共卫生的生物因素进行识别，能够有效控制病原体的传播，阻断传播途径，保护易感人群，防止传染病流行。防控生物性有害因素的公共卫生护理策略主要包括：

1. 注重护理人员专业素质培养　加强公共卫生护理方面的培训，提升护理人员对传染病防治的认识水平及风险评估能力非常重要。医护人员是医疗机构和传染病突发公共卫生事件应急救援主体之一，护理人员的工作更是涉及传染病监测、上报、医疗应对、公共卫生事件处置等各个环节，因此护理人员的应对能力会在很大程度上影响医疗救援质量。研究发现，传染病与突发公共卫生事件救援经验、传染病防治的认识水平及风险评估能力以及角色认知是护理人员面对传染病与突发公共卫生事件时应对能力的主要影响因素。做好应急状态下的护理组织管理工作，科学、合理调度护理人力才能够满足传染病与突发公共卫生事件的救治需求。

2. 提高护理人员自我防护意识　在公共卫生护理工作中，加强自我保护，提高职业防护意识也同样重要。严格执行医院防护标准、减少职业暴露可有效降低医院感染的风险。在日常医疗行为、传染病流行及突发公共卫生事件中，医护人员要不可避免地接触患者的血液、体液或分泌物、排泄物等，在这一过程中会较大程度地增加发生感染的机会。因此，了解传染病上报、预防接种和标准化防护内容，提高个人卫生意识和防护水平以减少毒物对自身的损害，掌握正确处理污染锐器、血标本、医疗垃圾的方法以防生物性有害因素引起的职业暴露等尤为重要。

第四节　环境因素与公共卫生

环境深刻影响着人群健康，也对公共卫生的发展产生深远的影响。环境健康（environmental health）概念的提出，旨在改善人类生存的环境，减少人群有害因素暴露水平，最终达到预防疾病发生和促进机体健康的目的。大气、水、土壤等环境介质的污染会产生不良的公共卫生影响，不断涌现的新兴化学物亟需进行安全性评价，突发环境污染事件更是对公共卫生的严峻考验。为保护和促进环境健康，与之相关的公共卫生策略也在不断完善中。

一、环境健康与公共卫生

环境是人类生存和发展所必需的物质基础，也是与人类健康紧密相关的重要条件。环境是一个复杂的庞大系统，按照环境要素的属性和特征，可以将人类生存的环境分为自然环境、社会环境和人为环境。自然环境指天然存在、由来已久的事物和现象，如大气、陆地、海洋。社会环境是人类通过长期有意识的社会劳动，所创造的反映经济基础和上层建筑的环境氛围。人为环境是经过人类加工改造，改变了其原有面貌、结构特征的物质环境，如城市、村镇、园林。

人与环境持续接触，环境可影响人群的生活质量和健康寿命年，如何实现和维持环境健康一直受到人们的关注。例如，"健康人群 2020 年环境健康（The Healthy People 2020 Environmental Health）"计划中涉及有毒物质和危险废物、室外空气质量、住宅和社区、地表水和地下水水质、基础设施和卫生监测以及全球环境卫生等六大主题。1989 年，世界卫生组织最早提出环境健康的概念。在公共卫生的发展历程中，环境健康是一个重要的考量因素，如为了保障食品卫生和预防传染病的发生，中世纪

Note：

时期，意大利佛罗伦萨市政府要求市场每晚进行清洁；1942 年，杀虫剂"滴滴涕（双对氯苯基三氯乙烷）"的发明，有效减少了经蚊虫传播传染病的暴发，但 20 年后科学家发现该杀虫剂在环境中极难分解，导致环境中多种生物的濒临灭绝，多个国家因此禁止该杀虫剂的使用；20 世纪 60 年代，一种曾用于妇女妊娠反应的药物"反应停"，导致了成千上万的畸形胎儿，"反应停"事件后，美国法律则规定使用实质性证据证明药物的安全性和有效性，提供更多的药物研究资料。不良环境因素对人群的健康损害不言而喻，最新公布的《全球疾病负担报告》显示，2019 年因生活或工作中的环境有害因素导致的死亡人数达 1 133 万，占所有死亡人数的 20%；同时考虑死亡和残疾时，环境因素造成的全球疾病负担比例为 16%。

二、影响健康的主要环境因素

1. **大气污染（air pollution）** 是近几十年来的一个主要环境问题，对环境和人类健康都产生了严重影响。大气污染有许多不同的排放源，汽车尾气和工业废气是大气污染的主要组成部分。六种主要的大气污染物包括可吸入颗粒物（inhalable particle，PM_{10}）、细颗粒物（fine particulate matter 2.5，PM2.5）、CO、SO_2、NO_2 和 O_3。短期或长期接触大气污染物除了能诱发支气管炎、哮喘、肺癌等呼吸系统疾病，还会增加流产、早产、低出生体重等不良出生结局的发生风险。有报道指出，男性不育的发生也与大气污染有关。在大气污染严重的地方，包含阿尔茨海默病、帕金森病在内的神经系统疾病的发生率也相应升高。

2. **水污染（water pollution）** 指人类在生产和生活中排放的污染物进入水，其数量超过水自身净化能力，导致水环境的生物特性和组成以及水的理化性质发生改变，引起水质恶化，甚至导致人体健康受损、生态环境破坏的现象。水污染会破坏生物多样性，引发浮游植物的过度增殖，引起水华。水中的毒素可通过食物链，经生物放大作用传递给人类。水污染所导致的清洁水源稀缺是一项重大的公共卫生问题。

3. **土壤污染（soil pollution）** 指人类活动中产生的污染物进入土壤，并超过一定限量，达到危害人畜健康的程度，由此形成的污染称为土壤污染。土壤污染会降低土壤肥力，减少土壤生态多样性。土壤中废物积累过多，细菌会分解土壤废物，产生甲烷、硫化氢等有害气体，降低空气质量。土壤中的有毒重金属会对儿童造成不可逆转的发育损害。许多常见的土壤污染物都具有致癌性，暴露于这些污染物的人患癌症的可能性升高，如定期接触苯可导致儿童和成人患白血病；暴露于多氯联苯可能与肝癌有关。

4. **突发环境污染事件（abrupt environmental pollution incidents）** 突发环境污染没有固定的污染物排放方式和排放途径，往往突然发生，来势凶猛，在瞬时或短时间内排放大量污染物。突发环境污染事件包括核污染事件，重点流域、敏感水域水环境污染事件，城市光化学烟雾污染事件，溢油事件，易燃易爆物、有毒化学品和农药的扩散污染和泄漏爆炸事件。以核污染事件为例，发生原因包括反应堆冷却系统故障或破坏、核反应堆和核物质容器爆炸、放射源丢失等。一旦发生，会给周围环境和人群带来严重和长期的影响。

5. **新兴化学物污染（emerging chemical pollution）** 涉及面广，包括新兴药物、消毒副产品、个人护理用品、表面活性剂、阻燃剂、纳米材料、微塑料、痕量金属等在农业、工业、健康护理等人类活动中造成的污染。一些新兴化学物往往具有内分泌干扰活性、致癌性、致畸性和致突变性，可以改变环境的生态过程并影响生物体健康。据估计，约 30% 的新兴化学物污染与药物相关，药物可通过药厂生产和医院、家庭使用等途径进入环境，其主要危害在于对生物群产生急性或慢性毒作用，促进抗生素耐药菌的形成，干扰人体的内分泌活动。

三、应对环境因素的公共卫生策略

只有建立和运用良好的公共卫生策略，实现环境健康，才能在最大程度上保障全体人群的健康。

Note:

尤其在突发环境污染事件中，公共卫生护理发挥着重要的作用。

1. 大气污染的治理 建立完善的大气污染防控相关的法律法规，约束和规范企业的生产排放行为，提高群众的环境保护意识，保证大气污染控制工作的顺利开展。规范大气环境监测方法，根据监测结果适时调整治理策略；企业要秉承节能减排理念，将传统粗放型生产模式转变为集约型生产模式；大力提倡植树造林运动，促进城市美化和空气清洁。除此之外，还需要加快新能源、新技术的开发，减少污染物的排放。

2. 水污染的治理 针对部分地区出现"先污染后整治"的情形，亟须实施清洁生产，加大监察力度，提高地区的环境保护和管理能力。水环境整治管理相关部门须进行系统补充和完善，根据具体项目的水污染治理需求，简化管理组织结构，明确职责范围，为水环境整治任务的精确下达提供基础条件。

3. 土壤污染的治理 有效防止土壤污染，需要提高人们对环境保护的认识。环保部门应加强监督和污染治理，及时查明污染源，并采取目标明确的控制措施。重点监测农业、工业生产和土壤污染物本底值高的地区，及时了解和掌握数据变化，制订具有针对性的防治措施；共享土壤保护监测数据，及时发现污染的迁移途径。建立健全环境保护机制，科学协调土壤环境监测工作，明确各部门职责和任务，对土壤污染进行监测和治理。

4. 突发环境污染事件的治理 对可能造成重大污染事故的建设项目进行规划、审批、立项环节的严格管理，多部门联合，统一行动，按照规划地对辖区内存在产生污染事故隐患的工厂、企业进行拉网式排查。公共卫生护理贯穿突发环境污染事件管理的各个环节。公共卫生护士应提前告知公众，减少人群接触频率和暴露剂量，帮助公众接受健康教育，避免可能导致恐慌的虚假信息传播；积极参与公共卫生机构的流行病学监测工作，并参与突发环境污染事件相关疾病的暴发调查。此外，公共卫生护士还应积极参与制订、更新、审查和实施应急计划，并与相关机构协同处理突发环境污染事件。

5. 新兴化学物污染的治理 对于新兴化学物污染的治理，首先应该设计和开发新型的检测技术，以便更好地检测和监测环境中的新兴污染物。及时检测和动态监测可以有效控制新兴污染物的排放，便于及时采取应对措施。光电生物监测器是新兴化学物污染治理的高效工具，可以检测重金属、内分泌干扰物等新兴化学物。新兴化学物污染会在一定程度上冲击既往的环境危害评估方法，所以亟须优化现有的评价机制和体系，制订相应的补偿措施。

知 识 链 接

环境健康相关的公共卫生策略

环境健康是公共卫生的重要内容，其主要特征包括：①由政府负责的公益事业。②向全社会提供的公共服务。③以保障健康为基础的公共管理。④与经济发展相同步。⑤与社会发展相协调。

保护环境健康的公共卫生策略是多方面、多层次、多水平的。公共卫生基本策略主要涉及政府职能、公共服务、公众健康三个主体，具体实施包括：①政府主导。②部门合作。③社会动员。④人人参与。⑤预防为主。⑥综合防治。

第五节 公共卫生服务与公共卫生

公共卫生服务是以预防为基本策略，投资较少、社会长期效益显著的社会公益事业。公共卫生服务体系通过优化公共卫生资源配置，为全体居民提供多项卫生服务，旨在促进人群健康。

Note:

一、卫生服务与公共卫生服务

人人享有基本公共卫生服务,人民群众健康水平不断提高,是公共卫生事业蓬勃发展、人民生活质量改善的重要标志,是推进社会主义现代化建设的重要目标。

(一)卫生服务需求与供给

卫生服务(health service)是卫生系统通过卫生资源向个人或人群提供的预防、保健、医疗、康复等各种促进健康的活动总称。卫生服务需要(health service need)是个人或医疗卫生人员判定人们自身健康与"理想健康"之间存在的差距,进而提出的对卫生服务的客观需要。卫生服务需求(health service demand)是人们基于经济学价值观,有意愿且有能力消费的卫生服务量,可分为由需要转化而来的需求和没有需要的需求。日常生活中,"求非所需"和"供非所求"的情况屡见不鲜,皆可导致没有需要的需求量大量增加,造成卫生资源的浪费和短缺。卫生服务利用(health service utilization)是有卫生服务需求者实际利用的卫生服务量,是卫生服务需要量和卫生资源供给量相互制约的结果。实现卫生服务供需平衡,提升卫生服务利用率,是实现卫生资源社会效益和经济效益最大化的有效手段。

(二)公共卫生服务内涵与特点

公共卫生服务(public health service)是为保障社会公众健康,以政府为主导,有关机构、团体和个人有组织地向社会提供疾病预防与控制、健康教育与促进、妇幼保健、卫生监督等公共服务的行为和措施。同其他行业的服务相比,公共卫生服务具有下列特点:

1. **社会性** 公共卫生服务是一项典型的社会公益事业,其意义不仅局限于保障公众健康,更重要的在于它是保护人力资源、提高生产力水平的重要支持和保障。

2. **公共性** 公共卫生服务主要表现为纯公共产品或准公共产品的供给,具有非排他性和消费共享性的特点。

3. **与健康相关** 提供公共卫生服务的直接目的是保障社会公众的健康,所采取的措施必须遵循医学科学理论和知识。

4. **效益成本比高** 预防是最经济、最有效的健康策略,公共卫生服务以预防为基本策略,具有成本低、社会长期效益显著的特点。

5. **政府主导** 政府应对公共产品的供给承担主要责任,表现为政府统一组织、领导和直接干预以及必要的公共财政支出。

国家对居民的主要健康问题及其危险因素进行筛选,按照不同干预措施的投入产出比,权衡经济等因素,确定优先需要控制的公众健康问题及对应的干预措施,通过基层医疗卫生机构向全体城乡居民提供一系列公共卫生服务。而医疗服务(medical service)指卫生技术人员遵照执业技术规范提供照护生命、诊治疾病的健康促进服务,以及为实现这些服务提供的药品、医疗器械、救助运输、病房住宿等服务。公共卫生服务与医疗服务存在明显区别(表5-3)。

表5-3 公共卫生服务与医疗服务的区别

项目	公共卫生服务	医疗服务
提供服务单位	卫生防疫专业机构	医院、诊所等
接受服务单位	地区、单位、人群、个体(少)	个体
提供服务内容	监督监测,健康体检,消、杀、灭,卫生宣传,改善环境,提高防病能力等	诊断、治疗、康复
提出服务要求	受益者被动接受服务	受益者主动提出服务要求
产生服务愿望	受益者多不关心,需宣传教育	受益者十分关心,不需要宣传教育
服务收益形式	多为间接	全为直接

续表

项目	公共卫生服务	医疗服务
提供服务形式	有计划地组织行为	零散个人行为
服务报酬特点	基本无偿	全部有偿
服务效果观察	大多需长期观察	起效迅速,立竿见影
服务性质	带有明显福利性的公益事业,一般不具有任何"商品"属性,不可随意引入市场竞争机制	带有一定福利性的公益事业,有一定的"商品"属性,除基本医疗外其他都可引入市场竞争机制

(三)公共卫生服务体系与功能

自中华人民共和国成立,尤其是新世纪医疗体制改革以来,我国建立了以政府为主导、社区为主体的广覆盖公共卫生服务体系,为全体居民免费提供包括疫苗接种、健康教育、妇幼健康管理、慢性病管理等服务,推进基本公共卫生服务均等化,以达到预防疾病、促进人群健康的目的。公共卫生服务体系主要由专业公共卫生机构、医院和基层卫生机构组成。专业公共卫生机构通常包括专门从事疾病预防控制、健康教育、妇幼保健、计划生育技术服务、精神卫生、院前急救、采供血和卫生监督等公共卫生服务的专业机构。城市社区卫生服务中心(站)和农村乡镇卫生院、村卫生室等,承担着城乡居民的预防、保健、医疗、康复等综合性服务,也是我国公共卫生体系的重要组成部分,更是我国城乡居民基本公共卫生服务的主要提供者。此外,根据我国卫生机构的职能界定,综合医院也要提供一定的公共卫生服务,如疾病预防、传染病报告、应急救治等。公共卫生护士作为公共卫生服务的重要实施者,广泛分布于公共卫生服务体系的各个机构中,向全体居民提供公共卫生护理服务,因此在保障全民健康、提升健康水平上起关键作用。

(四)公共卫生服务与公共卫生护理

研究居民健康状况与卫生服务供需和利用之间的联系,分析卫生服务供需平衡情况、卫生服务利用率及其影响因素,能够为加强现代化管理、完善卫生事业发展规划、制定卫生事业相关方针政策提供科学依据。公共卫生服务体系通过筛选居民的主要健康问题,合理配置公共卫生资源,提供一系列公共卫生服务,满足群众的公共卫生服务需求,从而提高公共卫生服务利用率,促进公共卫生事业发展,保障人民群众健康。

公共卫生服务以维护群众健康为基本目标,以疾病预防为工作重点,以区域内全体人群为服务对象,包括老年患者及精神疾病患者。公共卫生护士作为实施公共卫生服务项目的主力军,在促进城乡基本公共卫生服务均等化进程中起关键性作用。公共卫生服务既强调疾病预防,也强调疾病护理与健康维护。公共卫生护士在提供公共卫生服务的过程中,除执行常规的护理操作外,还需深入到居民的家庭中进行走访与健康宣教,新的工作内容对公共卫生护士的专业素质提出了新的要求。目前,公共卫生护士正接受更专业的教育和培训,开展公共卫生服务的组织形式也越来越多样化,部分社区通过建立卫生服务中心和保健站等,取得了十分理想的效果。

二、卫生政策与公共卫生政策

公共卫生政策的制定与出台,不仅能优化卫生资源配置,促进公共卫生服务供需平衡,还能统筹社会各机构和群体实施公共卫生相关措施,促进公共卫生事业的发展与人群健康水平的提高。

(一)卫生政策与公共卫生政策的定义

卫生政策(health policy)是卫生领域的公共政策,是政府或权威机构以公众健康为根本利益依据,制定并实施的关于卫生事业发展的战略与策略、目标与指标、对策与措施的总称。卫生政策的形成过程需要考虑现有资源的约束并选择合适的政策工具,尽可能地满足人们对医疗卫生服务的需要。

公共卫生政策(public health policy)是国际组织、国家、地区等各层次的执政中心或决策中心用以规范和引导卫生事业发展方向、调节卫生资源配置、协调各利益群体的利益和矛盾等,为最终提高公众的健康水平、维护社会稳定、推动社会发展所采用的手段或途径。

(二)公共卫生政策的特点

公共卫生政策既有一般政策的共同特征,又有公共卫生事业的独特特征。公共卫生政策的特点,包括以下四个方面:

1. 既有鲜明的独特性,又有一定的共同性 公共卫生政策同一般政策一样,需要因地制宜、因时制宜,体现出鲜明的独特性。公共卫生事业是全人类的共同事业,公共卫生政策是人类命运共同体的重要健康保障。因此,很多公共卫生政策,特别是技术性公共卫生政策,在一定程度上又具有共同的特点。

2. 既有特定的部门性,又有广泛的社会性 各级卫生单位以及卫生工作者,既是公共卫生政策制定的主要承担者,也是公共卫生政策的贯彻实施者或组织实施者,因此公共卫生政策具有特定的部门性。同时,随着生产社会化、生活社会化、医学社会化的同步发展,任何一项卫生政策所面向的都是大小不同的"社会",进而解决不同的社会卫生问题,所以公共卫生政策又具有广泛的社会性。

3. 既有相应的强制性,又有相对的宣传教育性 一方面,有些类型的公共卫生政策,特别是法制型公共卫生政策,是公共卫生政策的一种强制形式。另一方面,由于公共卫生政策的社会性,主要涉及对象为群体,大量的公共卫生政策需要在宣传教育后,才能被公众广泛理解和自觉接受,政策才得以顺利实施。因此,公共卫生政策又有一定的宣传教育性。

4. 既有很强的时效性,又有持续的稳定性 任何一项公共卫生政策都受严格的时间性和空间性制约。一般来说,不同时期应有不同的公共卫生目标,相应的会有不同的公共卫生政策。一方面,公共卫生政策的时效性,要求不断研究新的政策内容,以适应新的现实需要。另一方面,短时期内不能完成大量的卫生保健任务,只要公共卫生政策所服务的任务没有完成,公共卫生政策就应该保持持续和稳定。因此,公共卫生政策相对一般政策,又具有持续稳定性的特点。

(三)公共卫生政策与公共卫生护理

公共卫生护士既是公共卫生政策的执行者,也是公共卫生政策制定的参与者。公共卫生护士作为基层公共卫生系统的主力军,在了解社区居民健康状况、经济水平以及文化程度等基本情况的基础上,可根据社区的具体需要,参与设计社区特色的卫生保健政策,帮助制订并推广工作场所安全指南,协助监管机构执行相关政策;同时,还可参与制订健康教育计划、设计社区内部宣传活动和社区外展活动,促进社区居民健康。例如,公共卫生护士根据居民健康档案分析社区年龄结构后,发现老龄人口占比较大、慢性病发病率较高,应积极参与制定针对老年人的公共卫生护理政策,加强慢性病防治的健康教育,定期组织体检,加强慢性病管理,预防慢性病的急性发作。因此,未来的公共卫生护理工作需要更多元化的队伍。

(夏彦恺)

思 考 题

1. 请简述公共卫生的主要影响因素与表现方式。
2. 请简述社会经济发展与公共卫生之间的关系。
3. 公共卫生护理在公共卫生工作中的重要作用主要体现在哪些方面?

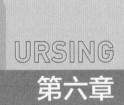

URSING

第六章

公共卫生健康教育

06章 数字内容

───── 学 习 目 标 ─────

知识目标：
1. 掌握健康教育的要素；公共卫生护士在健康教育中的作用；公共卫生健康教育的实施步骤。
2. 熟悉公共卫生健康教育的目的与意义；健康教育与相关概念的区别与联系；公共卫生健康教育中的伦理问题。
3. 了解公共卫生健康教育的影响因素。

能力目标：
1. 能说出健康教育与健康素养、卫生宣教、健康促进的区别与联系。
2. 能根据不同人群，选择公共卫生健康教育合适的实施步骤。

素质目标：
具有医者仁心、社会担当和无私奉献的职业精神。

张女士、李女士等 6 名孕妇，孕期分别在 8 周至 30 周不等，均为大专以上文化程度，平均年龄 28 岁，平均体重 76kg。经评估，目前 6 名孕妇身体素质良好，孕期状态较稳定；其中 2 名孕妇被诊断为妊娠期糖尿病。该 6 名孕妇均住同一小区，小区内设有社区卫生服务站定期为孕妇进行身体检查和健康教育。

　　请思考：

　　1. 作为公共卫生护士，如何针对该人群进行健康教育？

　　2. 公共卫生护士在实施健康教育过程中应承担什么角色？发挥什么作用？

　　健康教育学是利用医学、教育学、行为学、心理学、社会学、法学、人类学、传播学、经济学、管理学、政策学等相关学科领域的基本原则和知识体系，研究健康教育与健康促进的理论、方法和实践的科学。通过学习健康教育、健康促进与公共卫生健康教育等相关概念、基本理论和基本方法，了解和探索人类行为与健康之间的相互联系、影响因素以及干预策略，为公共卫生护理实践打下扎实的基础。

第一节　公共卫生健康教育概述

　　我国的健康教育与健康促进经历了以下三个阶段：20 世纪 50～60 年代卫生宣教与爱国卫生运动阶段；20 世纪 80 年代健康教育学科的建立与网络初步形成阶段；20 世纪 90 年代以来的健康教育与健康促进阶段。目前，健康教育与健康促进已经成为 21 世纪促进人类健康的主要方法。

一、健康教育概述

（一）健康教育的定义

　　健康教育（health education）是有目的、有组织、有计划地通过信息传播和行为干预，帮助个人和群体掌握卫生保健知识，树立正确的健康观念，自愿采纳有益健康的行为和生活方式，并对教育效果做出评价的社会教育活动。健康教育的核心问题是促使个体或群体改变不健康的行为或生活方式，尤其是组织的行为改变。健康教育的目的是消除或减轻影响健康的危险因素，预防疾病，促进健康，提高生命质量。健康教育具备知、信、行三个基本特征：知识是基础，信念是动力，行为是目标。

　　人的健康信念、生活方式和健康行为受社会习俗、经济状况、卫生环境、文化背景与生活条件等多种因素的影响，因此要改变个人的不健康行为，需要持续提供健康教育，包括学习健康知识、确立健康信念和养成健康行为。简单地说，就是以教育的手段来达到健康的目的。健康教育是有计划、有组织、有系统和有评价的完整过程，通过对健康教育对象的需求评估，提出科学的健康教育计划，制订教育目标，确定相应的策略与方法，最后对实施的健康教育活动以及教育的效果进行科学评价。

（二）健康教育的要素

　　健康教育的过程由教育者、健康相关信息、教学活动、学习者与效果评价五大要素／环节构成。

　　1. 教育者（educator）　即健康教育工作者。根据健康教育的功能，健康教育工作者可从事专业性和普及性健康教育。其中，医疗卫生机构中的公共卫生医师、临床医生、临床护士或健康教育老师承担专业性健康教育工作；基层医院的医务工作者和社区、社会工作者承担普及性健康教育。

　　2. 健康相关信息（health related information）　每个人在不同阶段对健康相关信息的需求不同，教育者应针对不同人群及其健康目标，给予相应的健康信息和指导。科学地选择健康相关信息的原则：①确保信息的正确性，对提升人们的健康是有益的。②提供的信息证据充分，即选择有循证结论（evidence-based findings）的健康相关信息。③信息匹配学习者的需求，适合学习者学习，同时让学习者能共同参与其中。

　　3. 教学活动（educational activities）　健康教育包括教与学两个方面，涉及一系列的教学方法和技巧。从广义上看，一切有目的、有计划的有益于健康知识传播、健康技能传授或健康相关行为干预的活动，如各种媒体、医疗机构各类健康信息的传播等，都属于健康活动；从狭义上看，教学活动主要包括健康相关信息的课堂讲授、培训、训练、个体咨询、指导、团体或小组活动等各类方式。

4. 学习者（learner） 学习者可以是一个个体，也可以是一个具有相似特征的群体，如学校的学生、企业员工、医院的患者或社会群体。在教学活动中，教育者要以学习者为中心，让学习者主动学习，促进教学双方的沟通和互动。学习者应针对自身情况积极发现问题，参与寻找解决方案的讨论并理智地选择方案，同时在实践过程中不断进行反馈并完善方案。这样，学习者才能真正参与教学活动前的需求评估、教学活动的过程以及教学效果的评价，最终养成为自身健康而终身学习的习惯。

5. 效果评价（effect evaluation） 健康教育实施的最终环节是评价健康信息教学活动的教学成效，也就是要推动个体或群体建立正确的健康理念，提高其健康素养，不断增强自身的健康决策力，养成有益于健康的生活行为方式，从而维持、促进、改善个人和群体的健康水平。

二、健康教育与健康素养、卫生宣教、健康促进的比较

分析比较健康教育、健康素养、卫生宣教、健康促进这四个概念，可以帮助教育者和被教育者更好地掌握健康教育的基本理论和开展各类健康教育。

（一）健康教育与健康素养

健康素养指个人获取和理解健康信息，并运用这些信息维护和促进自身健康的能力。居民健康素养是国民素质的重要标志，同时也是综合反映国家卫生事业发展的评价指标，已纳入国家卫生事业发展规划之中。公民健康素养包括三方面内容：基本知识和理念、健康生活方式与行为、基本技能。

提升健康素养是提高全民健康水平最根本、最经济、最有效的措施之一，而健康教育是提高健康素养的主要手段。健康教育的目的不仅要增加人们的健康知识，更要让人们树立正确的健康观念和自信心、学会相应的技能，通过获取、理解、评价和应用健康信息做出合理的健康决策，从而维持和提升健康。相应的，健康素养既是衡量个体或群体是否有能力保持健康的指标，同时也是健康教育干预效果的评价指标。因此，健康素养被认为是公众在医疗服务、疾病预防和健康促进环境中的一种健康的资产。

（二）健康教育与卫生宣教

健康教育和卫生宣教既有联系又有区别。在我国早期的健康教育活动中，将对人们进行基本卫生知识的普及和卫生知识宣传教育简称为卫生宣教，目的是让人们了解基本的卫生常识，养成基本的卫生习惯，从而预防疾病的发生和传播。卫生宣教的特点是单向的健康信息传播，由医务人员、专家基于当时的主要卫生问题选择相应的健康信息，向大众进行宣传，并不考虑个体是否接受和行为是否改变。

随着社会经济的快速发展以及医学模式的转变，具有针对性的基于过去卫生宣教的健康教育逐渐发展起来。健康教育与卫生宣教的主要区别：①健康教育明确了自己特定的工作目标，即促使人们改善健康相关行为，从而防治疾病、增进健康。②健康教育是双向的健康信息传播，是教育者有计划、有组织、有评价地与被教育者共同进行有益健康的系统教育活动。可见，健康教育虽然在过去的一段时间与卫生宣教的概念有重合，但发展至今，已不同于传统的卫生宣教，健康教育的核心是通过系统性的教育活动使人们的行为发生改变，而卫生宣教只侧重于知识的宣传，其对象、目标等有较大的差异（表6-1）。

表6-1 健康教育与卫生宣教的区别

区别要点	健康教育	卫生宣教
对象	针对特定人群	面向大众
目标	改善健康相关行为	宣传卫生知识
信息流向	双向	单向
传播途径	形式多样	大众传播
行为改变特征	自愿，主动	跟随，被动
评价方式	有	无

Note:

（三）健康教育与健康促进

健康促进（health promotion）是健康教育的进一步发展与延伸。健康促进于 1986 年在首届国际健康促进大会发表的《渥太华宣言》中被首次指出，其定义为"促使人们提高、维护和改善他们自身健康的过程"。这一定义不仅表达了健康促进的目的，也强调了其范围和方法。WHO 总干事布伦特兰（Gro Brundtland）指出："健康促进是从获得知识到采取行动的过程，是全社会的责任，需要多部门更加积极和广泛地参与，目的是不断提高人类的健康水平和生活质量。"劳伦斯·格林（Lawrence Green）等提出："健康促进指一切能促使行为和生活条件向有益于健康改变的教育与生态学支持的综合体。"一方面，这里的教育指健康教育，其在健康促进中起着主导作用，帮助人们做出健康选择与决定生活行为方式；另一方面，健康教育须得到人类物质社会环境及其与健康相关的自然环境的强有力和有效的支持，包括政府的法律、法规，组织和环境的支持以及全社会群众的参与，各方共同承担健康的社会责任，做到健康的共建共享。因此，从广义上理解，健康促进是当前防治疾病和增进健康的总体战略，而狭义的理解则将健康促进视为一定领域内具体的工作方法或策略。

健康教育与健康促进既有联系也有明显区别（表6-2）。健康促进是通过健康教育，提高个人和公众的健康素养以及强化社会的健康倡导，同时通过健康共治（governance for health），一方面在政府各部门间加强协作，另一方面动员全社会参与，结合卫生服务方向，促成健康的生活行为方式，促进人群健康。健康促进的出现标志着对行为干预的重点开始从"健康的选择"到"使健康选择成为每个人既方便又实惠的选择"的转变。健康促进可以简单地总结成如下公式：

$$健康促进 = 健康教育 \times 健康共治$$

其中，健康教育与健康共治是相乘、协同的关系（图6-1）。

表6-2　健康促进与健康教育的区别

区别要点	健康教育	健康促进
内容	教育、改变行为	环境支持、教育、改变行为
方法	传播与教育	传播、教育与健康环境营造
效果	个体与群体健康改善，不一定持久	个体与群体健康改善，效果持久
特点	侧重行为改变	侧重全社会参与环境改变

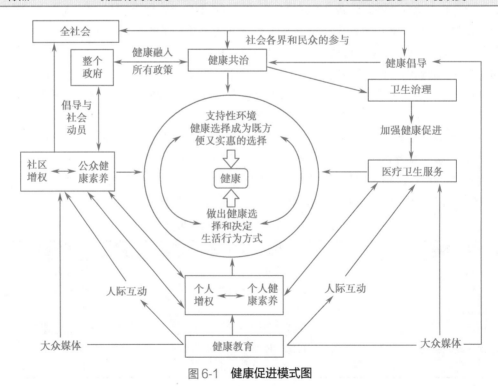

图6-1　健康促进模式图

（四）健康教育与健康素养、卫生宣教、健康促进的关系

健康教育与卫生宣教、健康促进三者之间的关系（表6-3），呈现递进式包容（图6-2）。卫生宣教是单纯的知识传播；健康教育进一步以行为矫正为主，着重于个人与群体的知识、信念和行为的改变，也是健康促进的重要组成部分，强调一级预防；健康促进则是以行为和环境矫正为目标，注重政府行为、行政干预，融客观支持与主观参与于一体，包括健康教育和环境支持；而健康素养可作为这递进式包容干预结果的一个评价指标。

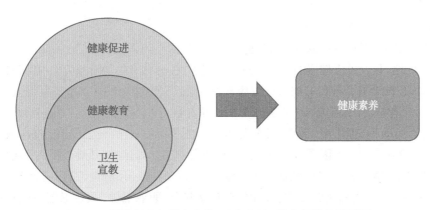

图6-2　健康教育与健康素养、卫生宣教、健康促进的关系图

表6-3　健康教育与卫生宣教、健康促进的比较

区别要点	健康教育	卫生宣教	健康促进
内容	教育、改变行为	宣传	环境支持、教育、改变行为
策略	传播结合教育，运用个体行为改变和人际水平行为改变策略	大众传播为主	制定政策、改变环境、社区参与，提高个人技能和改变卫生服务方向
特点	以行为改变为主	单向传播	全社会参与、多部门合作，综合干预健康危险因素
效果	知识、信念和行为的改变，提高个体和群体健康水平	卫生知识的积累	提高个体和群体健康水平，创造健康环境，效果有持久性

三、公共卫生与健康教育的关系

公共卫生是全社会公私机构、大小社群以及所有个人，通过有组织的社会努力以预防疾病、延长寿命、增进健康与效率的科学与艺术，关系到一个地区甚至一个国家人民健康的公共事业。20世纪60年代，"新公共卫生"概念被提出，至20世纪80年代中期之后进入"新公共卫生时代"。与传统的公共卫生相比，新公共卫生更关注慢性病和精神卫生，强调健康不仅是不生病，而且是涵盖了生理、心理、精神和情绪的健康，还包括社会的和谐、文明和道德的健康。公共卫生具体包括对重大疾病尤其是传染病，如结核病、艾滋病等的预防、监控和治疗；对食品、药品、公共环境卫生的监督管制，以及相关的卫生宣传、健康教育、免疫接种等。

2017年国家卫生计生委修订形成了《国家基本公共卫生服务规范（第三版）》，共包括了12项服务内容，主要涉及居民健康综合管理技术体系、重点人群健康管理技术体系和患者健康管理技术体系三部分。其中，健康教育是公共卫生服务体系中的重要组成部分。在居民健康综合管理技术体系中，健康教育可以提高居民健康档案的建档率，提高公众的健康素养，提高突发公共卫生事件发生时的公众防护意识，提高公共卫生事件信息报告意识。在重点人群健康管理技术体系中，对0～6岁儿童及其家长、孕产妇、65岁以上老年人等重点人群开展针对性健康教育可促进重点人群疾病的预防

Note:

和筛查,实现疾病的一、二级预防。在患者健康管理技术体系中,健康教育贯穿整个过程,发挥促进疾病早治疗及有效控制的作用,有助于做好疾病的三级预防。

四、公共卫生健康教育的内容、目的与意义

健康教育是公共卫生服务的重要内容,也是促进公共卫生建设的主要手段。公共卫生护士要想提供合适、有效的健康教育,需要综合考虑针对不同人群需求、适合不同服务场所的公共卫生健康教育的内容和形式。

(一)公共卫生健康教育的内容

公共卫生健康教育就人群、场地、内容而言,涉及不同年龄、不同特征的人群,学校、公共场所、医院等不同的场地,以及关于健康的所有信息。总结来说,公共卫生健康教育的内容包括:①宣传普及公民健康知识,配合有关部门开展公民健康素养促进活动。②对特殊人群进行健康教育,主要针对青少年、妇女、老年人、残疾人、0~6岁儿童家长等人群。③开展健康生活方式教育,如合理膳食、控制体重、适当运动、心理平衡、改善睡眠、限盐、控烟、限酒、科学就医、合理用药、戒毒等健康教育,干预影响群众健康的危险因素。④对重点疾病患者群进行教育,如开展心脑血管疾病、呼吸系统疾病、内分泌系统疾病、肿瘤、精神疾病等重点慢性病,以及结核病、肝炎、艾滋病等重点传染病的健康教育。⑤开展公共卫生问题健康教育,如针对食品安全、职业卫生、放射卫生、环境卫生、饮水卫生、学校卫生等的健康教育。⑥开展应对突发公共卫生事件健康教育,如应急处置、防灾减灾、家庭急救等。⑦宣传普及医疗卫生法律法规及相关政策。

(二)公共卫生健康教育的目的与意义

2016年,中共中央、国务院印发的《"健康中国2030"规划纲要》中指出,在普及健康生活上,要加强健康教育、塑造自主自律的健康行为和提高全民身体素质;在优化健康服务中,要强化覆盖全民的公共卫生服务,要加强重点人群健康服务。公共卫生健康教育的目的是实现全球性健康与公平,使人人都享有能获得的最高健康水平,不因种族、宗教、政治、经济和社会状况不同而分等级,具体体现在:①增强和维护人们的健康,使个人和群体实现健康的目的。②增强健康理念,从而理解、支持和倡导健康政策、健康环境。③改善人际关系,增强人们的自我保健能力,养成良好的卫生习惯,倡导文明、健康、科学的生活方式。④预防和降低非正常死亡、疾病和残疾的发生。

公共卫生健康教育是开展疾病控制、促进健康生活方式和建立健康环境的有效策略,是提高全民健康素养和身体素质的关键路径,也是促进全球卫生事业发展的战略需要,对一个国家甚至全球的公共卫生事业发展具有重要意义。

第二节 公共卫生健康教育的实施步骤

一项好的公共卫生健康教育项目依赖于科学可行、严谨有序的实施方案。以护理程序为指导,公共卫生健康教育项目的实施步骤可分成三个主要部分,即公共卫生健康教育项目的评估与诊断、公共卫生健康教育项目的计划与实施,以及公共卫生健康教育项目的评价。

一、公共卫生健康教育项目的评估与诊断

全面系统的评估与诊断是了解公共卫生健康教育对象需求,提供针对性、实用性的内容,开展有效公共卫生健康教育的基础。目前最有代表性、使用最为广泛的健康教育基本模式为格林模式。根据此模式,公共卫生健康教育项目的评估与诊断包括以下五类:

(一)社会诊断

社会诊断的目的和任务主要包含评估目标社区或对象人群的生活质量并明确影响其生活质量的健康问题;了解目标社区或对象人群的社会环境;动员社区或对象人群参与健康教育项目。以往

人们多重视定量的评估,而对于定性的研究,如服务对象的主观情感、愿望和要求往往没有受到应有的重视。实际上,健康教育的实施更多地依据群众的主观感受和社区的需要。社会诊断常采用的质性方法包括:知情人座谈会、德尔菲法、社区研讨会或群众听证会、专题组讨论、小组工作法、观察法等。在社会诊断中,不仅要重视定量的研究,也必须重视定性的研究,两者是相辅相成、不可或缺的。

(二)流行病学诊断

流行病学诊断的主要任务是确定对目标人群的生活质量或健康状况影响最大的疾病或问题。在流行病学诊断的过程中,需要回答以下六个问题:①社区中存在哪些主要疾病或健康问题,以及其在时间和空间上的分布情况及分布特点。②社区及社区居民最为关切的是哪种疾病或健康问题,或者哪些疾病或健康问题对社区或对象人群的生活质量构成最大/最突出的威胁。③存在这些疾病或健康问题的居民有哪些人口学特征。④导致或促使该疾病或健康问题发展的因素有哪些,影响最大的是什么,是否可以发生改变。⑤控制该疾病或健康问题,应利用什么资源,采取什么措施,能发挥怎样的作用。⑥健康教育对控制该疾病或健康问题,或者改变影响该疾病或健康问题的因素可能发挥什么作用。

(三)行为与环境诊断

行为与环境诊断是在流行病学诊断的基础上进行的。行为诊断指对导致疾病和健康问题发生和发展的危险行为生活方式的诊断。环境诊断中,环境因素包括社会因素和物质条件因素,可以采取健康促进措施使之改善,以支持健康行为或影响健康结果。行为与环境诊断的任务包括:①区分引起健康问题的行为与非行为因素。②区别重要行为与相对不重要行为,以及其与健康问题的联系密切程度及该行为发生的频率。③区别高可变性行为与低可变性行为,评估行为的预期干预效果。

(四)教育与生态诊断

教育与生态诊断的目的和任务是在明确影响目标疾病/健康问题主要行为的基础上,对导致该行为/行为群发生发展的因素进行调查和分析,从而为制订健康教育干预策略提供基本依据。在格林模式中,能够影响行为发生发展的因素主要分为倾向因素、强化因素和促成因素,任何一项健康相关行为都会受到这三类因素的影响。研究这三类因素的主要目的在于正确地制订教育策略,即根据各种因素的相对重要性及资源情况确定干预重点。

(五)管理与政策诊断

管理与政策诊断包括管理诊断与政策诊断,主要通过查阅资料、专家咨询、定性调查等方式进行。

1. 管理诊断的核心内容是组织评估和资源评估。组织评估包括组织内分析和组织间分析两个方面。组织内分析:如有无健康教育机构,该机构有无实践经验和组织能力,现有资源状况如何等。组织间分析:如健康教育规划与本地区卫生规划的关系,政府卫生行政部门对健康教育的重视程度和资源投入状况,本地区其他组织机构参与健康教育的意愿和现况,社区群众接受健康教育的意愿和现况,社区是否存在志愿者队伍等。资源评估则是对实施健康教育与健康促进的资源进行分析。

2. 政策诊断的主要内容是审视社区现有政策状况,如有无与项目计划目标相一致的支持性政策,该政策是否完善等。

二、公共卫生健康教育项目的计划与实施

通过评估与诊断,明确公共卫生健康教育对象的需求和特征。在此基础上,需要进一步进行计划与实施,具体包括确定如何来满足目标对象的需求,采用何种方式或辅助手段来达到健康教育项目的目标。

(一)确定计划目标

任何一项健康教育计划都必须有明确的目标,这是计划实施与效果评价的依据。确定计划目标就是将前期评估与诊断的结果整合后形成具体可实现目标的过程。

1. **总体目标** 指预期达到的计划理想的最终结果,是计划总体上的努力方向,具有远期性、宏

观性。总体目标常用文字表述，不要求达到可测量的效果，有时可能永远不能实现，但给计划指明了努力方向。

2. 具体目标　又称计划目标，是目的的具体体现，是为实现总体目标设计的具体的、量化的结果指标。

3. 指标体系　由与各方面、各阶段、各层次的具体目标有关的指标及其权重（如果需要，须专门确定）、预期指标值、指标使用方法等组成，是项目管理和评价的基本工具。

（二）确定健康教育干预方案

公共卫生健康教育干预方案的确定是整个干预过程的关键。由于涉及基层、受众人群多、场地覆盖面广等特性，一套科学性、可行性高的干预方案，是保证公共卫生健康教育高质量完成的决定性因素，同时可以尽可能地避免资源的浪费。

1. 确定健康教育干预策略和方法　健康教育干预策略是在干预目标确定之后，根据公共卫生健康教育目标人群特征、环境条件和可得资源等情况来选择最佳的干预方式、方法和途径的过程。公共卫生健康教育主要干预策略如下：

（1）信息交流：向目标人群提供信息不仅能帮助其了解卫生保健知识，也是帮助其树立健康观念和采纳促进健康行为的基础，实现方式主要包括大众传播、人际交流和其他媒介传播。

（2）技能发展：健康教育干预不仅要告诉人们什么有利于健康，还必须解决"怎么做"的问题。技能发展就是在人们掌握必要健康知识和信息的基础上，帮助其形成和发展促进健康行为的能力，包括决策能力和操作技能两方面。

（3）社会行动：社会行动策略不仅需要注重活动本身的效果，还需要关注活动的影响力和新闻效果，以此营造健康文明、积极向上的公共卫生文化。

2. 确定健康教育干预框架　是将公共卫生健康教育干预策略和方法与目标人群、目标行为、行为影响因素及干预场所相结合，综合考虑形成的健康教育干预方案。

（1）确定目标人群：目标人群指健康教育计划干预的对象或特定群体。通常基于公共卫生健康教育诊断的结果和优先解决的健康问题，明确特定疾病或健康问题在社区人群中的分布及其特点。受疾病和健康问题影响最大、问题最严重、处在最危险状态的群体，一般被确定为健康教育干预的目标人群或一级目标人群中的高危人群。根据目标人群与行为的关系可分为：

一级目标人群：是公共卫生健康教育项目将直接干预的存在问题的人群。

二级目标人群：指对一级目标人群的健康知识、态度和行为有直接、重要影响的人群。

三级目标人群：行政决策者、经济资助者和其他对计划的成功有重要影响的人。

（2）确定干预内容：即确定倾向因素、强化因素和促成因素三类行为影响因素中的重点干预指标，并根据不同的目标人群分类来进一步区分三类行为影响因素中的重要因素，最后根据计划目标选择干预内容。

（3）确定健康教育干预场所：指开展健康教育干预活动的主要场所，也是将健康教育干预活动付诸实践的有效途径，并在一定程度上决定了干预活动是否能得到有效实施。在公共卫生健康教育活动中，干预场所一般分为学校、医院、社区、工作场所和商业场所等。

（4）建立干预框架：在健康教育干预框架制订过程中，需要综合考虑政策、法规、制度等社会策略；不同人群、场所教育策略的特异性和多样性；动员和利用场所内各种有形和无形的资源策略；改善有关社会文化环境和物理环境的环境策略。

3. 确定干预活动日程　依据公共卫生健康教育干预框架的设计，各阶段需要形成干预活动日程表。

（1）干预活动组织网络与人员队伍建设：健康教育工作因其本身的特性，必须根据工作需要形成多层次的、多部门参与的网络组织。人员队伍是执行计划的根本保证，应以专业人员为主体，吸收网络组织中其他部门人员参加，并明确各类人员的职责与权利。

（2）确定监测与评价计划：建立系统、完善的质量控制与监测体系，及时发现干预计划、材料、策略及实施中的问题并进行调整，是保证项目向目标顺利发展、衡量计划实施效果的重要措施。

（3）确定干预项目预算：干预活动预算是干预经费资源的汇总与分配方案。确定干预活动预算需遵循科学合理、厉行节约的原则。

三、公共卫生健康教育项目的评价

公共卫生健康教育项目的评价并不是健康教育的最终步骤，而是贯穿于整个程序。及时的项目评价可以帮助公共卫生护士掌握项目开展情况，不断完善项目，为更好地满足目标对象的公共卫生服务需求和项目的持续开展与推广提供了重要参考。

（一）过程评价

过程评价（process evaluation）测评的是投入（input）、活动和产出（output）的整个过程。通过过程评价能发现项目执行过程中存在的问题，以便采取修正行动。过程评价的内容主要包括：

1. 评估规划实施情况 随时了解现场反应，如教育干预是否适合教育对象并为他们所接受，教育干预是否按既定程序得以实施（时间、频率）等。

2. 评估干预实施人员工作情况 评估内容不仅包括干预实施人员的责任心与热情，还包括干预实施人员之间以及其与教育对象之间的配合与团结情况。

3. 项目预试验 对教育材料、传播媒介、资料收集表（调查表）等进行预试验并及时加以修改。

（二）效果评价

效果评价（effectiveness evaluation）应当证明哪些效果是项目投入造成的，哪些效果是非项目因素造成的，并对这两类影响加以鉴别。干预在目标社区的影响作用可与未曾暴露于干预措施下的相似社区（对照）比较。常采用量性与质性方法相结合的方式。

（三）结局评价

结局评价（outcome evaluation）指评价健康教育规划的最终目的是否实现。评价内容包括以下几个方面：

1. 效果 即规划对目标人群健康状况的影响。其评价指标是疾病发病率、死亡率、残疾率的变化，了解规划是否影响某种疾病的发病和流行情况，患者存活率及存活时间有无改变等。

2. 效益 指规划改变人群健康状况所带来的远期社会效益和经济效益。其评价指标主要是生活质量指标，如劳动生产率、智力、福利、环境改善情况、寿命、精神面貌、卫生保健成本等。

3. 成本 - 效益分析和成本 - 效果分析 在制订规划、选择某一方案、评价规划效果时，常常要考虑成本 - 效益分析（cost-benefit analysis，CBA）和成本 - 效果分析（cost-effectiveness analysis，CEA），作为科学决策的重要依据。成本 - 效益分析或成本 - 效果分析是通过计算对实施健康促进规划所使用资源（费用或成本）与健康收益进行分析比较，目的在于确定以最少的投入产生最大效果的规划；比较分析不同规划的成本 - 效益或成本 - 效果，以及决定某规划是否有继续实施的必要性。

知 识 链 接

健康行为改变整合理论

2009 年，美国临床护理专家 Polly Ryan 提出了健康行为改变整合理论（integrated theory of health behavior change，ITHBC），用于促进人健康行为的产生。ITHBC 作为健康教育的理论指导具有以下四大实施特征：

1. 在以评估为基础的前提下，对患者进行个体化评估。评估内容包括疾病相关危险因素、疾病感知以及对健康教育实施效果的阶段性评价。评估贯穿于行为改变的全过程。

2. 根据评估结果对患者提供个体化的健康教育知识和技巧,协同患者制订相应目标及计划。

3. 告知患者进行自我监控,并及时将行为计划的实施效果反馈给医护人员。

4. 为患者提供相应的社会环境支持,对患者进行健康教育时邀请家属、照护者等同时接受相关健康教育;采用宣传手册、电子网络等便捷方法向患者提供丰富充足的信息支持。

第三节　公共卫生护士在健康教育中的作用

健康教育的开展必须动员社会各方力量积极参与,包括政府行政部门、群众团体、医务人员和人民群众等。而在所有的公共卫生健康教育者当中,护士具有得天独厚的条件,尤其在社区巡诊、家庭访视等方面,都为护士施行公共卫生健康教育提供了机会。这决定了护士在公共卫生健康教育中的主导地位,也促使护士成为公共卫生健康教育的主力军。

一、公共卫生护士在健康教育中扮演的角色

有效开展公共卫生健康教育,不仅能提高患者的依从性,提高生存质量,而且能节约医疗资源,降低家庭和社会的医疗负担。公共卫生护士作为公共卫生健康教育的具体实施者,在健康教育中扮演着教育者、组织者和联络者的角色。

1. **教育者** 健康教育是一种特殊的教学活动,公共卫生护士作为教育者不同于一般意义上的教师。学校教师关心的是教育,其职责是将知识传授给学生,而公共卫生护士关心的则是提供教育服务,其职责不仅要传授知识,而且还要关注学习者的行为。公共卫生护士实施公共卫生健康教育的目的是帮助特定人群建立健康行为,在不健康行为与健康行为之间架起一座传授知识和矫正态度的"桥梁"。

2. **组织者** 在公共卫生健康教育的实施过程中,公共卫生护士需要制订健康教育计划、策划教育内容、选择教育方法以及调控教学进度。公共卫生护士组织教学能力的强弱对公共卫生健康教育效果有直接影响,因此公共卫生护士必须掌握健康教育的基本原则和基本技能,创造性地做好对教育对象的健康教育工作。

3. **联络者** 公共卫生健康教育是一个完整的教育系统,虽然健康教育计划可由公共卫生护士制订,但实施过程需要各类人员的密切配合。公共卫生护士作为联络者,应起到与医生、专职教育人员、营养师、物理治疗师等相关人员协调的作用,以满足不同教育对象对公共卫生健康教育的需求。

二、公共卫生护士的重要作用

公共卫生护士作为健康教育的主要实施者,其具体作用体现在以下方面:

1. **为服务对象提供大量有关健康的信息** 公共卫生护士应根据人群的不同特点和需要,为其提供有关预防疾病、促进健康的信息,同时须认识到主动参与比被动参与更有利于改变教育对象的态度和行为。因此,需要唤起人们对自身及社会的健康责任感,使其投入到卫生保健的活动中去,从而提高大众的健康水平。

2. **帮助服务对象认识影响健康的因素** 影响人群健康的因素多种多样,主要包括环境因素、人群的行为和生活方式等方面的因素。公共卫生护士应帮助人们认识危害健康的环境因素及不良行为和生活方式,根据个体、家庭、人群的具体情况,有针对性地教育人们保护环境,鼓励其保持健康的生活方式和行为,提高人群的健康素质。

3. **帮助服务对象确定存在的健康问题** 公共卫生护士需要通过对个人、家庭、社区的全面评估,帮助服务对象认识其现存的和潜在的健康问题,通过健康教育,帮助服务对象解决问题,恢复和

Note:

保持健康。公共卫生护士可与社区成员一起明确健康问题，共同讨论健康问题产生的原因，尤其是日常生活影响健康的行为因素。

4. 指导服务对象采纳健康行为　公共卫生护士为服务对象提供有关卫生保健的知识和技能，使其能够运用并解决自身的健康问题，从而增进人群的自我保健能力。健康教育的对象是受教育者，公共卫生护士需要满足受教育者的需要，以改善受教育者健康状况作为提升健康教育能力的出发点和落脚点。

5. 开展系统的健康教育　护士要将服务对象视为一个功能性的整体，在进行护理服务时，提供包含对服务对象生理、心理、社会、精神、文化、发展等方面的全面帮助和照护。护理要体现在人的生命全过程及其每一个阶段。健康教育应贯穿于人成长与发展的各个阶段。公共卫生护士不仅应重视成人的疾病护理、青少年健康保健，还应重视母婴保健、老年护理。健康教育的对象不仅是患者，而且包括健康的人，健康教育的服务范畴不仅在医院而且还包括家庭和社区。

三、公共卫生护士开展健康教育的方式

公共卫生护士在开展健康教育的过程中，需要根据不同疾病患者的临床表现、饮食要求、疾病注意事项、药物指导等以及不同人群的群体特征、健康问题，选择和设计特异性、针对性和多样性的健康教育实施手段。公共卫生护士开展健康教育的方式主要包括：

1. 专题讲座法　是一种较正式的传统的健康教育方式，一般由公共卫生护士对有关健康的某个专题进行讲授，以口头配合书面的方式，将信息传达给学习者。特点是容易组织，能在有限的时间内，将知识系统、完整地传授给特定群体，帮助其了解有关健康的知识或信息，为学习者改变观念、态度及行为奠定基础。例如，在针对在校女大学生开展乳腺癌预防知识的健康教育时，公共卫生护士开展了关于指导女大学生如何做乳房自检、合理饮食和正确佩戴文胸的专题知识讲座，帮助同学们在日常生活中注意健康的生活方式，增强防病能力。

2. 个别会谈式教育　是一种简单易行的健康教育方法。会谈时，应注意与学习者建立良好的关系，及时了解其存在的困难及问题，以便实施正确的健康教育。例如，公共卫生护士在家庭访视时，通过个别会谈，了解访视家庭存在的潜在健康问题，以便后期开展个性化健康教育。

3. 角色扮演法　是一种制造或模拟一定的现实生活场景，由学习者扮演其中的角色，将角色的言语、行为、表情及内心世界表现出来，以学习新的行为或解决问题的方法。参与者通过观察、操作、模仿、分析等学习有关的健康知识及经验。角色扮演后应进行讨论，引导参加人员讨论剧中的重点及内容，使其了解相关的知识及原理。例如，公共卫生护士在社区进行有关原发性高血压相关知识的健康教育时，可以有计划地采用情境式角色教学方法，帮助老年人掌握原发性高血压防治的相关知识。

4. 讨论法　是针对有相同健康问题的学习者，以小组或团体的方式进行健康信息的沟通及经验交流。小组应由年龄、健康状况、教育程度等背景相似的人组成，以7~8人为佳，最多不超过15人。公共卫生护士作为教育者，小组讨论前应通知服务对象讨论的主题，并拟出基本内容；讨论开始时，要先介绍参加人员及讨论主题，在讨论过程中应注意调节讨论气氛；在讨论结束时，对讨论结果进行简短的归纳和总结。

5. 示范法　常用于教授某项技术（如心肺复苏术）。一般教学人员先进行示范，使学习者能仔细地了解该项技术的操作步骤及要点；然后在教学人员的指导下，学习者进行练习；结束时学习者回示，教学人员通过评价，可以了解学习者是否掌握此项技术。注意：做示范时，动作不要太快，应将动作分解，并配合口头说明，以确保学习者的学习效果。

6. 展览法　是利用图表、挂画、模型、标本展示的方法，系统地将学习资料提供给学习者，以激发学习者的学习兴趣，优化学习效果；在没有压力的气氛中，使学习者获得健康知识。例如，公共卫生护士在学校女生寝室楼下放置乳腺癌防治知识的宣传展板，可以帮助学生了解和学习乳腺癌防治知识。

Note:

7. **实地参观法** 是带领学习者实地参观某一健康场所,以配合教学内容,使学习者获得第一手资料的方法。例如,实地参观结核病防治所,了解结核病的防治情况;参观产房,降低初产妇对分娩的恐惧等。为确保效果,参观前应告知参观者参观的目的、重点及注意事项,参观时间要充分,允许参观者有时间提问;参观后应组织讨论,以减少疑虑或恐惧。

8. **视听教材的应用** 视听教材的应用是利用有关教具,如书面宣传材料、挂图、幻灯、投影、电影等,使学习者在最短的时间内对某一教学内容有所了解的方法。

9. **计算机辅助教学法**(computer aided instruction,CAI) 是一种借助计算机技术进行教学的新形式,可以综合利用多种媒体有效地表达传统教学手段难以表现的教学内容,使教学内容形象化、多样化。这种方式通过计算机的信息转换和处理功能,将学习者难以理解的理论和难以掌握的方法形象化和具体化,能降低学习难度。

10. **同伴教育**(peer education) 是一种互助参与式教育方法,指先让一部分人通过正规或非正规教育途径,掌握一定的知识和技能,然后通过他们将这些知识、技能传播给同伴。目前广泛用于生殖健康、艾滋病预防、戒烟、戒毒、戒酒、反对家庭暴力等方面。

11. **其他** 除了上述健康教育方式外,还可采用其他各种方式进行健康教育。例如,通过家庭访视、在线医疗咨询等为人群提供健康教育;利用各种社会团体及民间组织的活动进行健康教育;利用报纸、图书、小册子、多媒体等媒介,对社区居民进行健康教育。

第四节 公共卫生健康教育中的伦理问题

健康教育的对象主要为人群,因此在教育过程中需要坚持维护个体利益与群体利益相统一的原则开展工作。下面主要介绍公共卫生健康教育的影响因素、公共卫生健康教育的伦理原则和公共卫生健康教育中的伦理问题及应对策略。

一、公共卫生健康教育的影响因素

1. **家庭因素** 家庭与个体健康行为的形成和发展有着极密切的联系,几乎任何健康教育活动都应考虑家庭因素的影响。家庭成员间的饮食习惯、体育锻炼等方面可以互相影响持续数十年。进行以家庭为主要场所的健康教育时,因为对家长的行为干预可以影响到对家庭其他成员的行为干预,所以家庭成员中的家长成为了健康教育的重点对象。

2. **教育与学习因素** 对个体健康行为的形成和发展,以及改变不健康的行为有非常重要的作用。在教育者的启发下,被教育者可以全面理解和认识目标行为,从理性上感受到自身对它的需要,然后实现和学习该行为,并在各种促成和强化因素的作用下得以强化和巩固。同时,受教育程度较高者,获取健康知识的能力往往越强,更能采用较健康合理的方式安排其生活。通过健康教育改变不良行为和培养新的健康行为的过程大多依据这种模式。

3. **文化因素** 研究文化与健康教育的关系时,必须注意不同地区、不同民族和宗教信仰的存在。民俗文化对健康行为有着正反两方面的影响。教育者应鼓励人们继承发扬文化因素中有益于健康的成分;同时,对于文化中不利于身心健康的部分,要开展促进健康的活动,逐步取代民俗文化中与健康科学不一致的成分。

4. **社会因素** 经济、人口密度、制度法规为人们采取维护和增进健康的行为提供了最重要的基础。经济发达、人口密度较大的国家和地区,具有社会组织程度较高、传播媒体效率较高等特点,更能为其居民提供良好的卫生服务。不同的社会条件,其医疗制度、法规施行方式和内容也不同。因此,健康教育者应积极推动卫生立法工作,以法律的强制约束力来避免危害人群健康行为的发生,从根本上保障人们获取健康信息、采取促进健康行为的权利。

5. **物质环境** 生活在不同物质环境的人们,在适应过程中会形成不同的生活方式和健康行为。

物质环境不同,居民的饮食生活习惯、性格特点、经济活动内容都有不同。通过建设相应的人工设施可以促进居民健康行为的形成,如近年来我国城市社区体育运动设施的建设,很大程度上提升了城市居民参与体育锻炼的积极性,促进了积极、健康生活方式的形成和普及。健康教育者在对某一地区服务对象进行健康教育时,也应注意物质环境因素的影响。

二、公共卫生健康教育的伦理原则

为切实保护被教育者的利益,在进行健康教育时除了要考虑相关的影响因素,还应该遵循相应的伦理原则,即公正原则、不伤害原则、有利原则和自主原则。

(一)公正原则

公正原则指在公共卫生健康教育的过程中,被教育者有被公平对待的权利和隐私权。

1. 公平对待的权利　健康教育者应充分认识到不同文化、社会因素和物质环境所带来的影响,公平地选择被教育者,不忽视或歧视某些人群,剥夺他们享受从健康教育中受益的权利。目前,健康教育作为重要的公共卫生策略已经得到广泛认可,我国已将健康教育确定为向社会大众提供的基本公共卫生服务之一。由此可见,健康教育体现了让社会中的每个人都有平等机会享受潜在利益以及实现公共利益最大化的公正原则。

2. 隐私权　被教育者的病情和健康状况被视作私人信息和秘密,受到隐私权的保障。健康教育者有为其保密的义务。隐私权主要涉及以下内容:

(1)敏感信息:对于被教育者而言,有些信息如性关系、个人及家庭收入等属于敏感范围。教育者应保护教育对象,同时设法得到其信任。一般情况下,教育者必须承担相应保密义务和具备职业道德,这是得到教育对象配合的前提。

(2)所观察的事物:现场观察的事物,如居室有些是不宜公开或被教育者不愿公开的,在进行现场健康教育的过程中需要保护被教育者的隐私。常用方法有匿名和保密。

(二)不伤害原则

不伤害原则指教育者在开展健康教育的过程中有责任将被教育者的伤害减至最低,使其获得益处最大。健康教育的干预手段与其他医疗卫生手段有所不同,主要是通过提供信息、知识、技能,改善自然环境和社会环境,促使人们采纳有益于健康的行为生活方式。不同地区的人们生活方式不同,健康教育者应结合不同地区的文化因素实施健康教育,进而实现预防疾病、促进健康的目的。这样的干预手段对人体无创伤,并能预防疾病、伤残的发生,提高人们的生活质量。同时,与其他形式的医疗卫生服务措施相比,服务对象的经济及精神损失更小,更好地诠释了伦理学中的不伤害原则。

(三)有利原则

有利原则指教育者应把有利于被教育者健康的因素放在第一位,并且切实为被教育者谋利益的原则。有利原则,不仅是对个人有利,也是对社会和国家有利。开展健康教育,是权利与义务统一的体现。每个公民都有维护自己的健康和生命不受侵害的权利。在国家、政府承担公民健康责任的同时,个人也应该积极接受相应的教育和学习,采纳有益于健康的行为生活方式,从疾病预防、合理利用卫生服务、配合医生进行康复等方面承担相应的义务和责任,从而减少健康问题对个人生理、心理、经济等造成的伤害,也可减少社会卫生资源的消耗以及劳动力的损失。

(四)自主原则

自主原则指在健康教育的过程中被教育者有自主决定和充分认知的权利。为了充分尊重被教育者的自主权,教育者可以向被教育者提供知情同意书,即在进行健康教育时,首先征得被教育者同意并在知情同意书上签字。尤其当健康教育内容涉及被教育者的疾病、某种健康问题,甚至某种健康相关行为问题时,教育者有义务向被教育者说明健康教育工作的内容、意义与用途,并征得其同意和理解。

Note:

三、公共卫生健康教育中的伦理问题及应对策略

在健康教育过程中，教育者需要思考面临的伦理学问题，遵循伦理原则进行健康教育的需求评估、策略制订与实施，并进行效果评价。下面主要介绍在公共卫生健康教育过程中出现的公共卫生健康教育伦理问题及其对策。

（一）公共卫生健康教育中的伦理问题

1. 人群需求与个体需求　健康教育是有计划、有组织、有评价的系统工程，其干预策略和活动的设计都基于对个体或人群的需求评估。健康教育需求评估首先要确定人群的主要健康问题和需要优先干预的相关健康行为，其次要确定大多数人愿意接受的健康教育策略和方法。这样的组织实施过程，能够最大限度地满足大多数人的需求，对于解决一个地区人群的健康问题，促进当地人群健康有重要意义；而且作为公共卫生策略也体现了"公众利益最大化"的宗旨。然而，在关注群体健康时，可能会忽视不同个体的具体问题和个性化需求，这在一定程度上可能造成个人利益的损失。

2. 群体利益与个人利益　绝大多数情况下，采纳有益于健康的行为生活方式，不仅符合个人的健康利益，也符合公众和社会的健康利益。例如，戒烟不仅可以有效减少吸烟者发生肺癌、冠心病、慢性阻塞性肺疾病的风险，也可以消除了二手烟对他人的危害。然而，在一些情况下，人们在实现个人健康利益时，忽视了对他人健康和社会健康的维护。例如，一些社区的老年人通过扭秧歌锻炼身体、愉悦身心，但吵闹的锣鼓声、音乐声可能侵扰了需要安静或休息的其他人。显然，在一些情况下，个人利益和群体利益之间存在着矛盾。

3. 社会责任与自我决策　健康教育强调向人们提供充分的健康信息、知识，以便人们能在认知水平提高后"自觉"采纳有益于健康的行为，突出体现了对个人自主性和自我决定权的尊重。事实上，通过教育、信息传播，人们在认识提高后做出有益于健康的决定是一个漫长的过程。在强调尊重个体的自主性及自我决策权的同时，个体如何承担对于健康的社会责任也需要每一个公民思考。

4. 隐私保护与社会健康　健康的行为生活方式，不仅是戒烟、合理膳食、规律运动等，还包括定期体检、合理利用卫生服务，如结核病筛查、艾滋病自愿咨询检测、抗结核治疗等。例如，结核病、艾滋病等传染病患者可能会处于担心隐私泄露受到歧视而不及时检查就诊的困境中，一方面这可能使患者延误治疗、危害自身健康，另一方面也会因传染源没得到有效控制而造成疾病传播风险增加。因此，尊重和保护患者隐私，消除歧视，既是对患者权益的维护，也是传染病预防、维护社会健康的重要举措。

（二）公共卫生健康教育伦理问题的应对策略

1. 参与和赋权　赋权指将决策的责任和资源控制权授予或转移到即将受益的人的手中。让目标人群参与健康需求评估过程，发现和认识自己的健康问题，自主决定如何解决自身以及所在社区的健康问题，即将参与和赋权的理念和方法运用于健康教育评估的过程中。这一方法不仅是自主这一伦理原则的体现，更能激发人们的健康意识和健康责任感，激发人们参与健康教育的热情与积极性，获得更好的健康教育效果。

2. 关注个性化需求　在需求评估阶段，细分目标人群，更为准确地区分不同人群的健康教育需求，可以有效提高健康教育干预的针对性，在一定程度上满足人们对个性化服务的需求。此外，在健康教育实施阶段，增加面对面沟通活动，增加健康教育工作者与目标人群、个体的双向互动，尽可能对重点人群进行个体需求评估和分析，进而开展更有针对性的干预、指导。

3. 教育引导与规范约束并重　健康教育强调人们认知提高后的"自觉"行动，更为人性化，更符合尊重自主性和自我决定权的原则。在设计和实施健康教育干预策略时，应做到两者并重。在尊重个人选择和保护大众与社会健康之间，底线是个人选择不能损害他人、社会的健康。例如，一个吸烟者可以选择不放弃吸烟，但要确保其吸烟行为不会对他人的健康产生危害，即不能在公共场所吸烟。此外，在健康教育内容中，要改变传统的"利己型"价值观，倡导"利他型"健康意识，形成尊重他人健

康选择、维护社会健康利益的理念。

4. 知情同意与隐私保护　是医学研究与实践必须遵守的伦理准则,健康教育也不例外。具体表现:如实告知目标人群收集资料的目的、意义、目标人群可能的损失(如时间花费、X线检查的副作用等),以争取目标人群的理解、支持与配合;不以"如果不接受调查将无法获得服务"等信息威胁目标人群;告知目标人群有权在接受调查的过程中退出或中止;还应严格遵守对目标人群的承诺,真正落实尊重隐私与保密原则。在开展健康教育的过程中,健康教育工作者必须尊重目标人群中的每个个体,不论其年龄、性别、民族、职业、贫富、健康状况,应一视同仁;对有违法及违反和破坏社会道德规范行为的调查对象平等对待;在文字资料中要规避引发歧视性、耻辱感的词句、图片;在面对面交流中,健康教育工作者应注意自己的语言、语气、表情,避免歧视、责备等。

（章雅青）

思 考 题

1. 请阐述健康教育、健康素养、卫生宣教和健康促进的联系与区别。

2. 作为一名公共卫生护士,请为社区老年原发性高血压患者设计合适的公共卫生健康教育实施方案和步骤。

3. 公共卫生护士在健康教育中的重要作用主要体现在哪些方面?

Note：

URSING

第七章

以家庭为中心的照护

07章 数字内容

--- 学习目标 ---

知识目标：

1. 掌握家庭的定义；家庭的结构与功能。

2. 熟悉公共卫生护士常用的家庭照护理论。

3. 了解健康家庭的特征。

能力目标：

1. 能比较三种常用的家庭照护理论的优缺点。

2. 能根据家庭访视流程，完成一次家庭访视。

素质目标：

具有在公共卫生护理中做好家庭照护、秉承医者仁心的职业精神。

———————— 导入情境与思考 ————————

老李,男,68岁,大学教授,糖尿病病史3年,通过口服降糖药控制血糖。他与66岁的老伴共同居住,育有1子,儿子在外地工作。退休后,他每天大部分时间都在伏案工作,不爱活动,有时甚至1周不下楼。近日,老李测得空腹血糖为8.2mmol/L,他和老伴认为吃降糖药就可以了,不想增加运动和改变饮食习惯。

请思考:

1.作为公共卫生护士,应对该家庭进行哪些方面的评估?

2.该家庭目前存在的主要健康问题是什么?

3.作为公共卫生护士,应对该家庭进行哪些方面的护理指导?

家庭是社会生活最重要的基石,随着健康政策与照护需求的改变,以家庭为导向的健康照护日趋重要。早在19世纪末期,以"家庭为单位"的照护,就成为公共卫生护理工作的内容之一。公共卫生护士借助家庭评估的过程和工具,评估家庭的健康状况,了解家庭的健康需求以及健康问题,并针对这些问题运用理论知识为家庭提供专业的服务,从而解决家庭的健康问题,提高整个社区人群的健康水平。

第一节　家庭与家庭健康

家庭的健康关系到整个社区以及整个人群的健康。对于公共卫生护士来说,走进家庭,与家庭建立好合作关系,了解家庭的结构与功能、家庭发展阶段等,可为家庭照护提供依据。

一、家庭的定义与特征

随着人类生活型态与文化价值观的改变,人们对于家庭的理解随着时间变化而有所不同。传统的家庭指以婚姻、血缘或收养的关系而组成的社会团体。随着社会的发展,现代家庭多由两个或多个家庭成员组成,他们共同生活,在情感、生理以及经济方面相互依赖。家庭的特征包括:

1.家庭是两个或两个以上的人,因婚姻、血缘、收养等关系组成的群体。

2.家庭被视为一个互动系统,家庭成员通过其角色、沟通等运作,以发挥家庭功能。

3.家庭具有独特性,有其文化价值观与规范。

4.家庭强调整体性,成员具有共同的目标,共同应对问题,促使家庭的成长与生存。

5.家庭是发生健康问题的重要场所,是公共卫生护士帮助的护理对象。

二、家庭的功能与结构

评估家庭的功能与结构对于公共卫生护士明确家庭是如何影响个体健康是非常必要的。

（一）家庭功能

家庭功能(family function)是家庭在人类生活和社会发展方面所起的作用。其主要功能是通过满足以下需求而实现的:①每位家庭成员的需求。②家庭的完整性。③家庭与社会的关系。佛里德曼(Friedman)于1992年提出,家庭功能是作为护理人员协助或介入活动时应考虑的重要方向,常见的家庭功能包括:

1.**情感功能(affective function)**　是家庭最基本的功能,家人通过爱、支持和亲密等行为来满足家庭成员的情感需求。家庭情感是结合家庭的强固力量,有了它的支持,家庭成员才能获得归属感以及安全感。

2.**生育功能(reproductive function)**　家庭具有繁衍和养育下一代的功能。这种功能可以延

Note:

续种群以及促使社会持续存在。生育功能不是家庭的必然功能。

3. 社会化功能（socialization function） 家庭最大的期待是培养下一代能够适应社会、走向社会，具有正确的人生观、价值观，日后能服务社会、贡献社会。另外，家庭也可以向外传播他们的文化，如信仰、精神、价值观等。

4. 经济功能（economic function） 家庭有生产也有消费，是生活最基本的提供者。家庭须供给子女最基本的食物、挡风遮雨的住所等生活需要；家庭成员彼此为了生活大计，往往会共同讨论理财方式，通过各种经济活动，确保家庭的生活基本需求得到满足。因此，家庭评估时需要了解家庭最基本的生活需求是否满足、家庭经济的资源与分配等。

5. 健康保健功能（health care function） 家庭健康照护的主要目的不仅是没有疾病，而且是能更健康，包括生理、心理、社会、发展等各方面的健康照护功能。家庭成员在家庭中能够逐渐认识健康的概念、健康信念、健康促进、健康维持、疾病预防与疾病管理，可为患病的成员提供非专业的照护并且提供物质、精神和心理等方面的支持。

（二）家庭结构

家庭结构（family structure）指家庭成员的特征以及家庭成员之间的相关关系，是家庭系统组织化的要素，能够促进家庭及成员间彼此活动的协调性，以满足互相的需要。佛里德曼认为，家庭结构包括角色结构、价值观、沟通过程和权力结构四个要素。

1. 角色结构 家庭中的角色分为正式角色与非正式角色。家庭成员在家中具备的固有的身份，如父亲、儿子、姐姐等，称为家庭正式角色。非正式角色指家庭为满足成员彼此的情感需求或解决冲突事件等所扮演的角色，如家庭的协调者、健康照护者等。当一个人需要扮演多重角色时，则易形成角色负荷，如某位单亲母亲，需扮演父母亲的角色或是其他家庭角色时，将会形成疲溃现象。

2. 价值观 每个人都有不同的价值观，每个家庭也有不同的思想、态度与信念。家庭的价值观往往受文化习俗、宗教信仰及社会价值观的影响，因此所重视的需求也大不相同。例如，有的家庭重视金钱，因此只要能赚钱即使损害身体健康也在所不惜；有的家庭认为健康最重要，因此从不吃高热量食物、定期健康检查，一有疾病便马上就医。因为价值观的不同，家庭对于疾病的处理方式或促进健康的保健行为也有所不同。价值观往往决定家庭的生活方式，如是否规律饮食、定期运动以及是否熬夜等。因此，公共卫生护士应深入了解家庭的价值观，站在专业的立场，提供疾病处理的建议或方法，协助家庭解决健康问题。

3. 沟通过程 沟通是促进家庭达成其功能最重要的条件，沟通的类型分为开放性沟通和闭合性沟通。开放性沟通指家庭成员能够清楚地说明自己的感受与意见，成员能够互相倾听与反馈，是健康的家庭沟通形态。闭合性沟通指家庭成员多用模糊、不明确、不恰当的字眼，无法明确表示出自己的意见，导致问题的发生，无法充分发挥家庭的功能。促进家庭有效沟通的原则包括：①非语言的沟通往往比语言沟通更有利。②沟通应清楚、明确、合理。③学会倾听。④承认每件事都有多方面的看法，尊重对方的看法或感受。

4. 权力结构 按照每个家庭权力的运作，权力结构分为传统权威、情况权威、分享权威三种。①传统权威：权力来自传统，如父系社会父亲是主宰者。②情况权威：家庭随着情况的变化而有权力的转移，如父亲由于年老或者死亡，权力转移给儿子；家中有人患病，其健康照护决策权来自学护理的女儿。③分享权威：家庭成员权力均等，成员共同参与做决定。

随着社会的变化，为满足家庭以及社会的需求，家庭结构在不停地变化，但是无论怎样变化，公共卫生护士在评估家庭结构时要重点关注以下几方面：①构成家庭的各个成员。②家庭成员之间的关系。③家庭成员之间的互动。④家庭与其他社会系统的互动。

值得注意的是，家庭结构在人的生命周期中会不断发生变化或调整，公共卫生护士评估时要注意这一点。例如，某幼女早年间生活在原生家庭中，几年后因为父母离异进入到单亲家庭，之后跟随的父亲或母亲再婚又进入到再婚家庭中；长大成人后，她有可能经历不同的家庭类型：同居，为了职业的要求两地分居,几年后离异成为单亲母亲,之后又同居,再婚,最终丧偶(图7-1)。因此,护士在社区中可能会面临不同家庭结构的家庭,而这些不同家庭结构的家庭可以影响个体的健康状态甚至导致疾病。

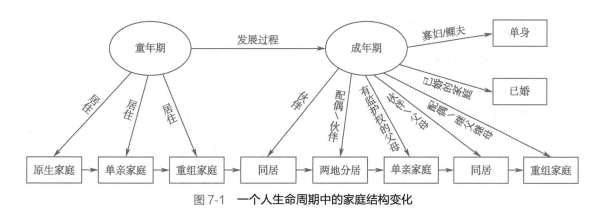

图7-1 一个人生命周期中的家庭结构变化

三、家庭健康

在公共卫生护理领域,家庭健康备受关注,但是目前尚无公认的家庭健康的定义。家庭健康通常与家庭功能、健康家庭等词互用。汉森(Hanson)将其定义为"家庭系统动态的变化的健康状态,包括生物、心理、精神、社会及文化等层面"。他认为个体成员以及家庭单元构成一个整体,而家庭单元与社区亦可构成一个整体。个体成员的健康影响着家庭的功能,反过来家庭功能也影响着个体成员的健康。因此,评估家庭健康时应同时评估个体成员的健康。

通常家庭分为非健康家庭和健康家庭。非健康家庭指功能不良的家庭,或是不依从、抵抗或是没有动机的家庭。健康家庭通常具备"功能良好、平衡"等特征。公共卫生护士应针对不同类型家庭各自的特点,制订相应的干预措施从而提升家庭健康。

知 识 链 接

健康家庭的特征

健康家庭包括以下特征:

1. 家庭成员沟通良好、善于倾听。
2. 相互支持。
3. 相互尊重。
4. 相互信任。
5. 尊重各自的隐私。
6. 共同面对问题。
7. 共度休闲时光。
8. 具有家庭责任感。
9. 具有家庭传统或礼仪。
10. 经常在一起娱乐,充满幽默。
11. 经常互动且在互动中强调平衡。

第二节 家庭照护

20世纪初期,公共卫生护理专家就认识到,如果要维持或增强个人、家庭或社区的服务,就要以预防及整体性为取向。因此,整体性的家庭健康已成为公共卫生护士工作最主要的目标。

一、家庭照护的理念

有学者提出家庭照护的理念:①家庭照护是有理论基础,有计划的活动,且是一个创作性的过程。②家庭照护尊重家庭的需求及家庭成员的感受。③家庭照护协助家庭接受或进行改变,并应用家庭资源对刺激及压力源做适应性的反应。④家庭照护是重预防性的护理。⑤家庭照护是促进家庭系统稳定及家庭人际系统的沟通。⑥家庭照护重点在于帮助个案本人或其他家庭成员学会照顾个案。

家庭照护包含的层面广且复杂,佛里德曼认为家庭照护应包含以下三大层次:

1. **个人层次** 指个人本身的健康问题。

2. **成员间的层次** 指家庭成员间的沟通与互动等问题,护理人员应提供协调性的服务以解决其问题。

3. **家庭系统层次** 指以家庭为护理单位,视家庭全体为照护的对象,需强调家庭功能的发挥及家庭与外界互动所产生的结果,因为这些都可能是影响家庭健康的相关因素。

二、家庭照护的重要性

1. 家庭是社会最主要的单位,也是公共卫生护理服务的最基本单位。

2. 家庭是提供照护最自然的环境。

3. 家庭深深影响着家庭成员的价值观、健康信念、态度和健康行为等,并且家庭的个别成员健康亦会影响到家庭整个单位。

4. 健康照护的决策过程通常是在家庭成员与健康照护人员彼此的分享与讨论过程中形成的。

三、家庭照护的目标

家庭照护是协助家庭接受或进行改变,并应用家庭资源对刺激及压力源做适应性的反应,其护理的重点在于帮助个案本人或其他家庭成员学会照顾个案。公共卫生护士应协助家庭达到下列家庭照护目标:

1. **协助家庭发现并接受健康问题** 如通过家庭角色型态或生活环境的评估,让家庭成员了解家庭出现角色负荷过重或可能存在的健康问题。同时,让其能接受此问题,并愿意面对问题、解决问题。

2. **提升家庭处理健康问题的能力** 家庭照护的主要目的是协助家庭获得最大可能的健康,其最终目的是培养家庭能独立解决健康问题的能力。在公共卫生护士的协助下,每个家庭需建立起为自己健康负责任的态度,并学会解决家庭的健康问题。

3. **协助家庭了解并善于运用社会资源** 解决健康问题的能力与家庭资源的多少以及是否懂得运用资源有关。当家庭遇到健康问题时,公共卫生护士应该适时给予转介或提供具体的资源讯息。

4. **通过三级预防促进家庭健康及自我照顾能力的提升** 一级预防包括健康促进、卫生教育、预防接种等,以促进家庭采取预防性健康行为。二级预防是利用筛检、转介等服务,为协助家庭早期发现疾病,早期治疗。三级预防是提供家庭访视或居家照护服务等,以恢复个案的健康并提升其自我照护的能力。

5. **强化家庭功能以促进家庭成长及健康生活** 通过家庭照护,公共卫生护士协助其发现家庭的优点与弱点,同时激发潜能,促进家庭的成长与发展,提升家庭的功能,以达到家庭实现健康生活的目的。

四、家庭照护常用的理论

常用的家庭照护理论包括家庭系统理论、家庭发展与生命周期理论、生物生态系统理论等，公共卫生护士可以根据实际情况选择应用。

（一）家庭系统理论

家庭系统理论（family system theory）认为：①家庭系统是一个有组织的整体，家庭中的个体是相互依赖的。②家庭系统中有许多层次结构，子系统之间存在逻辑关系（如母 - 子和家庭 - 社区）。③随着时间的推移，家庭系统变得越来越复杂，不断进化。④家庭系统因内外环境的压力和紧张而不断变化。⑤家庭系统某一部分的变化会影响整个系统。⑥家庭系统有自我平衡的特点，以保持稳定的模式。

家庭系统理论表明，当一个成员受到健康事件的影响时，整个家庭和其余的家庭成员都会受到这种平衡变化带来的影响。家庭系统理论鼓励公共卫生护士将个体视为整个家庭的参与成员，帮助家庭在家庭系统中保持平衡和稳定，使家庭最大限度地发挥其功能和适应能力。根据家庭系统理论，护士可以向家庭提出的评估问题包括：

1. 家庭成员有哪些？
2. 某一位家庭成员发生疾病时，对家庭有什么影响？
3. 家庭中谁受到的影响最大？
4. 除了你的家庭之外，你认为谁能够帮助你？
5. 如果有外人来帮忙，你的家人会做何反应？
6. 你认为孩子、配偶或父母如何满足他们的需求？
7. 什么能帮助家庭应对这些变化？

……

（二）家庭发展与生命周期理论

家庭发展与生命周期理论（family developmental and life cycle theory）提供了一个框架，有助于公共卫生护士理解家庭随着时间的变化和过渡所经历的压力或问题。基于此理论，护士可以了解个人和家庭成长以及发展的阶段，预测家庭可能经历的压力或危机，以及家庭是否在经历这些"适时"或"不适时"的变化。护士必须认识到，每个家庭中都有个人和家庭发展需要完成的任务，每个家庭或个人生命周期的每个阶段都是独一无二的。表 7-1 显示了杜瓦尔（Duvall）家庭生命周期的各个阶段、家庭发展任务以及保健任务。

表 7-1　杜瓦尔家庭生命周期阶段、家庭发展任务及保健任务

家庭生命周期阶段	家庭发展任务	保健任务
已婚夫妇	以家庭为单位建立关系，发展角色；确定家庭常规和仪式	性生活指导、心理沟通指导、人际关系指导
有婴儿的育龄家庭	适应怀孕和婴儿的出生；学习母亲和父亲的新角色；保持夫妻时间、亲密度和关系作为一个整体	围生期保健指导、新生儿和婴幼儿保健指导、预防接种指导、压力应对指导
有学龄前儿童的家庭	了解儿童成长和发展过程；应对资源的消耗；安排个人时间、家庭时间和夫妻时间	儿童意外事故防范指导、儿童传染病预防、儿童生长发育监测、儿童良好习惯的培养
有学龄儿童的家庭	随着孩子与家人以外的人相处时间的增加，学会开放家庭界限；管理好时间需求，支持孩子的兴趣和家庭之外需求；建立规则和新的纪律行为；保持夫妻时间	引导儿童正确应对学习压力、儿童安全教育

Note:

续表

家庭生命周期阶段	家庭发展任务	保健任务
有青少年的家庭	随着青少年自主性的提高,适应家庭沟通、权力结构和决策的变化;帮助青少年成长为个人和家庭成员	亲子代沟所致的沟通问题指导、青春期教育及性教育
年轻人离家的家庭	当年轻人搬入/离开家庭时,学会分配空间、权力、交流和角色;保持夫妻时间,亲密度和关系	亲子沟通指导、婚姻再适应指导
中年的父母	重新关注夫妻时间、亲密度和关系;维护亲属关系;关注退休和未来	更年期保健、定期体检、心理咨询
年迈的父母	适应退休、配偶去世和独居的生活;适应新的角色(如丧偶、单身、祖父母);适应新的生活环境、健康的变化	慢性病防治、孤独心理辅导、临终关怀

(三)生物生态系统理论

生物生态系统理论(bioecological system theory)用以描述随着时间的推移,家庭之外的环境和系统对家庭发展产生的影响。该理论认为家庭外部发生的事情与家庭内部发生的事情同等重要。家庭和其系统之间的作用是双向的,家庭会受到外部系统的影响,同时家庭亦会影响这些外部系统。该理论的优点在于,它提供了家庭和社会之间互动的整体观点。公共卫生护士在与家庭合作的过程中,一个关键的策略是绘制出一个家庭生态图,显示家庭相互作用的系统。

1. **微系统**　指个体活动和交往的直接环境。这个环境是不断变化和发展的,可包括社区、工作单位、学校、医疗保健系统、公共卫生系统。

2. **中系统**　是与家庭相互作用但非日常的系统。这些系统根据公共卫生护士与家庭合作的情况而异,如社会工作者、给家庭送食物的志愿者、专科医生、药房等。

3. **外部系统**　是对家庭有间接影响的外部环境,如社区/保健和福利服务、社会保障办公室等。

4. **宏观系统**　是一种广泛的社会意识形态和文化价值观、态度和信仰,可间接影响家庭,如传统习俗、文化价值等。

5. **时间系统**　是与时间相关的环境。在这种环境中,随着时间的推移发生的变化可能会影响上述所有系统,如父母的死亡、离婚和再婚、战争或自然灾害等。

第三节　以家庭为中心的照护流程

公共卫生护士在各种不同的环境中与各种类型的家庭互动,在促进家庭健康方面处于独特的地位,可提供直接的护理,消除所需服务的障碍,提高家庭照顾其成员的能力。在这个过程中,公共卫生护士可遵循以家庭为中心的照护流程。

一、预先采集诊前资料

当某个来源(可能来自家庭、保健提供者、学校护士或社会工作者)可确定某家庭现存的或潜在的健康问题时,公共卫生护士就开始采集信息。如以下情境:新生儿出生后,家庭被转介到家庭保健机构,护士进行家庭访视;家庭打电话给临终关怀中心,请求协助其为身患晚期癌症的家庭成员提供护理;一位老师观察到某学生经常缺课,并且在课堂上表现出明显的行为变化,建议学校护士进行家庭评估;公共卫生护士对一个发育不良的孩子进行家庭评估;个体到基层医疗卫生机构或诊所寻求保健。

一旦转诊或预约完成,评估和资料收集就开始了。护士可通过以下途径采集就诊前资料:

1. **转诊资料**　从转诊数据中可收集的资料包括导致该家庭出现问题的资料、一般人口学资料和

Note:

主、客观资料。

2. 家庭　在初诊或筛查的过程中,可以从家庭中收集有价值的信息。收集资料的方式可以是通过电话与家庭成员互动。

3. 历史记录　查阅以前的历史记录,通常情况下会获得家庭或个人记录的基本信息。

二、预先准备工作

护士在约见患者及其家庭之前需要思考如下问题:

1. 为什么要约见这个家庭?

2. 谁会在会面中出现?

3. 将在哪里约见这个家庭,怎么布置会谈时的环境?

4. 需要评估什么?

5. 将如何收集信息?

6. 预计这个家庭将需要什么护理?

7. 在与这个家庭交流时,需要考虑哪些文化因素?

三、选择约见地点

约见的最佳地点可以是家庭、诊所或办公室。在家庭中会面的主要优点是公共卫生护士可以看到日常的家庭环境,家庭成员在家里也会感到更放松,从而表现出典型的家庭互动。需要注意的是,在家庭中会面时,护士应关注的是整个家庭而不是某一个成员。这种方法使整个家庭都能参与查明和解决健康问题,需要护士具有较强的沟通能力和引导互动的能力。

在办公室或诊所进行家庭会谈可以更容易地获得其他医护人员的帮助;在家庭关系紧张的情况下,一个更正式的环境可能有助于家庭谈论情绪化的问题。但缺点是护士没有看到家庭的日常环境,因此无法理解家庭环境对该家庭的影响。

公共卫生护士在确定和家庭的会谈地点后应当和家庭成员联系,护士应简要说明要求会谈的原因,并鼓励所有的家庭成员参加会谈。

四、做好确保自身安全的计划

在进行家庭访视前,做好确保自身安全的计划至关重要。公共卫生护士需了解即将前往的社区的情况,并确定独自进行家庭访视是否安全,是否需要安排一名随行人员陪同,确保手机充满电且随时可用等。此外,以下策略有助于确保在家庭访视时的安全:在办公室里留一份时间表;在安全的时间访问;穿着得体,保持手机通畅;独自一人时,避免到隐蔽的地方;找一位同事陪同前往;坐在家属和出口之间;如果感到不安全,不再进行访谈并立即离开。

五、实施访谈

以家庭为中心的照护的基本原则之一是建立信任的家庭护理关系。处理家庭问题需要护士通过非正式谈话和有技巧的访谈策略,有效和巧妙地使用治疗性沟通。在进行家庭访视前应准备好即将询问的访谈问题。

访谈刚开始时,护士向受访的家庭成员介绍自己。花一些时间进行非正式的谈话有助于让受访者放松,减少他们的紧张情绪。另外,在受访家庭和护士进行接触的早期,过多信息暴露可能会导致受访过程不能顺利进行。放慢这个过程,与受访家庭逐渐建立信任。

在访谈中,要让每个家庭成员参与对话,包括儿童、老年人或残疾的家庭成员,表现出尊重和关怀,并传递此次访问的目的是帮助整个家庭,并非某个家庭成员。另外还需注意的是让家庭分享他们当前的现状,如果护士只关注医疗问题或疾病相关的事情,那么很多有价值的信息和家庭面临的

Note:

首要解决问题可能会在数据收集中被遗漏。访谈的目的是收集信息，帮助家庭关注他们的问题，并找出解决方案。

六、家庭评估

公共卫生护理强调个人、家庭和社区间内部关系的联结，公共卫生护士应将家庭作为照护的重点，通过促进家庭健康的活动，如教育、咨询等，改变家庭不健康的生活方式或消除环境中的危险因子，进而提高家庭成员的健康。只有通过系统的家庭评估，才能确认家庭健康问题，制订具体目标及干预措施。

（一）家庭评估模式

卡尔加里（Calgary）于1983年提出Calgary家庭评估模式（Calgary family assessment model）。该模式指出家庭评估应针对家庭结构、功能、发展三方面进行评估，并利用各种评估图形，如家系图、家庭社会关系图、循环式沟通图等，来进行家庭评估。

家庭评估可通过观察、非结构及结构式会谈或问卷填写等方式进行。家庭是个人成长最自然的环境，因此公共卫生护士最好能通过家庭访视实际了解个案的家庭，并善用视、听、嗅、触觉收集家庭的健康资料，如家庭中的潮湿、腐败味、尿味等，以及为家庭成员进行身体检查等评估。进行家庭评估时，公共卫生护士还应注意观察家庭成员间的互动性，若无法直接接触家庭成员，可通过电话访谈进行评估。

（二）家庭评估内容

常见的家庭评估内容包括家庭成员基本资料与成员结构、家庭环境、家庭发展与成熟度、家庭结构、家庭功能、家庭压力及应对策略、家庭资源以及家庭健康素养等。

1. 家庭成员基本资料与成员结构

（1）家庭文化背景：包括籍贯、民族、教育程度等。

（2）社会经济状况。

（3）家庭成员基本健康资料：包括称谓、性别、年龄、排行、职业、健康状况、健康危险因素等。这些基本资料与家庭健康问题息息相关，如在家庭中排行第几可能反映个人在家中的角色，并影响家庭的互动；通过职业可分析出个案患职业病的可能性等。

（4）家庭类型。

（5）家庭成员结构：常以家系图（family genogram）的形式呈现至少三代以内的家庭成员健康状况及世代结构，内容包含疾病史、家庭成员人格特质与家庭关系网，由此可看出家庭成员的相互关系与个别健康状况或家族史。家系图可以帮助护士将家庭结构和家族病史、成员健康信息联系起来，以此做出正确的临床判断。

知 识 链 接

家庭类型

在婚家庭：包括传统的核心家庭、大家庭、双人核心家庭、两地分居家庭、领养子女家庭、寄养家庭、无子女家庭、再婚家庭。

单亲家庭：包括离异家庭、丧偶家庭、单身带有孩子（亲生或领养）。

其他家庭：包括同居家庭、公社家庭、单身家庭等。

2. 家庭环境 指所有围绕在家庭或个人的一切，影响家庭资源的方便性、卫生安全概况及生活方式等。通常家庭环境评估包括家庭住屋环境与社区环境两层面。家庭环境的评估可以了解住屋条件对健康的影响以及家庭的价值取向。

家庭住屋环境评估内容包括住屋所属、住屋种类、住屋安全性、卫生状况及屋内状况。①住屋所属：自宅或租赁。②住屋种类：公寓、独栋住屋、平房或农舍等。③住屋安全性：住屋空间大小、建筑构造情况及其建材与耐震性，是否为辐射屋或危险建筑；屋内有无尖锐物品、有毒物质或易燃物品堆放，地面是否湿滑或凹凸不平，卫浴位置及热水器放置的位置是否安全，屋内天然与人工照明是否足够，是否有引起意外危机的因素存在，并评估逃生设备是否足够等。④卫生状况：如光线、通风、饮水、噪声、食品卫生状况以及厨余、垃圾处理方式，是否出现蚊、蝇等病媒生物，个人卫生用具是否足够等。⑤屋内状况：包括屋内的空间安排、摆设用物的安全性与适当性、活动空间隐私性、家人互动情形等。此外，家中如果有成员生病卧床，应评估其环境的安排是否影响到照护，如病患是否被隔离、被疏忽等。

社区环境评估内容包括社区形态、社区相关资源、医疗资源、家庭与近邻社区的关系、安全和卫生及文化与风俗习惯。①社区形态：是属农业区、商业区、住宅区、工业区、文教区或是贫民区。②社区相关资源：如交通、教育、市场、福利等公共设施及家庭利用的情况。③医疗资源：社区附近医院、医疗保健机构的数量、种类以及便利性等。④家庭与近邻社区的关系：包括与近邻的互动状况、是否参与社区活动等。⑤安全和卫生：社区附近治安、犯罪率、防火设施及是否有环境、噪声等公害及环境卫生问题。⑥文化与风俗习惯：文化是社区民众生活的方式，家庭所处文化环境对家庭的影响很大。

3. 家庭发展与成熟度　家庭与个人一样，也有生活周期与发展阶段，每个阶段都有不同的任务。公共卫生护士除了评估家庭的发展任务是否达成，是否有阻碍家庭发展的因素以及影响健康的相关问题外，还可依照家庭功能进行成熟度评估，依据不同层次的家庭提供合适的照护。泰皮亚（Taipia）将核心家庭功能的成熟度分为以下五个层级：

（1）混乱家庭：此类家庭类似个人发展的婴儿期，无法维持家庭安全、营养等最低基本需要。此期公共卫生护士最主要的任务是与家庭建立信任的人际关系，协助家庭获得安全与基本的生理需要。

（2）中间家庭：此类家庭类似个人发展的幼儿期，虽能解决生存、安全等基本需求，但与社会脱节，不会主动求助和寻求社会资源。此期公共卫生护士最主要的任务是与其建立咨询与教导的关系，使家庭能主动寻求资源解决问题。

（3）有冲突与问题的家庭：此类家庭类似个人发展的青春期，家庭可以维持生存、安全的需要，并能寻求社会资源，但容易有夸张的情绪冲突与暴力事件。公共卫生护士应给予协调与教导，促进家庭独立解决问题的能力。

（4）能自立解决问题的家庭：此类家庭类似个人发展的成年期，家庭健康、平稳且可自立解决问题，但偶尔会出现紧张、焦虑。公共卫生护士应给予预防性的健康指导，增进家庭成员的自我了解和运用有效的家庭功能。

（5）理想独立的家庭：如完全成熟的成人，能达到真正的和谐、美满与稳定。

4. 家庭结构　即家庭单位的成员及其互动的特质，是一种家庭内在结构。佛里德曼将其分为角色结构、权力结构、沟通过程和价值观。家庭结构的评估内容包括：

（1）角色结构：家庭中正式与非正式角色是什么；是否出现成员角色紧张、角色压力、多重角色负荷或角色扮演不当等。

（2）权力结构：家中主要决策者是谁，尤其是健康照护决策权；家中成员彼此的互动如何；是否有特定的家庭成员显得特别权威；家庭决策形成的过程如何；家庭成员是否能很自由的提出意见。通过上述评估，可以找出影响家庭健康的关键人物。

（3）沟通过程：家庭沟通的型态、频率；彼此是否有能力倾听别人的意见；家庭成员是否有攻击性行为或暴力倾向；沟通是否明晰、开放；若有意见冲突时，如何处理，是否有协调者；家庭成员对于家庭沟通的方式是否满意；经过沟通后，是否形成共识。

（4）价值观：家庭成员各自的价值观是什么，是否有冲突；什么是家庭成员认为重要的事；家庭

Note:

的价值观与一般社会的价值观是否冲突；家人对于预防保健行为的执行状况如何；家人对健康与生病的定义是什么。

5. 家庭功能　了解家庭功能的状况，同时评估家庭应对压力及处理健康危机的能力，公共卫生护士才可确定介入的程度。家庭功能的评估内容包括：

（1）生育功能：家庭对子女数是否满意；不孕或丁克家庭是否能接受没有孩子的生活；夫妻的性生活如何；是否进行家庭计划；父母如何与子女谈论性的问题。

（2）社会化功能：家庭中主要的教养者是谁；家中是否有奖励与惩罚的规定；家中的社会经济状况或价值观是否影响教养态度；家庭教育孩子的理念是什么；对孩子未来的期望有哪些。

（3）经济功能：家庭收入的主要来源是什么；家庭经济的提供者是谁；家庭的收支是否平衡；是否可以满足食物、衣物及住房等最基本的需求；家庭的资金如何分配；家庭是否有健康保险；有无就医经济方面的困境。

（4）家庭健康照顾功能：①家庭的生活型态，如饮食、运动、卫生习惯等。②家庭对健康问题的了解程度；对疾病的病因及危险因素是否了解；家中是否有健康专业人员；健康资讯的来源为何。③家庭的健康行为，如如何保健自己，维护家庭的健康。④家庭的疾病行为，如生病时如何处理，是自行医疗还是寻找专业人员。⑤家庭照护的人力资源，主要照护者是谁，能力如何；健康处理的决定者是谁。⑥预防性健康措施的执行状况，是否定期健康检查；是否参与预防保健检查；如何预防意外事件；家庭健康照护的困境是什么。

家庭功能还可使用 APGAR 家庭功能评估量表评估。该量表是史麦克史坦（Smilkstein）于 1978 年提出的可简易评估家庭功能的量表。量表包括五大类问题，以"APGAR"代表家庭功能的五大重要成分：适应度（adaptation）、合作度（partnership）、成长度（growth）、情感度（affection）以及亲密度（resolve），每一个问题的答案选项包括经常（2 分）、有时（1 分）、几乎很少（0 分）。量表满分为 10 分，总得分 0～3 分表示家庭功能重度障碍；4～6 分表示家庭功能中度障碍；7～10 分表示家庭功能无障碍。

知 识 链 接

APGAR 家庭功能评估量表

借助于下列几个问题，我们希望对您及您的家庭能有更好的了解。如果您对于问卷中的任何项目有意见（或问题）时，请随时提出。如果您对于这些问题还有更多的话要说，或有更多的资料要提供，请您写在补充说明空白之处。在这里，我们所谓的家庭是指通常与您住在一起的人员。如果您是自己一个人住的话，请把目前与您感情联系最密切的人当作您的家人。

请回答下列问题：（每一个问题请选择一个答案，在□内画"√"）

1. 当我遇到问题时，可以从家人得到满意的帮助。　　　　经常□ 有时□ 几乎很少□
2. 我很满意家人与我讨论各种事情以及分担问题的方式。　经常□ 有时□ 几乎很少□
3. 当我希望从事新的活动或发展时，家人都能接受且给予支持。经常□ 有时□ 几乎很少□
4. 我很满意家人对我表达感情的方式以及对我的情绪的反应。经常□ 有时□ 几乎很少□
5. 我很满意家人与我共度时光的方式。　　　　　　　　　经常□ 有时□ 几乎很少□

---

6. 家庭压力与应对策略　家庭压力来自于家庭发展过程中的压力以及生活的压力事件，目前应用最为广泛的压力评估工具为霍姆斯（Holmes）与拉厄（Rahe）于 1967 年提出的生活变化单位 life change units，LCU）。霍姆斯和拉厄将人类的生活事件归纳为 43 种，用 LCU 来表示每个生活事件对人影响的严重程度，如丧偶事件的 LCU 为 100 分，其次为离婚 73 分，退休 45 分，与上级矛盾而苦恼 23 分，轻度违纪 11 分为最低分值。霍姆斯和拉厄通过对 5 000 多人调查发现，LCU 与疾病的发生密切相关，若 1 年内的 LCU 不足 150 分，则下一年基本健康；生活改变事件值在 150～300 分的人，约

50% 会在 1 年内罹患疾病；生活改变事件值在 300 分以上的人，约 70% 会在 2 年内罹患疾病。此结论提醒公共卫生护士应仔细评估个案家庭的压力事件。

1986 年，佛里德曼指出的家庭压力内在的应对策略包括：①家庭互相信任。②幽默感。③更多的分享。④控制问题的意义。⑤参与问题的解决。⑥角色弹性。而外在的应对策略包括：①寻找压力源相关资讯或知识。②增加与社区相关社团的联系。③运用社会支持系统。④使用自助团体。若家庭无法适当运用应对策略，则家庭功能无法完成。

家庭压力与应对策略的评估重点包括：①对于压力事件处理的资源有哪些。②家庭的支持系统是否足以应付压力事件。③家庭成员是否会共同参与讨论或适度运用幽默感来解决问题。④家庭的角色是否具有弹性。⑤家庭是否接受或否认问题的存在，家庭如何看待压力事件。⑥家庭面对压力时采取的应对策略是被动接受型、愤怒转移型、逃避退缩型还是勇敢面对型。⑦家庭应对压力的策略有哪些。

7. 家庭资源 在生活中，家庭与家庭成员会遇到各种困难和压力，严重时可能出现家庭危机。为维持家庭基本功能，应对紧急事件和危机状况，家庭需要物质和精神上的支持，称之为家庭资源（family resources）。当家庭资源丰富时，整个家庭的应对能力提升，因此能顺利解决问题，克服困难。公共卫生护士的重要职责之一就是帮助家庭发现和获得可利用的资源，向家庭提供相关的信息，进行相应的联络和协调。家庭资源包括家庭内部资源"FAMLIS"与外部资源"SCREEEM"。

（1）家庭内部资源"FAMLIS"：包括多种资源。①财力支持（financial support）：指金钱、健康保险或投资获利等。公共卫生护士应评估谁是家庭的主要经济提供者，家庭成员的医药费主要由谁支付等。②精神支持（advocacy）：家庭发生压力事件或困难时，成员间是否能互相提供心理上的支持或鼓励等。对于独居者，家中的宠物往往是重要的精神支持来源。③医疗处置（medical management）：家庭成员患病时，如何应对，是否有照护人力，是否能寻求合适的就医渠道等。④爱（love）：爱最重要的来源是家庭，家人的互相关爱与扶持是家庭成长所不可缺少的。⑤信息或教育（information or education）：通常越是懂得获取信息的来源或家庭成员受教育程度越高，其面对压力与解决问题的能力就越好。⑥结构支持（structure support）：包括硬体结构与软体结构。硬体结构指住家环境的安排与设计是否能满足家庭成员的需求；软体结构指角色调整或沟通方式等改变。

（2）家庭外部资源"SCREEEM"：包括多种资源。①社会资源（social resources）：指家庭以外的亲戚朋友或相关福利机构是否能够适时提供必要的协助等。②文化资源（cultural resources）：包括图书馆、文化中心、戏剧或音乐会等活动。③经济资源（economic resources）：当家庭有经济困难时，是否有相关的人或机构能提供支持以应对最基本的生活需要。④教育资源（education resources）：是否有正式或非正式的学习途径，以获取新知识。⑤环境资源（environmental resources）：日常生活的活动空间是否符合安全卫生的条件。⑥医疗资源（medical resources）：住家附近是否有医疗设施，是否方便利用。

家庭外部资源除了上述的评估方法外，另一个常用的评估工具是哈特曼（Hartman）提出的家庭社会关系图（eco-map）。它是社区中家庭单位与其他单位或子系统之间的可视图。家庭社会关系图显示了家庭成员之间以及家庭成员与社区之间关系的性质，是对家庭的概览，描绘了家庭与环境之间的重要联系。

8. 家庭健康素养（family health literacy） 指做出适当的卫生保健决策，理解信息，准确地执行行动计划，并成功地倡导家庭在复杂的卫生保健系统中接受照护的能力。家庭健康素养对于家庭及其成员积极参与健康照护是必要的。公共卫生护士可以通过沟通、完成家系图和家庭社会关系图等方式评估个体及整个家庭的健康素养。

七、制订家庭干预方案

公共卫生护士与家庭合作，帮助家庭识别其所面临的主要问题，共同制订切实可行的步骤或行动计划，保证干预措施简单、具体、及时和现实。值得注意的是，制订干预措施时家庭成员必须参与。

Note：

下列行动计划办法有助于护士及家庭列出他们可以立即做的事情,以帮助解决问题:

1. 我们需要以下类型的帮助。

2. 我们需要以下信息。

3. 我们需要以下物资。

4. 我们需要告诉以下人员。

5. 为了让我们的家庭行动计划得以实施,我们需要……(按照发生的顺序列出 5 件事情)。

八、评价

在评估结果时,公共卫生护士需要利用评判性思维确定计划是否有效,问题是否解决,或者计划是否需要根据变化进行修改。计划若没有起作用,护士需和家庭一起找出并确定影响计划成功的障碍因素。

第四节　家庭照护的方法

个案管理、家庭访视和订立家庭合同是家庭照护中的主要方法。公共卫生护士通过家庭访视可以发现家庭存在的健康问题并寻求解决问题的方法。通过签订家庭合同促使家庭正式参与到护理过程中,最终促进家庭的健康。

一、个案管理

个案管理指当家庭或个人出现健康问题时,公共卫生护士为个案或家庭提供护理服务及管理。常见的个案管理类型及管理内容如下:

1. **孕前卫生**　管理对象是自青春期至怀孕前的妇女,管理的内容包括婚前健康检查、婚后家庭计划、遗传咨询、生育问题等。

2. **产前保健**　管理对象是自怀孕至分娩的妇女,管理的内容包括定期产检、指导孕期营养与卫生、减少孕期不适等。

3. **产后保健**　管理对象是自生产分娩至产后 42d 的妇女,管理的内容包括产后乳房护理、产后运动指导、产后营养、产后心理调适等。

4. **新生儿保健**　管理对象是自出生至满月的新生儿,管理的内容包括指导父母育儿知识,如新生儿沐浴、新生儿哺乳、观察大小便状况、脐带护理、预防接种等。

5. **婴儿卫生保健**　管理对象是自满月至满周岁的婴儿,管理的内容包括评估婴儿生长发育状况、辅食添加、预防接种等。

6. **学龄前儿童的卫生保健**　管理对象是自满周岁至满 6 岁的儿童,管理的内容包括帮助父母了解儿童的身心发展、培养其良好的生活卫生习惯、保证儿童营养等。

7. **学校卫生督导**　管理对象是小学、中学、大学的在校学生,管理的内容包括建立良好的人际关系、培养有效的学习习惯、提供课业压力调试方法等。

8. **非传染性疾病管理**　管理对象是经医生诊断为非传染性疾病的个案,如脑血管疾病、糖尿病、高血压等。管理的内容包括指导个案饮食、药物、运动、复诊、日常保健、自我照护等知识与技能,提供个案社会支持资源、长期照护等。

9. **传染病管理**　管理对象是经医生诊断为传染病的个案,如结核病、痢疾、乙型肝炎、霍乱、伤寒等。管理的内容包括评估个案居家环境、疾病控制、隔离情况、接触者检疫、增加宿主抵抗力、预防注射等。

10. **营养不良的个案管理**　管理对象是体重超过或低于标准体重 20% 者,管理的内容包括评估营养不良状况、提供合适的饮食指导、减重计划、适宜转介等。

11. 老年人保健　管理对象是 60 岁以上的老年人,管理的内容包括协助其适应老年生活、身心健康照护、居住环境评估、独居照护等。

家庭个案管理的原则包括开发家庭内部资源、鼓励家庭运用社区资源以及促进家庭产生解决问题的动机。家庭个案护理的方式包括家庭访视、电话访谈、团体活动等。因个案需要长期观察、持续性照护等,公共卫生护士须具备判断个案问题的轻重缓急和优先顺序、熟悉社区资源的能力,以便对家庭提供更有效率的护理服务。

二、家庭访视

公共卫生护理是以社区为整体,以家庭为基本单位的服务,因此家庭访视是公共卫生护士提供家庭护理经常使用的方式。研究显示,家庭访视占目前公共卫生护理工作的五分之一,最能体现公共卫生护理的独特功能。

(一)家庭访视的意义与目的

家庭护理工作中最重要、最基本的护理访视就是家庭访视(home visit),但家庭访视并非唯一的方法,还包括门诊、电话联系、办公室约谈、团体健康教育活动等方式。每种家庭护理方法都有其特点。家庭访视的意义与重要性包括:

1. 提供服务的主动性与就近性,减少个案奔波往返的困扰。

2. 提供一个最直接与真实的观察环境,增加评估资料的可信度。

3. 公共卫生护士与个案的关系更为亲近、自然,并且个案置身于能掌控、熟悉的环境中,更有助于其表达自我的意愿。

4. 对于家庭成员及整个家庭的互动、沟通、经济状况、环境卫生及健康问题等,能更深入地获取相关资料。

5. 可提供更易符合个案及家庭实际所需的护理服务。

家庭访视的主要目的:①及早发现及评估家庭健康问题并加以预防。②协助家人了解及接受问题。③提供护理服务。④通过家庭护理及健康教育,协助个人及家庭的成长。⑤有效利用社区资源,以确保大众的健康。⑥最终目标是使家庭具备自我照护的能力,能发现问题并解决问题。

(二)家庭访视的阶段

家庭访视由开始阶段、访问前阶段、居家访问阶段、结束阶段和访问后阶段组成(表 7-2)。与家庭建立信任关系是成功家庭访视的基础。有效的家庭访视需要有五个基本技能:观察、倾听、提问、探究和提示。

1. 开始阶段　通常家庭访视是由健康或社会机构的转诊开始的。开始阶段是公共卫生护士与家庭的第一次接触,为建立有效的治疗关系奠定了基础。随后的家庭访视应基于患者的需求以及护士和患者达成的共识。公共卫生护士首先要明确家庭访视的目的,并将此目的告知被访视者。

2. 访问前阶段

(1)公共卫生护士应在家庭访视前与被访视者联系,进行自我介绍,说明原因,并安排好家庭访视日程。第一次电话联系时间应该简短,最多 15min。

(2)公共卫生护士应告诉被访视者确定他们需要进行家庭访视的依据,如通过转诊或来自学校的记录。

(3)公共卫生护士可以简单总结目前家庭的情况,让家庭成员明确他们的需要。例如,护士可以说:"我知道你的家人昨天出院了,你们需要我们提供哪些帮助?"

(4)安排家庭访视,让被访视者知道可供家庭访视的时间、时间长短和家庭访视的目的等有助于被访视者决定何时安排家庭访视。家庭访视的时间长短可能会因情况而异,通常是 30~60min。

(5)家庭访视应安排在有尽可能多的家庭成员能参加整个家庭访视过程的情况下进行。

3. 居家访问阶段　对家庭的实际探访构成了居家访问阶段,公共卫生护士可以评估家庭、邻里和社区资源以及与家庭进行互动。家庭访视的主要部分是与患者建立相互信任的关系和实施护理。家庭访视的内容取决于家庭访视的目的。公共卫生护士可与家庭一起探索家庭的需求和可用于满足需求的资源，并确定是否需要进一步的服务。如果需要进一步的服务，而护理机构不合适，公共卫生护士可以帮助家庭寻找社区中可提供的其他服务，并帮助转诊。家访的频率和强度随着家庭的需要而变化。

4. **结束阶段**　当家庭访视的目的达到后，公共卫生护士会与家庭一起回顾访视过程以及已经完成的内容。这是结束阶段的主要内容，也为后续的家庭访视提供了基础。如果此次访视任务圆满完成，就可以计划下一次家庭访视。计划未来的家庭访视包括设定目标和规划服务。

5. **访问后阶段**　结束家庭访视后，公共卫生护士要把与被访视者的互动记录下来，这样才能算完成一次完整的家庭访视。家庭访视后最主要的任务就是记录访问过程和提供服务。公共卫生护士可以家庭为单位来整理家庭访视记录，即基本记录的存在形式可能是包含所有家庭成员的"家庭"文件夹。记录系统和格式因机构而异，公共卫生护士需要熟悉所在机构中使用的特定系统。所有系统都应该包括一个数据库、一个护理诊断和问题清单、一份包括具体目标的护理计划、实际行动和干预措施以及评估单。记录的格式可以包括文字记录、流程图、问题导向的病例记录（problem oriented medical record，POMR）、主客观评价计划（subjective-objective-assessment-plan，SOAP），或者是这些格式的组合形式。

表7-2　家庭访视的阶段和内容

阶段	内容
Ⅰ. 开始阶段	明确家庭访视的来源 明确家庭访视的目的 与受访家庭分享家庭访视的原因和目的
Ⅱ. 访问前阶段	开始与家庭联系 与家庭建立共同的目标认知 确定家庭的家庭访视意愿 安排家庭访视 审查转诊和/或家庭记录
Ⅲ. 居家访问阶段	介绍个人和职业身份 通过社交互动建立融洽的关系 建立护患关系 实施护理过程
Ⅳ. 结束阶段	与患者一起回顾家庭访视 规划未来的家庭访视
Ⅴ. 访问后阶段	记录家庭访视 计划接下来的家庭访视

三、订立家庭合同

目前越来越多的卫生专业人员正在考虑以互动、协作的方式与家庭合作。订立家庭合同（contracting with families）是一种旨在使家庭正式地参与到护理过程中，并愉快地定义家庭成员和卫生专业人员角色的策略。运用家庭合同的最大优点是增进公共卫生护士与家庭之间的共识，表示彼此能同意讨论后的健康计划，且期望个案能为自己的健康负责，并有计划地进行。

订立家庭合同一般包括三个阶段：开始阶段、生效阶段和终止阶段，这三个阶段进一步可分为八组行动（表7-3）。

表7-3　订立家庭合同的阶段和行动

阶段	行动
Ⅰ. 开始阶段	共同收集数据，并且探索问题和需求
	共同设立目标
	共同制订计划
Ⅱ. 生效阶段	共同分工
	共同设定时间限制
	共同完成计划
	共同评估和重新谈判
Ⅲ. 终止阶段	共同终止合同

　　收集和分析数据包括了解家庭对目前存在问题的看法以及他们的需求和存在的问题。护士可以陈述自己的观察结果，向家庭求证，并获得家庭的看法。

　　共同确定目标并使之实现非常重要。对于公共卫生护士和刚接触家庭合同的家庭来说，目标不宜设定过高的。护士应认识到他们的期待和家庭的需求之间可能存在差异，并确定是否需要协商。因为订立家庭合同是一个以重新谈判为特征的过程，目标并不是一成不变的。

　　制订计划包括特定的活动、设定目标的优先级和选择一个合适的起点。然后，护士和家庭需要决定各自负责的活动。

　　设定时间限制包括确定为评估目标完成的进展而联系的频率，以及确定完成目标的最后期限。在约定的时间或次数内，公共卫生护士和家庭共同评估过程和结果完成的进展。在评估的基础上，可以对合同进行修改、重新谈判或终止。

　　订立家庭合同是一种可供选择的方法，签订合同需要时间和精力，并且可能需要家庭和公共卫生护士重新定位他们的角色。尽管订立家庭合同不一定适用于所有情况或所有家庭，但可以为降低家庭健康风险和健康促进提供指导和框架。

知 识 链 接

家庭合同的内容

健康目标：掌握足够的糖尿病自我护理的技能。

签约时间：××××年××月××日。

患者责任：保证能运用糖尿病自我护理的技能，如能自行注射胰岛素、规律运动等。

护士责任：提供相关的宣教材料及书籍。

若我无法做到，将……

患者签名：　　　　　　　　　　护士签名：

（邹海欧）

思 考 题

1. 描述家庭的结构与功能以及健康家庭的特征。
2. 比较三种常用的家庭照护理论的优缺点。
3. 描述公共卫生护士的家庭访视流程。

Note:

URSING

第八章

公共卫生评估

08章 数字内容

学 习 目 标

- 知识目标:
1. 掌握社会、心理、行为和生活方式及环境评估的内容与方法。
2. 熟悉社会、心理、行为和生活方式及环境等因素对人群健康的影响。
3. 了解护士在公共卫生评估中的职责与作用。
- 能力目标:
能在实践中运用公共卫生评估的相关知识,为目标人群提供健康评估和相应指导。
- 素质目标:
具有在公共卫生护理实践中早期识别和评估危险因素的意识和职业精神。

导入情境与思考

2019 年,WHO 全球疾病负担研究专题报告的部分内容如下:1990—2019 年,导致全球疾病负担增加的 10 个主要疾病包括:缺血性心脏病、糖尿病、脑卒中、慢性肾脏病、肺癌、年龄相关性听力损失、HIV/AIDS、其他肌肉骨骼疾病、腰背痛和抑郁症。不同年龄组和不同地区的健康危险因素存在较大差异。在 0～9 岁的儿童中,可归因伤残调整生命年(disability-adjusted life year,DALY)的三个主要危险因素都与营养不良有关;10～24 岁年龄组的主要危险因素是缺铁;25～49 岁年龄组的主要危险因素是饮酒;50～74 岁和 75 岁以上年龄组的主要危险因素是高收缩压。女性死亡风险因素排前五位的依次是高收缩压、饮食风险因素、高空腹血糖、空气污染和高 BMI;男性死亡风险因素排前五位的依次是烟草、高收缩压、饮食风险因素、空气污染和高空腹血糖。

请思考:

1. 社会、心理、行为和生活方式、环境等因素对健康的影响是怎样的?

2. 如何对社会、心理、行为和生活方式、环境等因素对健康的影响进行评估?

社会、心理、行为和生活方式、环境等因素对健康的影响日渐受到重视。2019 年,WHO 指出随着经济生活的发展和生活方式的转变,慢性病共造成了全世界 70% 以上的死亡(约 4 100 万人),且主要由烟草、缺乏运动锻炼、酗酒、不健康饮食和空气污染等危险因素驱动,涉及行为、环境等多方面内容。因此,对上述因素进行评估将为针对性地开展预防工作提供依据。

第一节　概　　述

公共卫生评估是常规、系统地收集与社区卫生有关的信息,包括社区卫生状况的统计数字、社区卫生需要、有关卫生问题的流行病学研究或其他调查等,分类和分析后提供给社区居民,主要包括社会、心理、行为和生活方式、环境评估等方面内容。

一、公共卫生评估的内容

1. 社会因素评估　社会评估(social assessment)为研究、计划和管理由政策和工程实施而产生的变迁提供了一种方法。社会评估运用社会分析、监测和公众参与(public involvement)方法记录和管理社会效应,关注的焦点是受变迁影响的个人、群体、社区和社会部门。评估的目的是使决策制订者等能够做出更具有社会责任的决策,并且让受影响人群直接参与决策过程。

2. 心理因素评估　心理评估(psychological assessment)指在生物 - 心理 - 社会医学模式的共同指导下,综合运用谈话、观察、测验的方法,对个体或团体的心理现象进行全面、系统和深入分析的总称。心理评估包括自我概念、认知功能、情绪情感、个性、压力与压力应对等方面的评估。公共卫生护士在进行个体的健康评估时,不仅评估患者的生理方面,更要对其心理进行评估,从而为护理对象提供整体护理。

3. 行为和生活方式因素评估　行为和生活方式评估(behaviors and lifestyle assessment)主要用于行为生活方式问题的研究和临床实践工作。良好的行为和生活方式包括平衡膳食、适当的体力活动和锻炼、积极的休息和睡眠、控制 BMI、戒烟限酒和心理平衡等。不良生活方式指人们长期受一定社会、文化、经济、风俗和家庭影响而形成的一系列有害的生活习惯和生活意识,如饮食不当和缺乏运动锻炼等。护理人员对行为和生活方式进行评估可以尽早发现问题并予以干预,进而达到预防疾病、延长寿命的目的,这是公共卫生评估的重要部分。

4. 环境因素评估　环境(environment)指围绕着人类空间及其直接或间接地影响人类生活的各种自然环境和社会因素的总和。自然环境指天然存在、由来已久的事物和现象,如大气、陆地和海洋；社会环境是人类通过长期有意识的社会劳动所创造的反映经济基础和上层建筑的环境氛围。公共卫生的环境评估范畴主要包括意外事件、传染病疫源、药物依赖、水源污染、噪声、空气及土壤污染和居民生活垃圾的处理等问题。家庭、学校、工作场所和社区等，每个场所都有潜在的健康风险，通过环境评估可以尽早地识别与公众健康密切相关的各种环境因素产生的危害，降低对人体的不利影响。

二、公共卫生评估的意义

通过公共卫生评估，可以掌握公共卫生工作现状及存在的问题，为制定有关政策提供科学的依据。对于卫生服务提供者，可以找出主要的公共卫生问题、发现重点保护人群及重点防治对象；对于卫生政策制定者，有助于科学制订改善社会公共卫生的措施，动员有限的卫生资源，最大限度地促进人群的健康；对于干预措施的实施者，可以有针对性地配置卫生资源，实施有效的干预。

三、护士在公共卫生评估中的职责和作用

护士通过工作实践，有利于观察、探讨、研究与公共卫生相关的问题，通过开展调查评估工作，及时发现居民、家庭和社区中的问题，为早期预防和干预提供依据。

1. **协助居民早期发现健康问题，早期治疗** 护士通过各种健康筛检和对居民的健康评估，早期发现个体疾病、早期治疗并劝导社区居民戒除不良行为和生活方式。

2. **提供各类人群所需要的护理服务** 依照个人的特殊情况提供适当的护理、转诊或社会资源的利用等服务。

3. **控制或尽量消除威胁健康的社会环境** 护士应协助有关部门做好环境安全工作，去除或削弱威胁健康的因素。

第二节 社会、心理、行为和生活方式评估

随着经济社会发展、科学技术进步，传统的生物医学模式向生物 - 心理 - 社会医学模式转变，从以疾病为中心向以健康为中心转变。因此，社会、心理、行为和生活方式等因素对健康的影响越来越受到重视。

一、社会因素与健康

社会因素指社会上各种事物，包括社会制度、经济发展、人口发展、卫生服务、文化因素、社会支持、家庭和社会阶层等。它们强有力地影响着人们态度的形成和行为的改变，与健康密切相关。

1. **社会制度** 指反映并维护一定社会形态或社会结构的各种制度的总称，包括社会的经济、政治、法律、文化和教育等制度。通过法律法规强制推行或禁止某些行为，以规范人们的生活、行为方式，为公众的健康提供制度上的保障。

2. **经济发展** 经济因素对健康的影响往往起着主导作用，健康与经济发展存在着相互依存、互相促进的关系。参见第五章第一节社会经济与公共卫生。

3. **人口发展** 指在特定时间内，由一定社会关系联系起来的一定数量和质量的个人所组成的总体。人口是社会存在和发展最基本的要素，与人类健康息息相关。适度的人口发展规模、较高的人口素质对全民健康具有积极的促进效应；反之，人口发展过快、数量过多、素质下降以及结构不合理等，均会引发健康问题。

4. **卫生服务** 指社会因素中直接与健康密切相关的重要方面，包括预防、医疗、护理和康复等服务。要保证国民的身体健康，国家和社会就需要加强卫生服务，提供增进健康、预防疾病、治疗伤病以及促进身心健康等方面的服务，如开展针对性的健康教育，提供安全饮用水和基本卫生设施，改

善食品供应及合理营养,开展妇幼保健和计划生育,地方病的预防和控制,常见病和外伤的妥善处理,主要传染病的免疫接种、提供基本药物等,以满足人民的健康保健需求。

5. **文化因素**　指人类社会在生存发展进程中制造的所有物质和精神产品。根据文化在社会中所起的作用,可将文化分为智能文化、规范文化和思想文化,他们不同程度地作用于人们的心理过程和精神生活,支配人们的行为,影响人类健康。

6. **社会支持**　指一个人从社会网络所获得的情感、物质和生活上的帮助。社会支持可以缓解紧张的生活事件带来的压力,减少精神疾病等健康风险的发生,提高生命质量。

7. **家庭**　指基于婚姻关系、血缘关系或收养关系,或共同经济为纽带结合成的亲属团体。家庭是解决个人健康问题的重要场所和有效资源,可以增加患者对医嘱的依从性,也可以提供有关疾病的重要线索,特别是婴幼儿患病。

8. **社会阶层**　指由具有相同或类似社会地位的社会成员组成的相对持久的群体。研究者们发现,社会经济地位是人们健康水平的重要影响因素。一般情况下,越低社会阶层的人,越容易暴露于各种物理性、化学性、生物性危险因素及心理危险因素,健康风险越高。

二、心理因素与健康

心理是人类在情感世界里流动的过程和结果,具体指人脑对客观物质世界的主观反映。心理因素包括个人心理特征和社会心理因素。

1. **个人心理特征**　①情绪与健康:如果不愉快、消极的情绪长期持续或反复存在,就可能引起神经活动的功能失调,导致机体的病变,如神经功能紊乱、内分泌功能失调、血压持续升高等,进而转变为某些系统的疾病。②气质与健康:心理学家一般将人类的气质分为4种类型:多血质、胆汁质、黏液质和抑郁质。胆汁质的人,易激怒,难以控制情绪发作,易"怒伤肝";多血质的人,容易为一件事而喜不自禁,发作起来强度极高,易"喜伤心";黏液质的人,情绪一般比较平衡,但一旦被激发,又难以平静下来,容易出现郁闷,由于延续时间较长,则易出现多方面的身心疾病;抑郁质的人,心情比较低沉,多疑,易焦虑,最易患心身疾病。③性格与健康:某些特定疾病的患者往往具有共同的性格特征。一般认为,癌症患者多具有惯于自我克制、情感压抑、倾向防御和退缩等行为特点;而一些好胜心过强、经常感到时间不够用、性情急躁的人则易患冠心病等心脑血管疾病。

2. **社会心理因素**　①家庭生活因素与健康问题:家庭关系不和睦、亲人亡故等因素,可使家庭中的亲密感情遭到破坏,或者成为烦恼的来源,从而对人的心理造成严重打击。②学习工作因素与健康:工作和学习任务过于繁重,工作和学习的内容单调、社交过少,缺乏控制能力、无法左右局面,缺乏社会支持,不能从社会、家庭、同事得到帮助者往往健康状况更差。③社会事件与健康:当人们遭遇一些由于社会环境的变动、人为或自然的因素导致的特殊事件的刺激,超过个人的承受能力,就容易产生应激,使人们在生理、心理方面发生重大变化,对健康产生影响。

三、行为和生活方式因素与健康

行为和生活方式是指个体在长期的社会、文化、经济、风俗、民族等影响因素下形成的一系列生活习惯、生活态度。不良行为和/或生活方式会直接或间接地给健康带来不利影响,如糖尿病、高血压、冠心病、结肠癌、前列腺癌、乳腺癌、肥胖症、性传播疾病和艾滋病、精神性疾病、自杀等均与不良行为和生活方式有关。

1. **吸烟**　吸烟导致的成瘾称为烟草依赖。烟草依赖指在反复使用烟草的过程中,机体与烟草中的烟碱相互作用所形成的一种精神和躯体病态状况,是一种慢性高复发性疾病;其本质是尼古丁依赖。

烟草中的活性成分尼古丁是一种有毒的物质。烟斗的危害较香烟小,因为可以减弱浓烟的吸入,但是烟斗增加了嘴唇、嘴和喉咙患癌的风险。尼古丁还可用作咀嚼烟草或鼻烟,以"无烟烟草"形式销售;高剂量的尼古丁以无烟形式释放,这种形式的成瘾性较低,因为尼古丁较少直接进入血液。

Note:

但无烟烟草使用者死于心脏病的可能性比非使用者高20%，并且其患口咽癌、食管癌、胃癌和胰腺癌的风险更高。

对个体而言，吸烟可增加人群患多种癌症的危险性，尤其是肺癌（表8-1）；慢性支气管炎、肺气肿、支气管扩张、肺功能损害等疾病均与吸烟有关；吸烟者缺血性心脏病死亡率比不吸烟者高；孕妇吸烟还可能影响胎儿的发育。对家庭和社会而言，吸烟可通过污染环境、造成不吸烟者的被动吸烟而危害不吸烟人群的健康。二手烟暴露所吸入的烟草烟雾与吸烟者吸入的主流烟雾相比，一些对人体有严重危害的化学成分甚至要高于主流烟雾，如一氧化碳、烟碱和强致癌性的苯并芘、亚硝胺的含量分别为主流烟雾含量的5倍、3倍、4倍、50倍。二手烟造成的诸多健康危害包括增加成年人罹患心血管疾病、癌症、呼吸道疾病风险，加重儿童哮喘程度，引发儿童肺炎、中耳炎乃至行为问题。根据2018年中国成人烟草调查结果显示：我国非吸烟者的二手烟暴露率为68.1%，50.9%的室内工作者在工作场所看到有人吸烟，44.9%的调查对象报告有人在自己家中吸烟。二手烟暴露最严重的室

表8-1　2013年中国男性吸烟导致相关疾病的死亡人数

疾病	合计	城乡		地区		
		城市	农村	东部	中部	西部
肺结核	6 014	2 260	3 753	1 348	1 643	3 023
下呼吸道感染	41 371	24 598	16 773	16 619	11 620	13 133
食管癌	45 163	21 356	23 807	19 250	11 512	14 401
胃癌	16 362	8 282	8 080	7 006	4 899	4 456
肝癌	37 481	18 719	18 762	14 188	11 300	11 993
肺癌	280 013	161 585	118 428	122 765	83 929	73 319
结直肠癌	2 605	1 669	936	1 295	655	655
口腔癌	2 883	1 726	1 156	1 322	770	791
鼻咽癌	7 197	3 779	3 418	3 224	1 702	2 271
胰腺癌	5 278	3 503	1 775	2 830	1 366	1 083
肾癌	1 065	775	290	601	305	159
膀胱癌	3 095	1 930	1 164	1 512	846	736
白血病	2 380	1 276	1 104	1 037	663	680
缺血性心脏病	219 368	104 927	114 441	82 202	82 907	54 259
缺血性脑卒中	107 643	52 011	55 632	42 876	41 037	23 731
出血性脑卒中	189 975	74 130	115 846	51 148	69 400	69 427
高血压心脏病	40 006	14 256	25 750	9 217	16 169	14 620
心房颤动	41	31	11	41	—	—
主动脉瘤	1 998	1 334	664	874	613	511
周围血管病	6 597	2 429	4 168	2 274	2 538	1 785
其他心血管系统疾病	46 625	18 480	28 145	14 016	14 728	17 881
慢性阻塞性肺疾病	203 507	95 593	107 914	64 072	50 128	89 307
尘肺病	732	361	371	237	172	324
哮喘	3 869	1 866	2 003	1 366	1 085	1 419
间质性肺疾病	443	339	104	248	94	101
其他慢性呼吸系统疾病	639	297	342	228	166	246
糖尿病	10 098	5 613	4 485	4 128	3 094	2 876

Note:

内公共场所为网吧(89.3%)、酒吧和夜总会(87.5%)和餐馆(73.3%)。被动吸烟导致的孕妇自发性流产及小儿疾病日益增多，如低出生体重儿、早产儿、支气管及肺发育不良、呼吸道感染、肺功能减低、哮喘、中耳炎以及小儿认知和发育障碍等。《中国吸烟危害健康报告 2020》指出我国每年 100 多万人因烟草失去生命，超过因艾滋病、结核、交通事故以及自杀死亡人数的总和。如不采取有效行动大幅降低吸烟率，到 2030 年我国因烟草而死亡的人数将增至每年 200 万人，到 2050 年将增至每年 300 万人。因此，对吸烟进行公共卫生评估，引导公众自觉控烟，有助于提升全民健康素养水平。

2. **酗酒** 指过量饮酒并对酒产生强烈渴望和嗜好，以致饮酒不能自制。世界卫生组织在 2000 年的日内瓦会议上提出饮酒不同程度的分级，其中高风险饮酒的标准：规律饮酒，平均酒精摄入量男性 >60g/d，女性 >40g/d，目前常用于作为酗酒的标准。酗酒者罹患癌症的概率是普通人的两倍，还能使人不同程度地降低甚至丧失自控能力，实施某些有伤风化或违法犯罪的行为，其带来的健康问题和社会问题已引起广泛关注。

对个体而言，长期酗酒会对器官系统产生深远的影响：胃肠道问题包括胃肠道炎症、吸收不良、溃疡和癌症等；酗酒对肝脏的损害最大，因为酒精在肝脏分解，长期饮酒会造成脂肪肝、肝硬化和肝癌等；心血管系统问题包括心律失常、心肌病、高血压、动脉粥样硬化和心脏衰竭。长期饮酒者易患酒精性心肌病，心脏可发生脂肪性病变，导致弹性和收缩力减退、血管硬化等；中枢神经系统问题包括抑郁、睡眠障碍、记忆丧失、器质性脑综合征、韦尼克 - 科尔萨科夫综合征和酒精戒断综合征等；神经肌肉系统问题包括肌病和周围神经病变；生殖系统问题包括男性可能会出现睾丸萎缩、不育、阳痿或男性乳房发育症；孕妇出现酒精侵入胎盘而损害胚胎，可能导致新生儿患有胎儿酒精综合征(FAS)或胎儿酒精效应(FAE)；代谢问题包括低钾血症、低镁血症和酮症酸中毒等；内分泌系统可能出现胰腺炎或糖尿病等。对家庭和社会而言，酗酒是一个严重的问题，如酗酒引起的暴力行为、酗酒者的劳动能力下降直至完全丧失、酒后驾车引发的交通事故等。

3. **吸毒** 对个体而言，毒品一次性过度摄入可使中枢神经过度兴奋而衰竭，或过度抑制而麻痹，甚至死亡；长期使用可能会导致人格障碍、遗忘综合征和痴呆等精神障碍。吸毒者对毒品的依赖会导致营养不良、体质衰弱、各种中毒反应和程度不同的器质性精神障碍、人格变化和丧失劳动力等问题。对家庭和社会而言，易造成家庭经济困顿、家庭成员关系紧张，甚至家庭破裂；吸毒者也可因经济问题等原因产生犯罪行为而影响社会安定，给人民群众的生命财产造成损失。

4. **饮食不当** 对健康的影响主要体现为饮食结构不当、饮食习惯不合理等。①饮食结构不当：饮食结构指饮食中各类食物的数量及其在饮食中所占的比重。过多地摄入蛋白质、脂肪和糖类，过多的热能转化为脂肪堆积，可引起代谢紊乱、高脂血症、肥胖病、冠心病、高血压、糖尿病和肝胆疾病等。流行病学调查结果显示：饮食中脂肪总摄取量与动脉粥样硬化的发病率和死亡率有密切关系；长期大量食用以饱和脂肪酸为主的食物，可引起机体内分泌紊乱，增加子宫、睾丸、前列腺等器官发生肿瘤的风险；高脂肪饮食还可以增加子宫内膜癌的发病率。此外，饮食过精也是饮食不当的一种表现。新鲜蔬菜摄入过少是发生食管癌和胃癌等多种癌症的重要危险因素。②饮食习惯不合理：饮食习惯指人们对食品和饮品的偏好，其中包括对食材、烹调方法及风味、佐料的偏好。不良饮食习惯与许多疾病有关，食材方面，如有些地区的人爱吃生、冷食物，这虽有利于避免维生素等营养物质被破坏，但如果在制作过程中未能杀死或消除污染的致病体，进食后则会发生腹泻、痢疾等病症；烹调方法不当是重要的危害健康的行为，如通过烟熏、火烤、油炸等方式制作食物，食物经高温烹调，蛋白质中氨基酸分解，产生多种致癌物质。

5. **缺乏运动锻炼** 每周运动不足 3 次，每次运动的时间不足 10min，运动强度偏低，运动时心率低于 110 次 /min，为运动缺乏。运动缺乏包含久坐不动、机体缺乏运动刺激、不运动或很少运动。对个体而言，缺乏适量运动者机体对脂类的利用下降，体内过量的三酰甘油没有被及时分解，加之运动量减小时体内多余的糖类、蛋白质也可转化成三酰甘油贮存，使得体内三酰甘油含量增高，贮存于脂肪组织中，导致肥胖症的发生。肥胖者大多血脂水平也较高，同时伴有高脂血症；缺乏运动还可以导

Note：

致高血压、糖尿病、颈椎病等疾病。对家庭和社会而言,世界卫生组织 2020 年 11 月 25 日发布的《关于身体活动和久坐行为指南》中的统计数据显示,四分之一的成年人和五分之四的青少年没有进行足够的身体活动。

四、社会、心理、行为和生活方式评估方法

(一)社会、心理评估

1. 标准化测验　是一个系统化、科学化、规范化的施测和评定过程。主要有智力测验和人格测验。智力测验如中国斯坦福 - 比奈智力测验量表、韦氏儿童智力量表等。人格测验如艾森克人格问卷、卡特尔 16 种人格因素问卷、主题统觉测验等。

2. 评定量表　通过观察对某个人的某种行为或特质确定一个分数的方法,用来表达评定结果的标准化程序称为评定量表,如中国精神疾病诊断标准和心理卫生评定量表手册。

3. 行为观察　一种是按观察目的、观察者的经验来组织观察内容和程序;另一种是按照目的采用一套定型的程序进行观察。

4. 临床访谈　通过咨询者与来访者之间面对面的双向互动来评估来访者心理功能的各个方面,并进行相关的治疗计划。

(二)行为和生活方式评估

1. 直接观察　在自然条件下,有计划、有目的地观察某种行为的方法。

2. 多方法 / 多信息提供者评估　采用多种方法,直接观察或通过一定的仪器设备进行观察;多人观察时,从不同的角度提供评价,如对儿童行为问题的评估,可由同伴、父母、教师、兄弟姐妹等提出评价。

3. 动态评估　多次评估,随着时间的推移、地点或情境的变化而进行评估。例如,对饮酒状况的评估,可以采用时间序列评估法:要求回答者重新按日历时间回答自己喝酒的情形(包括饮酒的数量、酒的种类、品牌等)。

4. 关键性事件或情境取样　选择关键性的事件作为观察对象,或在特定的情境下进行观察。例如,患者进入诊室、实验对象进入实验场所等的行为表现。

5. 测验法　包括纸笔测验、操作测验和计算机辅助测验等。

五、健康危险因素评价和早期干预

(一)健康危险因素评价

健康危险因素评价(health risk factors appraisal, HRA)指研究危险因素与慢性病的发病率及死亡率之间的数量依存关系及其规律性的一种技术。HRA 是根据流行病学资料和人群死亡率资料,运用数理统计方法,对个人的行为、生活方式等危险因素进行评价。其目的是通过危险因素个体化和群体化的干预与控制,改变不良的行为、生活方式,减少危险因素,减少疾病的发生风险,提高人群的整体健康水平。

1. 个体评价　计算评价年龄(appraisal age)和增长年龄(achievable age)。评价年龄是根据年龄与死亡率之间的函数关系,按个体所存在的危险因素计算求出的年龄。增长年龄(又称可达到的年龄),指采取降低危险因素的措施后,重新计算的评价年龄。根据个体的实际年龄、评价年龄和增长年龄三者间的关系,评价结果可分为以下 4 种类型:

(1)健康型:增长年龄 < 评价年龄 < 实际年龄。此型个体危险因素低于平均水平,预期健康状况良好。

(2)自创性危险因素型:评价年龄 > 实际年龄 > 增长年龄。此型个体危险因素高于平均水平,并且危险因素多为自创性,与行为、生活方式密切相关。通过改变自身的不良行为和生活方式,可较大程度地延长预期寿命。

（3）难以改变的危险因素型：评价年龄 > 增长年龄 > 实际年龄。此型个体危险因素高于平均水平，并且个体危险因素主要来自既往病史或生物遗传因素，个人不容易降低这些因素。

（4）一般性危险型：实际年龄、评价年龄、增长年龄三者接近，死亡水平相当于当地的平均水平，危险因素接近于轻微危害程度，降低危险因素的可能性有限。

2. 群体评价　按个体评价的 4 种类型进行归类，可将某一人群划分为健康组（健康型）、危险组（自创性危险因素型、难以改变的危险因素型）和一般性组（一般性危险型）。根据该人群中不同组的人群所占整个人群的比重大小，来确定整个人群的危险程度。例如，当某一人群处于危险组的人数越多，则该人群的危险水平就越高，应成为重点防治对象。也可以按不同性别、年龄、职业、文化和经济水平等人群特征进行危险水平分析。

（二）早期干预

对健康问题的筛查一直是公共卫生护士与不同人群合作时使用的基本方式。护士可以在患者接受更专业的治疗前就进行早期干预。其中，一种方法称为筛查、短暂干预和转诊治疗（screening，brief intervention，and referral to treatment，SBIRT）。①筛查（screening）：快速评估药物使用的严重性，并确定适当的治疗水平。②简短干预（brief intervention）：重点是增加对药物使用和行为改变的洞察力和意识。③转诊治疗（referral to treatment）：可为需要更广泛治疗的人提供特殊护理。SBIRT 是一种全面、综合的公共卫生方法，旨在为物质使用障碍患者以及有发生这些问题风险的人提供早期干预和治疗服务。

简短干预通常包含以下六个要素：

1. **反馈**　向患者直接反馈潜在或实际的个人风险，以及与药物使用相关的损害。
2. **责任**　强调个人对改变的责任。
3. **建议**　提供明确的建议来改变危险的行为。
4. **选项单**　提供用于改变行为的选项单。
5. **同理心**　提供一种温暖、感同身受和理解的方法。
6. **自我效能**　鼓励和相信患者的改变能力。

第三节　环境评估

WHO 在全球疾病负担危险度比较评估的基础上，对"可改变的"环境因素的归因分值进行了估计与量化分析，结果表明 24% 的疾病负担和 23% 的所有死亡可归因于环境因素。家庭、学校、工作场所和社区等，每个地点都有潜在的健康风险。护士有责任尽可能多地评估这些风险，达到促进人群健康的目的。

一、环境因素与健康

人类赖以生存的自然环境和生活环境中的诸多因素可综合作用于人体，对机体健康产生有益作用，在一定条件下也会产生不良影响。按照危害人体健康的环境因素的性质，环境污染的危害大致分为以下几种类型：

1. 食物制备和生产危害　许多健康危险因素与粮食和粮食生产有关。良好的食物制备方法，如适当的洗涤以及使用适当的烹饪温度和时间，可以预防与大多数病原体相关的食源性疾病。但是，食品中残留的农药、农业化肥的使用、食品添加剂，以及个别转基因作物的使用都会对人的健康造成损害。

2. 大气污染　是导致人类健康问题的重要因素。一方面，大气污染物主要通过呼吸道进入人体而产生各种直接危害；另一方面，大气污染也可通过改变空气正常理化状态而对人体健康产生间接危害。

Note:

3. 水污染　目前常见污染水体的化学物质有汞、镉、砷、苯胺、农药、化肥等,污染物的危害与浓度、持续时间等有关,可引起慢性中毒和癌症。污染源包括:①工业和废水处理系统向水体的污染排放可能导致水质下降。②水体受到含有病原菌的粪便、生活污水污染后,可引起相应传染病的暴发和流行。③用于人类和动物的药物(抗生素、可待因和雌激素替代激素等),以及各种可破坏内分泌的化学物质等。此外,还有某些藻类能产生毒素,贝类能富集此类毒素,人群食用了毒化的贝类后可发生中毒甚至死亡。

4. 土壤污染　指排放进土壤的生物性或化学性有毒有害物质过多,超过了土壤的自净能力,引起了土壤质量恶化,对人类健康产生直接或间接的影响。土壤污染与其他污染不同,主要通过农作物间接对健康产生危害,其危害不易被发现,一旦污染又难以清除。参见第十四章第一节环境卫生。

5. 电、磁和声波源危害　人类生活在一个充满电磁波的世界,如手机信号、遥控器信号以及各种无线设备;蜂窝技术(蜂窝塔和手机)、无线技术(Wi-Fi 上网)和超声技术(跟踪系统);手机和电视以及自动驾驶汽车中的新技术等。但是,长期接受电磁辐射会导致人体免疫力下降、新陈代谢紊乱、记忆力减退等危害;次声波会引起头痛、呕吐、呼吸困难等症状;长时间接触超声波及噪声会使人情绪不安,导致听力不适,偶尔会出现恶心症状。

6. 能源污染　能源亦称能量资源或能源资源,指可产生各种能量(如热量、电能、光能和机械能等)或可做功的物质的统称。根据能源消耗后是否造成环境污染可分为污染型能源(非清洁型能源)和清洁型能源。①污染型能源:对环境污染较大的能源,包括煤炭、石油等,在提取及利用的过程中会产生大量有毒物质(二氧化硫、氮化物、悬浮颗粒物等),造成城市大气污染,危害人类身体健康。此外,污染型能源在燃烧时会产生大量二氧化碳,是导致气候变化的最大因素。②清洁型能源:使用时对环境没有污染或污染小的能源,包括水力、电力、太阳能、风能以及核能等。

二、环境健康评估

(一)评估方法

1. 挡风玻璃式调查法　护士通过自己的实地观察主动收集社区的环境资料。护士主要通过运用个人的观察能力,收集该社区的环境状况资料,如社区的特色环境等。

2. 问卷调查法　包括信访法和访谈法,即根据社区居民实际情况,由居民自填问卷或由调查员通过访问居民来收集资料。通过问卷调查法可以得到社区居民的健康状况、对社区的看法和社区健康期望等相关资料。

3. 查阅文献、分析档案法　护士通过查阅全国性或地方性的调查档案、卫生统计报告来了解社区的环境状况。例如,社区周边是否会引起洪水、泥石流,附近工厂对空气和水的影响等。

4. 访谈法　经过统一培训的调查员对调查对象进行访谈以收集社区环境资料。访谈法获取资料的回收率高、灵活性强,也可以询问比较复杂的问题。

(二)评估内容

1. 个人环境暴露情况的评估　通过提出某些问题以评估他们在过去所有的生活场所中可能发生的暴露。护士可开发家庭和学校评估、社区范围评估以及医院相关暴露的评估工具。国外开发了一个有用的助记符"I PREPARE",以帮助卫生专业人员在记录环境暴露时记住所关注的领域。

知 识 链 接

"I PREPARE"

美国公共卫生护士使用有毒物质和疾病登记局的"I PREPARE"助记符来调查潜在的暴露,该助记符可在采访单个个体或评估家庭时使用,也适用于对一组社区成员评估时使用。

记录接触史时需要考虑的问题：

I(investigate potential exposures)——调查潜在的暴露：①接触农药或其他化学物质后，您是否感到恶心。②当您出门在外或工作时，有没有改善的症状。

P(present work)——目前的工作：①在您目前的工作中，您是否接触过溶剂、灰尘、烟雾、辐射、农药或其他化学物质。②在您目前的工作中，您是否受到很大的噪声困扰。③在您目前的工作中，您是否穿着个人防护设备。④您的同事是否有类似的健康问题。

R(residence)——居住情况：①您使用什么类型的暖气。②您最近是否装修过房屋。③您的住所中储存了什么化学物质。④您的饮用水来源在哪里。

E(environmental concerns)——环境问题：①您附近是否有环境方面的问题（如空气、水、土壤）。②您家附近有哪些类型的工业或农场。③您是否居住在危险废物场所或垃圾填埋场附近。

P(past work)——过去的工作：①您过去的工作经历是什么。②您从事最长时间的工作是什么。

A(activities)——活动情况：①您和您的家人有什么活动和爱好。②您会燃烧、焊接或熔化任何产品吗。③您吃过您捕获或自己养大的东西吗。④您使用农药吗。⑤您是否从事任何其他康复或文化习俗。

R(referrals and Resources)——推荐和资源：①环境保护局。②国立医学图书馆 TOXNET 程序。③有毒物质和疾病管理局。④职业与环境诊所协会（Association of Occupational and Environmental Clinics）。⑤职业安全与健康管理局等。

E(educate)——教育：①您是否有资料可以教育其他人。②您是否有其他替代方法可以最大程度地减少接触风险。③您是否讨论了预防策略。④您下一步的计划是什么。

预防是每项公共卫生干预措施的核心目标，政策和实践可以促进初级预防。在评估了社区的环境风险之后，护士可以在规划干预策略时使用疾病预防的基本原则：当一项活动对人类健康或环境造成危害和威胁时，即使某些因果关系没有科学地建立，也应采取预防措施。通过与广泛的社区成员合作，护士可以帮助社区了解有害环境暴露与人类健康之间的关系，并根据个人行为变化和社区范围指导社区降低风险。在可能存在自然暴露的社区中，护士可以为健康风险提供教育、指导测量房屋中环境危害因素水平的方法，以及如何解决该环境危害因素的知识。以油漆暴露为例，临床干预是三级预防（表 8-2），它既不防止暴露，也不着重于减少暴露，而是着重于减少与铅水平升高相关的潜在健康后遗症。

表 8-2　应用于基于铅的油漆暴露的三级预防

预防等级	相关措施
一级预防	消除家里的铅基涂料和铅基涂料粉尘
二级预防	为拥有老旧住房的社区儿童提供血铅测试
三级预防	当孩子的血铅水平极高时，请确保由熟悉临床干预措施的卫生专业人员对孩子进行护理，使用临床干预措施来降低血铅水平，同时确保孩子返回到铅安全的地方

2. 将护理程序应用于环境健康评估　如果护士怀疑社区居民的健康问题受到环境因素的影响，请按照如下护理程序进行操作，并关注环境因素在程序的每个步骤中存在的问题：

（1）评估：将职业和环境历史记录纳入初始评估中。使用观察技巧（如挡风玻璃式调查法）；采访社区成员；询问个体受访者和其家人；询问受访者的工作场所的暴露情况。护士可以查看基于网络的现有的暴露数据，如空气和水污染监测数据。

（2）规划：将社区政策和法律视为满足人群护理需求的方法；在规划中纳入环境卫生人员。

Note：

（3）干预：协调医疗、护理和公共卫生行动以满足人群的需求。确保将受影响的个人或家庭转诊给适当的临床护理机构以及负责环境暴露的机构。

（4）评估：检查标准，包括人群的即时和长期响应以及人群问题的复发性。考虑在相同位置和／或环境中的其他人可能受到的影响。

三、环境污染事件的防控策略与应急处置

（一）环境污染事件的防控策略

1. 加强教育，提高认识　在多层次、多行业加强环境保护及突发环境污染事件危害与预防的宣传教育，提高全民的防范意识，做到防患于未然，就可以在很大程度上减少甚至避免污染事故的发生。

2. 预防为主，安全第一　污染事故的发生绝大多数与管理不当和预防措施缺乏有关。坚持"预防为主，安全第一"的方针，是减少污染事故发生、减少污染事件损害的重要保障。

（1）发挥环境评估的作用：政府部门应做好环境评估工作，严格控制新建、扩建有重大污染事故隐患的建设项目，杜绝在环境敏感区（水源地、城市上风口、人口密集地区、游览区等）新建、扩建有可能产生重大污染事故的项目，避免发生新的突发性环境污染事故。

（2）发挥政府部门职能：各级环境保护主管部门及其他有关部门要加强日常环境监测，并对可能导致突发环境事件的风险信息加强收集、分析和研判。当出现可能导致突发环境事件的情况时，要立即报告当地环境保护主管部门。

（3）对事故隐患调查登记，积极采取消除措施：通过调查，对安全措施不落实的企业令其停产、整顿、限期整改；对污染严重的企业，令其关门或转产；对布局于环境敏感区的污染企业令其迁出。

（4）加强对突发环境污染事件发生源的管理：对有毒、有害化学品生产企业，化学品库、油库、煤气管道等可能引发环境污染事故的场所，安装相应的预测报警装置；对有毒、有害化学品运输，工业废水、废渣处置，放射源管理等建立严格的防患措施，制订严格的管理规章制度。

3. 加强应急监测能力建设　应急监测是突发环境污染事故处置中的首要环节，加强应急监测的能力建设重点包括两个方面内容。

（1）强化应急监测反应能力：要求监测人员对污染事故有极强的快速反应能力，事故发生后，必须迅速赶往事故现场，快速准确监测判断。一是要组建专业应急监测队伍；二是加强监测人员的技术培训与实战演习，强化应急反应能力。

（2）提高应急监测技术水平：应急监测技术应以迅速、准确地判断污染物的种类、污染浓度、污染范围及其可能的危害为核心内容，重点解决应急监测中监测手段、仪器、设备等硬件技术，并在调查研究的基础上，根据污染因素的特性，建立环境污染事故数据库及事故处置的查询系统，为实施污染事故的处置提供依据。

4. 建立紧急救援系统　面对突发环境污染事件，不仅要解决应急监测及处置问题，还要实行紧急援救，做好善后工作，把污染事件的危害减至最小。突发环境污染事件的应急监测、快速处置、紧急援助与善后处理涉及面广、工作量大，必须在各级政府和部门共同参与，统一领导下，协调各方面人员密切配合行动，建立起多部门参与的通信、指挥、监测、救援等系统。在总体规划下，明确各部门各单位职责分工，一旦发生污染事件，保证该系统能够快速有效运行，全方位开展救援工作。

（二）环境污染事件的应急处理

1. 控制污染源，阻断扩散途径　无论发生任何类型的污染事故，第一时间控制污染源，防止污染蔓延扩散。根据"收、堵、治相结合"的原则，组织人员采取紧急措施，阻止污染事件的蔓延和扩大。做好有毒、有害物质和消防废水废液等的收集、清理和安全处置工作，防止污染事故蔓延扩大。

2. 转移安置人员，防止事故危害蔓延扩大　根据突发环境事件影响及事发当地的气象、地理环境、人员密集度等，建立现场警戒区、交通管制区域和重点防护区域。决策部门根据专家的评估情况，确定受威胁人员疏散的方式和途径，有组织、有秩序地及时疏散、转移受威胁人员和可能受影响

地区的居民,确保其生命安全。妥善做好转移人员的安置工作,确保有饭吃、有水喝、有衣穿、有住处和必要医疗条件。另外,医务人员可根据情况指导暴露人群采取防护措施,如可使用湿毛巾等代用品挡住口、鼻部位,减少有害气体的吸入量。

3. 开展监测调查,做好善后工作　政府部门根据突发环境事件的污染物种类、性质以及当地自然、社会环境状况等,明确相应的应急监测方案及监测方法,确定监测的布点和频次,调配应急监测设备、车辆,及时准确监测,为突发环境事件应急决策提供依据。调查内容包括事故发生的时间、地点、事故原因、污染源和污染物、周围的环境概况、影响范围、暴露人群、受伤人数、病情及诊断、已经采取的措施、牲畜情况、气象特征(风速、风向等)、水文情况、污染范围、污染程度、农田植被的破坏情况等。善后恢复阶段不仅要做好各类污染物的合理处置,将环境污染程度降到最低,而且事发地政府部门要及时组织制订补助、补偿、抚慰、抚恤、安置和环境恢复等善后工作方案并组织实施,保险机构要及时开展相关理赔工作。

四、环境保护的基本措施

环境保护一般指人类为解决现存或潜在的环境问题,协调人类与环境的关系,保护人类的生存环境、保障经济社会的可持续发展而采取的各种行动的总称。

1. 开展环境教育,提高全民环境保护意识　提高全民环境保护的意识是实现有效环境保护的前提。通过媒体、报纸、系列社会活动进行环保宣传;同时护士可以对社会成员提出倡议,提倡以身作则进行环境保护。

2. 实现政治、经济、法律等手段的结合　提高居民对于环境保护的重视度;实现经济与环境的协调发展,注重两者的制约关系;完善相关的环境保护法律,通过法律的制约来实现有效的环境保护。

3. 通过科技手段实现环境保护　科技对于环境保护有着至关重要的作用,鼓励科技创新,为科技创新人才提供专利及更好的服务,实现用科技带动环境保护。同时,相关部门应该给予环境保护科技创新人才一定的政策和资金支持,鼓励相关人才进行创新。

4. 社区中积极的环境属性　树木、公园、绿色空间、社区花园和海滩等自然资源是社区的重要资产。人造"绿色"空间,如社区花园、街道景观、自行车道和水景,均可提高社区居民的健康水平和幸福感。

1975 年,国际护士会在其政策声明中概述了护理专业与环境的关系,声明中明确规定了护士的职责:帮助发现环境中对人类积极和消极的影响因素;在与个体、家庭、社区和社会接触的日常工作中,应告知他们如何防护具有潜在危害的化学制品及有放射线的废物等,并应用环境知识指导其预防和减轻潜在性危害;采取措施预防环境因素对健康造成的威胁,同时加强宣传,教育个体、家庭、社区及社会对环境资源进行保护的方法;与卫生部门共同协作,找出住宅区对环境及健康的威胁因素;帮助社区处理环境卫生问题;参与研究和提供措施,早期预防各种有害环境的因素,研究如何改善人们的生活和工作条件。

(景丽伟)

思 考 题

1. 社会因素通过哪些方式影响公众健康?
2. 不良行为和生活方式的危害有哪些?
3. 如何进行不良行为和生活方式评估?
4. 如何进行环境健康评估?

Note:

NURSING

第九章

妇女与儿童保健

09章 数字内容

--- 学 习 目 标 ---

知识目标：

1. 掌握妇女、儿童各期的保健要点。

2. 熟悉公共卫生护士在妇女与儿童保健中的任务。

3. 了解我国妇女与儿童保健发展的历史与现状。

能力目标：

能结合公共卫生护士在妇女与儿童保健中的职责任务，评估服务对象健康状况的影响因素，制订合理的保健护理计划并实施。

素质目标：

1. 具备关爱妇女、儿童，促进妇女、儿童健康的公共卫生护理职业素养。

2. 具备尊重妇女、儿童，保护妇女、儿童隐私的公共卫生护士职业精神。

李女士,34 岁。住院自然分娩一足月男婴,分娩后 24h 出院回家。新生儿由奶奶和李女士照护。出院后第 5d,刚喂完母乳(用时 40min),公共卫生护士进行家庭访视,对新生儿进行体格检查,T 36.5℃,P 145 次 /min,R 45 次 /min,口唇红润,颜面及躯干部皮肤黄染。李女士主诉新生儿每天大便 1 次,量不多,每天使用纸尿裤 4 片,每次吃奶时总会东张西望;李女士本人会阴处有轻微疼痛,有少许恶露,无特殊臭味。

　　请思考:

　　1. 公共卫生护士访视产妇和新生儿时,应重点评估哪些内容?

　　2. 目前新生儿的状态是否正常?需要考虑哪些问题?

　　3. 针对产妇和新生儿的情况,公共卫生护士需要提供哪些保健内容?

　　妇幼健康是人类可持续发展的前提,也是实现健康中国建设目标的重要支撑。妇女与儿童保健针对妇女儿童的生理特征和心理发展特点及其各种影响因素,以保健为中心,采取维护妇女和儿童身心健康的策略和措施,达到减少死亡率、降低发病率和促进健康的目的。

第一节　我国妇女与儿童保健概述

　　我国是拥有世界上最大的妇女儿童群体的国家之一,在保障妇幼健康方面国家付出了巨大努力。多年来,我国妇幼健康服务能力提升,代表妇幼健康的主要指标如孕产妇死亡率、婴儿死亡率和人均预期寿命等已优于中高收入国家平均水平,妇女儿童的生存权、健康权和发展权得到了充分保障。

一、妇女与儿童保健的概念及意义

　　妇女与儿童保健工作是我国卫生事业的重要组成部分,促进和维护妇女儿童健康是妇女与儿童保健工作的根本宗旨。

(一)妇女与儿童保健的概念

　　妇女与儿童保健针对各年龄阶段妇女、从胎儿期到学龄期儿童以及青春期青少年的生理特征,以保健为中心,以群体为对象,以预防为主,综合运用临床医学、保健医学、预防医学、卫生管理学等多学科的知识和技术,提供相应卫生保健服务,保护和促进妇女与儿童身心健康,提高全民健康。2006 年颁布的《卫生部关于进一步加强妇幼卫生工作的指导意见》确立了妇幼卫生工作方针,即妇幼卫生工作应以保健为中心,以保障生殖健康为目的,实行保健与临床相结合、面向群体、面向基层和预防为主。这一方针体现了妇女与儿童保健工作的性质特点,使其区别于一般的临床护理服务,也区别于防疫工作。虽然有医疗工作的内容,但其属性是预防保健与公共卫生。

(二)妇女与儿童保健的意义

　　妇女与儿童保健工作承担着保护妇女儿童健康,降低孕产妇死亡率和婴儿死亡率,提高人均期望寿命和出生人口素质的重大责任。做好妇女与儿童保健工作对提升全民健康水平、推动社会经济可持续发展、构建和谐社会具有全局性和战略性意义。

二、妇女与儿童保健的任务

　　妇女与儿童保健以专业机构为核心,以城乡基层医疗卫生机构为基础,以大中型综合医疗机构和相关科研教学机构为技术支持,为妇女儿童提供从出生到老年覆盖全生命周期的、全方位的医疗保健服务。妇女与儿童保健工作的服务对象是整个妇女与儿童群体,它研究的问题不仅包含医疗工作需要解决的疾病问题,还包括疾病康复指导和健康教育、计划生育服务技术指导等,也更加重视社会环境、心理、行为和生活方式等综合因素的影响。妇女与儿童保健工作应完成下列工作任务：

1. 贯彻落实法律法规中对妇女与儿童保健工作的要求 贯彻落实《中华人民共和国母婴保健法》，依据《母婴保健专项技术服务基本标准》《婚前保健工作规范》《孕前保健服务工作规范》《全国儿童保健工作规范》等开展工作。加强与相关部门协调，积极促进各项妇女与儿童保健工作顺利实施。

2. 贯彻落实国家基本公共卫生服务中的相关工作 根据《中华人民共和国基本医疗卫生与健康促进法》，国家实施基本医疗卫生服务，包括基本公共卫生服务和基本医疗服务，以保障公民享有基本医疗卫生服务，提高公民健康水平。公共卫生护士需开展与妇女与儿童保健相关的基本公共卫生服务，主要工作任务包括：

（1）建立居民健康档案：为0~6岁儿童、孕产妇建立健康管理记录，并按照国家有关专项服务规范要求记录相关内容。

（2）为0~6岁儿童开展健康管理服务：包括为0~6岁儿童建立预防接种档案，进行常规接种。对出院后1周或满月的新生儿、婴幼儿及学龄期儿童进行健康管理，包括询问喂养及患病情况，进行体格检查，开展生长发育和心理行为发育评估等，具体的服务流程可见图9-1。

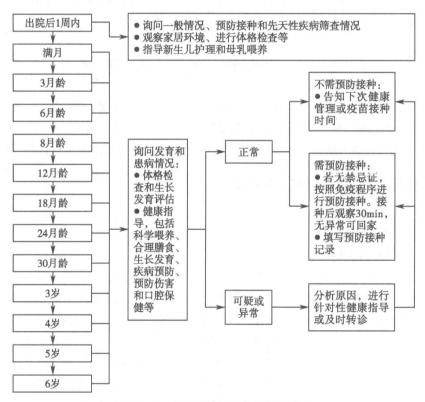

图9-1 0~6岁儿童健康管理服务流程

（3）为孕产妇开展健康管理服务：针对怀孕的各个阶段进行健康管理及进行产后访视、产后42d健康检查，包括健康状况评估、发现高危情况、及时转诊，正确填写健康服务记录。具体的服务流程可见图9-2。

（4）中国居民健康素养监测：采用问卷调查的方式了解监测对象的健康素养水平，主要内容包括基本健康知识和理念、健康生活方式与行为、基本技能3个方面。

3. 加强重点人群健康服务和重大公共卫生服务，提高妇幼健康水平 推广使用《母子健康手册》。继续实施住院分娩补助制度，向孕产妇免费提供生育全过程的基本医疗保健服务。加大儿童重点疾病防治力度，扩大新生儿疾病筛查，继续开展重点地区儿童营养改善等项目。继续开展针对妇女的乳腺癌和宫颈癌的"两癌"筛查重大公共卫生服务，提高妇女"两癌"及常见病筛查率和早诊早治率。

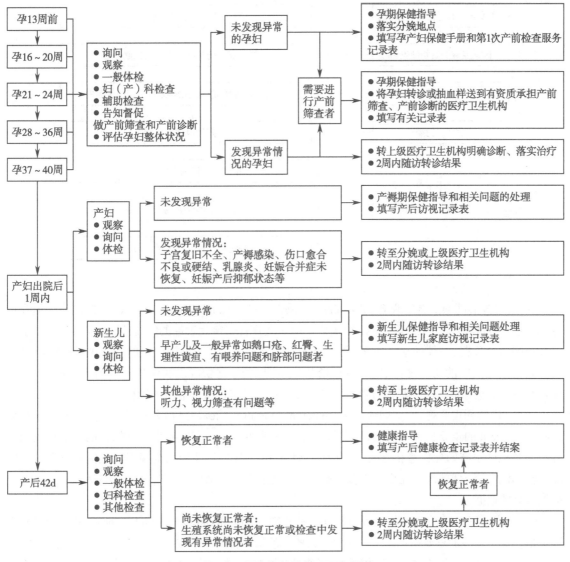

图 9-2　孕产妇健康管理服务规范

三、妇女与儿童保健的历史、现状与发展

随着国家对妇幼健康事业的高度重视,我国的妇女与儿童保健体系逐渐完善,妇幼健康得到了进一步保障。

（一）妇女与儿童保健体系

1. **行政体系**　国务院卫生行政部门主管全国母婴保健工作,各级人民政府领导母婴保健工作,由此构成了妇女与儿童保健的四级行政管理体系,即国家卫健委妇幼健康司—省、自治区、直辖市卫健委—地市卫健委—县（区）卫健委主管妇女与儿童保健工作。

2. **卫生服务体系**　在四级行政体系层面,设立相应的妇女与儿童保健专业机构,开展具体的保健服务工作,即中国疾病预防控制中心妇幼保健中心—省、自治区、直辖市妇幼保健院/所（妇幼保健中心）—地市妇幼保健院/所—三级妇幼保健网。四层专业机构分层负责,工作职能各有侧重点,与各级行政部门的关系如图 9-3。

3. **监测系统**　妇幼卫生监测属于公共卫生监测的一部分。我国分别于 1986 年、1989 年、1991年开始对出生缺陷、孕产妇死亡及 5 岁以下儿童死亡进行监测。

Note：

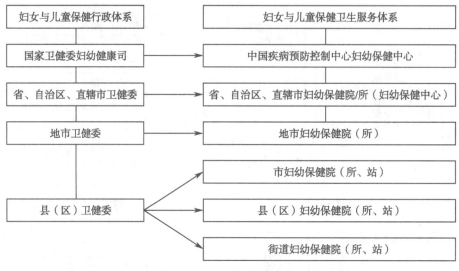

图 9-3 妇女与儿童保健体系

（1）出生缺陷监测：出生缺陷（birth defect）或先天异常（congenital anomaly）包括先天畸形及功能、代谢、行为异常。出生缺陷监测，指在某一地区选择有一定代表性的医院或人群，对其中发生的出生缺陷进行长期、持续的动态观察，将监测的出生缺陷发生率与事先设置的标准进行比较、评估，及时获得出生缺陷的动态变化信息，分析消长原因，以利于尽快发现和消除致畸因素，提高人口素质。监测方式包括以医院为基础的哨点监测和以社区为基础的人群监测两种模式。

（2）孕产妇死亡监测：孕产妇死亡率（maternal mortality rate，MMR）是衡量一个国家和地区社会经济、文化发展的重要指标，也是反映母婴安全的重要指标。孕产妇死亡监测的目的是通过监测了解全国各地区孕产妇死亡率和死因分布特点、动态变化规律，以及根据全国不同地区的死因分布情况，进一步提出降低孕产妇死亡的干预策略，为各级卫生行政部门制订改善孕产妇保健服务的方案提供可靠的依据。

（3）5 岁以下儿童死亡监测：5 岁以下儿童死亡率（child mortality rate under age five）是衡量一个国家是否真正发展的重要指标。掌握儿童死亡资料的根本目的在于减少儿童死亡，保护儿童健康。

（4）中国妇幼卫生监测数据直报系统：全国妇幼卫生监测办公室（中国出生缺陷监测中心）在卫生部的支持下开发了妇幼卫生监测信息系统——中国妇幼卫生监测数据网络直报系统（简称"直报系统"），于 2006 年 10 月在国家级妇幼卫生监测点正式投入使用，对规范监测、提高工作效率有积极作用。

4. 法制和政策体系

（1）妇女与儿童保健的基本法律保障：1994 年 10 月全国人大常委会审议通过了《中华人民共和国母婴保健法》。它是保护妇女儿童健康的基本法，与《中华人民共和国民法典》《中华人民共和国妇女权益保障法》《中华人民共和国未成年人保护法》《女职工劳动保护特别规定》等法律法规共同为保护妇女儿童健康提供了法律保障。

（2）妇女与儿童保健的法制健全：①确立妇女与儿童卫生保健工作目标的相关法制，国务院 2011 年发布《中国妇女发展纲要（2011—2020 年）》和《中国儿童发展纲要（2011—2020 年）》，为我国妇女与儿童卫生保健工作明确了目标。为更好地贯彻落实"一法两纲"及实现"联合国千年发展目标"，《母婴保健专项技术服务许可及人员资格管理办法》《产前诊断技术管理办法》《卫生部关于进一步加强妇幼卫生工作的指导意见》等一系列配套规章和文件相继颁布，母婴保健服务在行政管理、监督检查和技术规范等各个环节基本实现了有法可依。②补充妇女与儿童保健工作范畴的相关法律法规颁布，2019 年审议通过的《中华人民共和国基本医疗卫生与健康促进法》，对妇女与儿童保健服务工作做了更新和补充，进一步促进妇女与儿童保健工作开展。

Note:

（二）妇女与儿童保健的发展

妇女与儿童保健的发展经历了体系构建期、改革期、跃升期三个阶段，形成了完整的行政管理体系。

1. 妇女与儿童保健体系构建期（1949—1979年） 此时期构建起我国基本的卫生健康服务体系，建立了自上而下完整的妇幼健康行政管理体系，是妇幼健康事业发展的成长期。

（1）主管妇女与儿童保健工作的各级部门相继成立：1949年10月底，卫生部成立，内设妇幼卫生局，地方各级卫生部门内设妇幼卫生处（科）。随之，各城市成立联合妇幼保健站，提倡住院分娩，推行新法接生降低孕产妇死亡率。

（2）妇幼保健机构的建立与人才培养：1978年，全国多家单位被批准招收妇产科硕士和儿科硕士。此时期全国妇幼保健机构共2 100余所，共有床位9 700余张，初步建立并形成了妇幼保健县、乡、村三级网络。

（3）以防止孕产妇和儿童死亡为重点工作：中华人民共和国成立初期，人口呈现高出生率、低死亡率、高自然增长率的特点。此时期妇幼健康工作以防止孕产妇和儿童死亡为重点，以妇女儿童疾病治疗为导向，逐步丰富了妇幼卫生工作的内容。

2. 妇女与儿童保健体系改革期（1980—2009年） 此时期逐步建立健全了由医院、基层医疗卫生机构、专业公共卫生机构等组成的覆盖城乡的卫生健康服务体系，是妇幼健康事业发展的逐步成熟期。

（1）妇幼保健机构的快速发展：1986年，国家制定了《各级妇幼保健机构编制标准（试行）》，对妇幼保健的机构设置和人员编制做了详细规定。到1998年底，国家共投资141亿元，有1 700余所妇幼保健机构、近3.5万所乡镇卫生院得到改造。

（2）妇幼保健高级人才的大力培养：1985年，同济医科大学（现华中科技大学同济医学院）开办了全国第一个妇幼卫生本科专业。到1992年，全国共有同济医科大学、北京医科大学（现北京大学医学部）、上海医科大学（现复旦大学上海医学院）等六所高校同时招收妇幼卫生专业学生，为妇幼健康事业增添了大量的生力军。

（3）妇幼健康监测系统的建立与发展：20世纪80年代，我国先后建立了孕产妇死亡监测、出生缺陷监测和儿童死亡监测三个监测网。1996年，三网合并，并在华西医科大学（现四川大学华西医学中心）成立了全国妇幼卫生监测办公室，逐步建立完善妇幼健康信息统计制度，为科学决策提供支撑。

（4）妇女与儿童保健工作发展方向的明确：1992年，我国发布实施《九十年代中国儿童发展规划纲要》，之后分别颁布了《中国妇女发展纲要（1995—2000年）》《中国儿童发展纲要（1995—2000年）》和《中国妇女发展纲要（2001—2010年）》《中国儿童发展纲要（2001—2010年）》。这些规划提出明确的目标要求和政策措施，将妇幼健康核心指标和重点政策措施纳入各级政府目标考核，推动各项工作落实。

（5）深化医药卫生体制改革启动：2009年，国家启动深化医药卫生体制改革，对妇女儿童健康投入力度不断加大，妇幼健康服务公平性、可及性不断提高。

（6）妇女与儿童保健工作向促进人口优生优育方向发展：20世纪90年代初，我国人口整体呈现低出生、低死亡、低增长的新特点。2006年，中共中央、国务院进一步做出《关于全面加强人口和计划生育工作统筹解决人口问题的决定》，以稳定低生育水平，大力提高出生人口素质；同时，也指导妇女与儿童保健工作逐步从孕产妇和儿童死亡控制向促进人口优生优育、妇女儿童健康方向发展。

3. 妇女与儿童保健体系跃升期（2010年至今） 党的十八大以来，国家着力推进供给侧结构性改革，推进部门合作和社会参与，妇幼健康事业迎来了新的历史时期，妇幼健康工作由"保生存"向"促发展"转变。

（1）妇幼健康工作由"保生存"向"促发展"转变：2018年全国共有妇幼保健机构3 080家，妇产医院 807 家，儿童医院 228 家，从业人员近 64 万人，年门诊量 4 亿人次，年住院 1 379 万人次，各类医疗机构中妇产科和儿科床位数持续增加，保障妇女儿童健康的主阵地更加稳固。在妇幼健康服务体系建设和能力建设上，国家制定和出台《关于妇幼健康服务机构标准化建设与规范化管理的指导意见》《妇幼健康服务机构建设标准》《妇幼保健专科建设和管理指南（试行）》等妇幼健康相关规范和标准，为妇幼健康发展提供了政策遵循和法律保障。

（2）妇幼健康工作实现以服务对象为中心的理念转变：在妇幼保健机构内部实行结构调整与改革，打破保健与临床分设的格局，将保健与临床实质性深度融合。通过优化服务流程，整合服务内容，为妇女儿童提供生命全周期、健康全过程服务和管理，真正实现以服务对象为中心的理念。

（3）妇幼健康工作进入精细化管理和高质量服务的新阶段：① 2009 年，国家启动实施了系列的妇幼重大公共服务专项，其中包括农村妇女宫颈癌和乳腺癌的"两癌"检查。②国家有针对性地实施了贫困地区儿童营养改善项目以保障儿童生长发育。③国家建立出生缺陷三级预防体系以攻克出生缺陷这一世界难题。④我国基本建立了危重孕产妇救治网络和危重新生儿救治网络以适应新时代我国人口发展面临的深刻而复杂的新形势变化。

4."健康中国"背景下体系发展的展望

（1）全球妇幼健康未来发展目标：①联合国大会于 2015 年 9 月通过了"改变我们的世界：2030 年可持续发展议程"，这是继 21 世纪千年发展目标之后未来 15 年的全球发展新议程，它进一步提出了 17 个可持续发展目标和 169 个具体目标。② WHO 于 2016 年发布了《妇女、儿童和青少年健康全球战略（2016—2030 年）》，提出的愿景是"到 2030 年，世界上每一个地方的每一位妇女、儿童和青少年都能实现获得生理、心理、社会完好状态的权利"。③参照全球妇幼儿童健康发展目标，《"健康中国 2030"规划纲要》明确提出了中国妇女儿童健康发展的相关指标，主要包括了截至 2030 年婴儿死亡率、5 岁以下儿童死亡率及孕产妇死亡率下降应达到的目标。

（2）新时期妇女与儿童保健工作的发展机遇：全面深化改革为妇幼健康事业发展提供了新动力；强调"生命全程健康服务"意味着需要更大程度地从横向和纵向整合不同的服务部门。这些都需要一系列的卫生系统变革才能实现。

（3）新时期妇女与儿童保健工作的主要挑战：①需注重孕前因素对母婴健康的影响，降低母亲因素对妊娠结局的影响。②为积极应对人口老龄化，我国自 2021 年起施行三孩政策。适宜的生育间隔也是确保母婴健康的重要决定因素，这对公共卫生护士需要参与的产后避孕服务也提出了新的挑战。③生命早期 1 000d 的照护是促进儿童健康发展关键时期的重要措施，良好的健康基础、回应性照护、足够的营养、早期学习的机会和安全的保障将激发儿童早期发展的潜能。④妇女人群的更年期、老年期保健持续面临挑战，急需公共卫生护士将预防措施前移、下沉社区，探索针对上述特殊时期的妇女保健与临床治疗的整合服务。

第二节　公共卫生护士在妇女与儿童保健中的角色及任务

公共卫生护士在母婴保健、免疫接种、疾病筛查等方面发挥着重要作用，明确其角色与任务对规范公共卫生护士的执业范畴起着重要作用。

一、公共卫生护士在妇女与儿童保健中的角色及素质要求

（一）多重角色定位

随着人们对护理专业要求的不断增加，专业护士的角色范围也在不断地扩展。通常认为护士的角色包括护理者、决策者、计划者、沟通者、管理者、协调者、促进康复者、教育者、咨询者、代言人、保护者、研究者、著作者、权威者。在妇女与儿童保健中，公共卫生护士的角色包括：

1. 护理者　为妇女和儿童直接提供护理服务，满足儿童及家庭生理、心理和社会需要；提供保

健服务,包括开展新生儿疾病筛查、疫苗接种及登记、统计、报告等;高危新生儿专案管理,协助妇女与儿童保健机构开展高危儿跟踪管理和服务;儿童生长发育监测;妇女儿童常规体检、疾病筛查等。

2. 诊断及计划者　调查并掌握区域妇女儿童总体健康状况、主要健康问题及影响健康的主要危险因素,有针对性地制订社区妇女儿童健康促进计划;制订随访计划并实施。

3. 教育及咨询者　对妇女进行健康教育,宣传怀孕知识、母乳喂养知识、儿童保健知识等;做好各年龄段妇女儿童的心理疏导;做好婚前、孕前卫生咨询与指导,指导准备结婚的对象进行婚前检查;宣传常见疾病的防治措施;对妇女儿童常见健康问题答疑。

4. 信息收集及统计者　收集区域妇女儿童的健康信息,建立健康档案,分析人群健康状况及影响因素。

5. 协调者　经常活动在社区各机构、家庭及人群当中,从整体利益出发,利用较好的人际沟通和协调能力解决问题,达到工作目标。

6. 代言人及保护者　了解有关的卫生政策及法律、法规,对威胁到社区居民健康的各种问题,采取积极措施,或上报有关部门协调解决。

7. 研究者　实施护理科研,检验工作成果,不断提升护理工作质量,丰富护理理论及专业知识。

（二）综合素质要求

1. 道德与法律素养要求

（1）良好的专业态度及人文关怀精神:良好的专业态度和护理服务质量与个人职业生涯的发展密切相关。从事妇女与儿童保健的公共卫生护士应具备工作热忱、高度的社会责任心和奉献精神,有职业荣誉感和稳定的职业心态。在妇女与儿童保健工作中,尊重妇女儿童的人格、权利、尊严及隐私,关心、爱护妇女儿童,维护妇女儿童的利益。具有人文关怀理念,能够正确认识人的价值,理解生命的意义。能够运用沟通技巧了解妇女儿童的健康状况、心理感受,从而提供针对性的保健服务。

（2）基于责任的法律意识:公共卫生护士应当具有法律意识,了解与自身工作相关的法律法规知识,避免产生纠纷。

2. 专业知识及能力要求　公共卫生护士的核心能力共分为 8 个领域:①评估和分析技能;②政策制定、项目规划技能;③沟通技能;④文化能力;⑤社区实践技能;⑥公共卫生科学技能;⑦财务规划、评估和管理技能;⑧领导力和系统思考技能。详见第一章第二节公共卫生护理概述。

3. 健康要求

（1）身体健康:公共卫生护士需要面临各种危机、突发及多变的情况,涉及的服务对象人际关系复杂,工作心理压力大、工作强度大,需要其具有良好的身体素质。

（2）心理健康:①敏锐的洞察及感知能力,有助于公共卫生护士全面准确获取服务对象资料,以便及时发现其身心变化,预测及判断服务对象的需要。②良好的分析及评判性思维能力,有助于公共卫生护士辩证地看待问题,创造性地解决服务对象的问题。③稳定的情绪状态,能够使公共卫生护士遇事沉着冷静,稳定服务对象及家属的情绪,给服务对象及家属带来安全感、亲切感及信任感。

（3）社会适应:公共卫生护士要想与护理对象高效优质沟通,需要整合、利用、改善相关健康促进资源,需要具备良好的社会适应能力。

二、公共卫生护士在妇女与儿童保健中的任务

（一）公共卫生护士在妇女保健中的任务

1. 社区诊断　调查并掌握区域妇女总体健康状况、主要健康问题及影响健康的主要危险因素,有针对性地制订社区妇女健康促进计划。

2. 婚前及孕前保健　主要是开展婚前、孕前卫生咨询与指导并做好登记,指导准备结婚的对象到指定的婚检机构进行婚前检查;建议准备怀孕的夫妇双方到医疗保健机构的优生优育门诊咨询。

Note:

3. **孕产期保健** 督查孕妇产前检查，做好高危妊娠筛查并实行分级管理，定期对孕妇进行产前访视；分娩后，定期对产妇进行家庭访视，向产妇传播婴儿抚育、家庭卫生及疾病预防等相关知识；对产妇进行产后心理疏导；指导正确母乳喂养，宣传母乳喂养的重要意义。

4. **健康教育** 普及卫生常识，有重点地开展健康教育。对处于女童期、青春期、性成熟期、围绝经期、老年期的妇女分别开展健康教育；对性病、艾滋病高危人群开展安全性行为健康教育；对社区内妇女开展婚前及孕前保健、孕产期保健、妇女常见疾病的健康教育。

5. **家庭健康档案管理** 通过体检、入户调查等方式，了解区域居民的基本信息、健康状况等信息，建立家庭健康档案。

（二）公共卫生护士在儿童保健中的任务

1. **健康教育** 根据婴幼儿年龄、健康状况及家长的需求等方面，制订个性化健康教育计划，逐步实施；宣传胎儿营养、疾病早期筛查、预防接种等相关知识；宣传新生儿首针疫苗接种、新生儿疾病筛查、平衡膳食及定期到儿童保健部门进行生长发育监测等的重要性；指导家长监督视力及口腔保健；宣传平衡膳食的重要性。

2. **家庭访视** 每个新生儿产后家庭访视 3～4 次，进行母乳喂养和新生儿护理指导；提供婴儿辅食添加喂养指导；指导儿童疾病预防、儿童龋齿预防等。

3. **预防接种** 开展预防接种登记、统计和报告工作。

4. **疾病筛查** 督促新生儿家长进行新生儿疾病筛查；辅助学龄前期儿童筛查缺铁性贫血、寄生虫感染等疾病；辅助学龄期儿童筛查儿童脊柱发育情况及心理状况。

5. **专案管理** 对高危新生儿实行专案管理，协助妇女与儿童保健机构开展高危儿跟踪管理和服务。

6. **建立儿童保健手册** 建立儿童保健手册，做好生长情况登记；督促 1 岁以内的婴儿每个月进行生长发育监测，1～3 岁的儿童每年进行 2 次常规体检，了解儿童身高、体重、头围等的增长速度。

三、公共卫生护士在妇女与儿童保健中发挥作用的重要因素

影响公共卫生护士发挥作用的主要因素包括政府投入与政策支持、团队管理制度、护士业务素质与能力、居民健康观念、护士培训与晋升和家庭支持等综合因素。

1. **角色功能提升** 包括：①增加人、财、物、信息资源投入，健全卫生政策与法规，规范准入制度，明确并规范工作职责，创造有利于护理专业发展的环境。②加强学历教育，加强公共卫生和家庭护理知识技能的专业培养。③提高工资待遇，积极探索多种路径提升其责任感、使命感和职业荣誉感。

2. **专业发展** 公共卫生护士专业的发展与政府部门的大力支持及相关学术组织的强力推进有关。执业范畴、角色定位均以大健康理念为指导，而大健康是社会发展对多元主体共同参与、满足健康需要的内在要求，其有效供给主体包括政府、市场和社会三个部分，需要通过一系列的制度改革才能够有效促进公共卫生与医疗体系的衔接。公共卫生护士是医疗改革、公共卫生服务模式改革及高等教育改革的综合体现，故需要政府部门出台相关政策给予支持，明确划分国内公共卫生护士的执业范畴与角色功能定位，制订公共卫生护士与公共卫生医师、社区护士工作内容的区别及薪酬待遇保障制度等。

第三节 妇女各期的保健

妇女保健针对女性生殖生理的特征，以保健为中心，以群体为对象，根据女性一生中不同时期的生理、心理、社会特点及保健需求，对危害妇女健康的各种常见病、多发病采取预防保健措施，促进妇女健康。

一、婚前保健

婚前保健是为准备结婚的男女双方在结婚登记前提供的保健服务，是提高出生人口素质的基础保健工作，也是保障家庭幸福、生殖保健的重要组成部分。

（一）婚前医学检查

婚前医学检查指对准备结婚的男女进行全身的体格健康检查。根据《中华人民共和国母婴保健法》，婚前医学检查主要针对下列疾病：

1. 严重遗传病　指由于遗传因素先天形成，患者全部或部分丧失自主生活能力，目前尚无有效治疗方法，子代再发风险高，医学上认为不宜生育的遗传病。

2. 指定传染病　指《中华人民共和国传染病防治法》中规定的艾滋病、淋病、梅毒、麻风病及医学上认为影响结婚和生育的其他传染病。

3. 有关精神病　指精神分裂症、狂躁抑郁型精神病及其他重型精神病。

4. 其他　影响结婚和生育的重要脏器疾病，如心、肺、肝、肾及生殖系统异常等。

同时结合病史、家族史、全身检查、生殖器官检查、必要的辅助检查，以确定有无影响婚育的疾病。对能影响婚育的疾病提出医学意见，并帮助治疗和解决。

（二）婚前健康指导

公共卫生护士应在婚前对结婚对象进行基本的卫生指导，内容包括：

1. 有关性保健教育。

2. 新婚避孕知识及计划生育指导。

3. 受孕前的准备、环境和疾病对后代影响等孕前保健知识。

4. 遗传病的基本知识。

5. 影响婚育的有关疾病的基本知识。

6. 其他生殖健康知识。

（三）婚前健康咨询

婚前健康咨询指婚前咨询者与服务对象就生殖健康、生殖保健、婚育等具体问题进行个别的、面对面的交谈。在交谈中，公共卫生护士要解答服务对象的问题，阐明科学道理，准确地为服务对象提供解决问题的信息和办法，鼓励服务对象树立解决问题的信心，指导帮助其自愿做出较为理想的选择。此外，咨询时还要注意适当的环境，如单独谈话的房间、轻松舒适的面对面交流的条件等。

二、孕前保健

孕前保健指通过在孕前对育龄夫妇进行危险因素评估、孕前健康咨询和有效干预等保健服务，达到降低出生缺陷、低出生体重等不良妊娠结局的一级预防。孕前保健是婚前保健的延续，是孕产期保健的前移。公共卫生护士应通过公共卫生指导，引导计划妊娠的夫妇接受知识、转变态度、改变行为、增强出生缺陷预防意识，树立"健康饮食、健康行为、健康环境、健康父母、健康婴儿"的预防观念。在知情选择的基础上针对存在的危险因素开展医学干预，做好孕前准备，有计划地安排受孕和生育，以保障育龄夫妇孕前良好的生理和心理状态。孕前保健至少应在计划受孕前半年至 1 年进行。

孕前保健与公共卫生指导内容主要包括：

1. 制订妊娠计划，建议有准备、有计划的妊娠，避免大龄生育，介绍计划受孕方法和避孕措施。

2. 合理营养，平衡膳食，适当增加肉、蛋、奶、蔬菜、水果摄入，保证营养均衡，根据情况科学地补充营养素及微量元素。

3. 积极预防慢性病和感染性疾病。

4. 谨慎用药，计划受孕期间尽量避免使用药物。

Note:

5. 避免接触生活及职业环境中的有毒有害物质（如放射线、高温、铅、汞、苯、甲醛、农药等）。

6. 保持健康的生活方式和行为。

7. 保持心理健康。

8. 告知早孕征象和孕早期保健要点。

9. 告知妇女妊娠 12 周内，主动与计划生育技术服务机构联系，并接受随访和指导。

10. 告知若接受孕前优生健康检查 6 个月或更长时间后仍未怀孕，夫妇双方应共同接受进一步咨询、检查和治疗。

11. 告知妇女分娩后 6 周内或其他妊娠结局结束后 2 周内，主动与计划生育技术服务机构联系，并接受随访和指导。

三、孕期保健

怀孕是一个特殊的生理过程，孕期是围产保健的重要阶段。这阶段的保健工作质量直接关系到胎儿的健康和孕妇的安全。孕期保健的主要目的是通过产前检查、健康监测、宣传教育和咨询服务等措施保证妊娠过程的正常进展，维护孕产妇的身心健康和胎儿正常的生长发育，尽早发现异常，筛查出孕期可能发生的并发症。同时，及时处理因妊娠而加重的疾病，防止对孕妇、婴儿有不良影响的疾病发生，帮助孕妇做好分娩的心理和生理准备。

整个孕期分为三个时期：孕早期（从妊娠开始至妊娠 13 周末）、孕中期（妊娠第 14 周至 27 周末）和孕晚期（妊娠满 28 周及以上）。根据我国《孕前和孕期保健指南（2018 年）》，目前推荐的产前检查孕周包括：妊娠 6~13 周 $^{+6}$，14~19 周 $^{+6}$，20~24 周，25~28 周，29~32 周，33~36 周，37~41 周（每周一次）。有高危因素者，可酌情增加次数。

孕期保健要点如下：

（一）孕早期保健

1. 保健指导　公共卫生护士进行孕早期保健指导，内容应包括讲解孕期检查的内容和意义，给予营养、心理、卫生（包括口腔卫生等）和避免致畸因素的指导，提供疾病预防知识，告知出生缺陷产前筛查及产前诊断的意义和最佳时间等。

2. 筛查孕期危险因素　针对高危孕妇，进行专案管理。对合并症、并发症的孕妇及时诊治或转诊，必要时请专科医生会诊，评估是否适于继续妊娠。

（二）孕中期保健

1. 系统产前检查　检查内容包括测量血压、体重、宫高、腹围、查胎位和听胎心音。连续动态观察胎儿及孕妇情况。

2. 胎动监测　了解胎动出现时间，绘制妊娠图。

3. 筛查胎儿畸形　对需要做产前诊断的孕妇应当及时转到具有产前诊断资质的医疗保健机构进行检查。

4. 保健指导　公共卫生护士进行孕中期保健指导，内容应包括提供营养、心理及卫生指导，告知产前筛查及产前诊断的重要性等。提倡适量运动，预防及纠正贫血。有口腔疾病的孕妇，建议到口腔科治疗。

5. 筛查危险因素　针对发现的高危孕妇及高危胎儿应当专案管理，进行监测，治疗妊娠合并症、并发症，必要时转诊。

（三）孕晚期保健

1. 继续绘制妊娠图　妊娠 36 周前后估计胎儿体重，进行骨盆测量，预测分娩方式，指导其选择分娩医疗保健机构。

2. 特殊辅助检查　进行一次肝、肾功能复查；同时建议妊娠 36 周后进行胎心电子监护及超声检查等。

Note:

3. **保健指导** 公共卫生护士进行孕晚期保健指导,内容应包括孕妇自我监测胎动、纠正贫血、提供营养、分娩前心理准备、临产先兆症状、提倡住院分娩和自然分娩、婴儿喂养及新生儿护理等方面的指导。

4. **筛查危险因素** 针对高危孕妇应当专案管理,进行监测,治疗妊娠合并症、并发症,必要时转诊。

四、产褥期保健

从胎盘娩出至产妇全身各器官除乳腺外恢复至或接近于妊娠前状态,包括形态和功能,这一阶段称为产褥期,一般规定为6周。产褥期保健直接关系到产妇康复、婴儿健康成长及母乳喂养的成功。产后访视时,访视者应认真观察产妇子宫复旧情况、手术伤口情况、有无乳腺感染及生殖道感染等。产前有并发症者尽量争取在产褥期内治愈。

(一)住院期间保健

1. 正常分娩的产妇至少住院观察24h,及时发现产后出血。

2. 加强对孕产期合并症和并发症的产后病情监测。

3. 创造良好的休养环境,加强营养、心理及卫生指导,注意产妇心理健康。

4. 做好婴儿喂养及营养指导,提供母乳喂养的条件,进行母乳喂养知识和技能、产褥期保健、新生儿保健及产后避孕指导。

5. 产妇出院时,进行全面健康评估,对有合并症、并发症者,应当转交产妇住地的医疗保健机构继续实施高危管理。

(二)产后访视

公共卫生护士应对孕妇进行至少三次产后访视,分别在产后出院的3~7d内、产后14d和产后28d,了解产妇及新生儿健康状况和哺乳情况,及时给予指导,有异常情况适当增加访视次数。

1. **全身情况** 了解一般情况、精神、睡眠、饮食及大小便等。

2. **乳房检查** 检查乳头有无皲裂,乳腺管是否通畅,乳房有无红肿、硬结,乳汁的分泌量。

3. **生殖器官检查** 检查子宫收缩情况及是否出现恶露。

(三)产后保健

1. **生活方式指导**

(1)适宜的环境:居住环境保持适宜的温度和湿度,保持室内空气清新,不仅能使产妇得到良好的休息,也有利于新生儿的成长。

(2)良好的卫生习惯:在尊重个人意愿的基础上,保持良好的卫生习惯,勤擦身,勤换衣,用软毛牙刷刷牙,保持外阴清洁,产后4周内禁止盆浴。

(3)均衡的营养:产妇应增加高蛋白食物和营养丰富的汤类,以利于乳汁分泌;孕妇适当摄入高质量的脂肪不仅有利于婴儿大脑的发育,也有利于脂溶性维生素的吸收;新鲜的蔬菜水果也是不可少的,应避免辛辣、刺激性饮食。

(4)适宜的运动:自然分娩者产后6~12h可起床轻微活动,产后2d可在室内随意活动,再按时做产后健身操。产后健身操的运动量应由小到大,循序渐进。

2. **促进子宫康复指导** 产后哺乳、适宜的活动、产后康复操和良好的卫生习惯有利于子宫的良好康复。

3. **外阴及腹部伤口护理** 检查外阴伤口或腹部切口愈合情况,有无红肿、裂开和感染迹象。公共卫生护士应指导产妇每天用消毒液擦洗会阴两次,保持会阴清洁,指导会阴部有伤口的产妇休息时尽量取健侧卧位,以免恶露浸渍伤口。

4. **母乳喂养指导**

(1)开奶时间:提倡尽早开奶。正常分娩母婴健康状况良好时,新生儿可在出生后15~30min内

Note:

开奶。尽早开奶可减轻生理性黄疸、生理性体重下降和低血糖的发生。

（2）授乳次数：2个月以内，婴儿应按需哺乳，而不应严格规定授乳次数和间隔时间，以婴儿吃饱为宜。

（3）哺乳时间：每次哺乳时，一般在开始哺乳的2～3min内乳汁分泌极快（占乳汁的50%），4min时吸入量占全部乳量的80%～90%，以后乳汁渐少。因此新生儿每次哺乳时间15min左右即可。

（4）促进乳汁分泌：哺乳前让母亲先湿热敷乳房2～3min，从外侧边缘向乳晕方向轻拍或按摩乳房。两侧乳房应先后交替进行哺乳，若一侧乳房乳量已能满足婴儿需要，则将另一侧乳房的乳汁用吸乳器吸出。每次哺乳应将乳房内乳汁排空。

> ### 知 识 链 接
>
> **母乳是否充足的判断及正确挤奶技术**
>
> 指导母亲通过观测新生儿的喂养及排泄情况来判断母乳是否充足：每天哺乳次数有8～10次；哺乳时可看到吞咽动作及听到吞咽声；两次喂养之间新生儿安静、满足、睡眠良好；新生儿每天有一次量多或少量多次的软便，至少6次小便；新生儿体重增加正常，出生后头3个月每个月增长800～1 000g；母亲在哺乳前乳房肿胀感，哺乳时有下乳感，哺乳后乳房较松软。
>
> 正确挤奶的技术：挤奶对母乳喂养的建立和维持都很有益，在产后1～2d应教会母亲挤奶的技术。指导母亲用拇指和示指放在乳晕处，先向胸壁方向轻按，再相对轻挤乳晕下面的乳窦，将乳汁挤出。

5. 退乳指导　对因疾病（如妊娠合并心脏病等）或其他原因不适宜哺乳或需要终止哺乳的妇女，应指导产妇合理退乳。指导产妇避免进食汤类食物，停止吸吮及挤奶。必要时用芒硝250g碾碎装布袋敷于两侧乳房上，受潮变硬后更换，同时可以生麦芽茶50g泡饮，或遵医嘱服用己烯雌酚，通过大剂量的雌激素抑制垂体生乳素的分泌而达到退乳的目的。

6. 产后计划生育指导　产褥期内禁止性生活，产后6周公共卫生护士应指导产妇采取妥当的避孕措施。对于产后妇女，不论是否哺乳，宫内节育器都是较好的避孕工具，一般在产后42d即可放置。对哺乳的妇女，不宜用含雌激素的避孕药，以免影响乳汁的分泌。外用避孕工具如避孕套是可供选择的方法之一，单纯孕激素避孕方法如皮下埋植避孕也是较好的避孕方法。

五、围绝经期保健

1994年，世界卫生组织将围绝经期定义为始于卵巢功能开始衰退直至绝经后1年内的一段时期。卵巢功能开始衰退一般始于40岁以后，该期以无排卵月经失调为主要症状，可伴有阵发性潮热、出汗等，历时短者1～2年，长可至十余年。至卵巢功能完全衰竭时，则月经永久性停止，称绝经。中国妇女的平均绝经年龄为50岁左右。

围绝经期妇女的生理和心理将经历重大变化，公共卫生护士对该阶段妇女保健的重点在于帮助其实现平稳过渡，预防疾病的发生。

（一）预测围绝经期的来临

女性围绝经期的早期表现比较明显，可通过以下指标判断围绝经期的到来：

1. 家族史　妇女围绝经期的年龄与遗传有一定关系，所以祖母、母亲、同胞姐姐进入围绝经期的年龄可以作为参照。

2. 月经紊乱现象　既往月经规律的妇女，在围绝经期年龄如果出现月经紊乱，在排除器质性病变的情况下，应考虑是否进入围绝经期。

3. 围绝经期征兆　妇女在进入围绝经期前会出现一些症状，如既往月经正常的妇女，在月经前突然出现乳房胀痛、失眠多梦、肢体水肿等经前期综合征。此外,精神状态和情绪方面也会发生一些改变。

（二）生活方式指导

1. 合理膳食和保持良好的饮食习惯　妇女到了围绝经期,新陈代谢需求降低,雌激素水平下降对体内脂代谢、糖代谢等产生影响,饮食安排要注意低热能、低脂肪、低盐、低糖,多饮水,并注意增加钙的摄入量和补充抗氧化剂。

2. 适当运动　保持适当运动有利于预防骨质疏松。坚持经常体育锻炼,多接受阳光照射,以加快全身的血液循环,增强体质,促进机体合成维生素 D,每天 30～60min 为宜。

3. 充分睡眠　尽量做到起居定时,劳逸结合。尽量减少熬夜,早睡早起,保证充足的睡眠,以增强身体的防病能力。

4. 维持心理平衡　围绝经期妇女容易焦虑、紧张,要注意劳逸结合。有明显的围绝经期综合征症状与思想顾虑较多者,必须接受心理卫生咨询,及早排除心理障碍。

5. 注意个人卫生　保持外阴清洁,勤换内裤,预防老年性阴道炎及尿路感染。

（三）开展妇科疾病普查

定期的妇科疾病普查能及早发现妇女的常见病和多发病,并通过健康教育提高妇女的自我保健意识,降低发病率,提高妇女的健康水平和生活质量。

（四）围绝经期避孕指导

由于围绝经期卵巢功能逐渐衰退,阴道分泌物相对较少,即使已有月经紊乱,但仍有可能发生意外妊娠。因此,围绝经期妇女应选择安全、有效和适宜的避孕方法。

第四节　儿童各期的保健

儿童保健同属儿科学与预防医学的分支,为两者的交叉学科,其主要研究儿童各年龄期生长发育规律、营养与喂养、疾病防治、健康促进以及环境健康等,并通过采用有效措施,降低儿童疾病的发病率和死亡率,提高儿童生存质量,达到保障和促进儿童身心健康成长的目的。儿童保健的对象从胎儿期到青春期,即 18 岁以下的儿童和青少年。

一、胎儿期保健

胎儿的发育与孕母的健康、营养状况、疾病、生活环境和心理卫生等密切相关,胎儿期的保健工作、公共卫生护理内容应以孕母的保健指导为重点。

1. 预防遗传病及先天畸形　公共卫生护士应向男女双方大力提倡和普及婚前检查及遗传咨询必要性,禁止近亲结婚;妇女备孕期应避免接触放射线和铅、苯、汞、有机磷农药等化学毒物;避免吸烟、酗酒;患有心肾疾病、糖尿病、甲状腺功能亢进、结核病等慢性病的育龄妇女应在医生指导下确定怀孕与否及孕期用药;注意孕期用药安全,避免药物致畸;对高危妊娠孕妇,除定期产前检查外,应加强观察,一旦出现异常情况,应及时就诊。

2. 保证充足营养　孕妇营养应充足、均衡、合理搭配,既保证胎儿迅速生长发育的需要,也要避免摄入过多导致胎儿营养过剩、胎儿过大,影响分娩以及儿童期和成年后的健康。

3. 保证良好的生活环境　孕母应保持愉悦心情、充足的睡眠和适当的活动,减少精神负担和心理压力,降低妊娠并发症,预防流产、早产和异常分娩的发生。

4. 预防产时感染　对高危妊娠孕妇分娩的新生儿及高危新生儿,应予以特殊监护和积极处理。

二、新生儿期保健

自出生后脐带结扎时起至出生后满 28d,称新生儿期。新生儿从母体脱离,体内外环境发生极大变化,适应外界的能力较差。此期发病率高、死亡率高,尤其是出生后1周内。此期应做好出生时的护理以及新生儿居家保健。

1. 做好家庭随访　新生儿出生后,公共卫生护士应针对新生儿做好初访、半月访和满月访工作。

（1）初访:出院后3～7d内做好新生儿初访。访视内容包括向产妇及家长了解新生儿出生时及出生后情况;进行体格检查;指导喂养及护理方法。

（2）半月访:出生后2周左右。访视内容包括观察黄疸消退的情况;测量体重增长的情况。

（3）满月访:出生后28～30d。访视内容包括了解体重增长、喂养、护理的情况;进行全身检查。

2. 预防感染和保暖　新生儿出生后各器官功能发育不完善,适应能力差,免疫力低下,抗感染能力低下,极易被感染,如护理不当易导致死亡。应避免过多的人员探望和触摸,房间应经常开窗通风,保持空气新鲜。新生儿体温调节功能差,应根据气温和室温增减衣物。

3. 皮肤护理　新生儿皮肤娇嫩,应每天沐浴,水温不宜过冷或过热,以38～40℃为宜。用中性沐浴液,保持皮肤清洁干燥,腹股沟及腋下皮肤皱褶处每天沐浴后,可扑爽身粉。

4. 预防脐部感染　新生儿脐带一般在出生后7～10d脱落。新生儿沐浴后脐部处理不当、一次性尿布使用不当等易导致新生儿脐部发生感染,甚至导致败血症。公共卫生护士应指导家长正确使用一次性尿布,并做好脐部护理。

5. 喂养　母乳是婴儿天然的食物,正常足月儿提倡出生后15～30min内开始哺乳,鼓励按需哺乳。人工喂养者,奶具专用并严格消毒,奶汁流速以连续滴入为宜。奶量以喂奶后安静不吐、无腹胀和理想的体重增长（15～30g/d,生理性体重下降除外）为标准。

三、婴儿期保健

婴儿期生长发育迅速,所需的营养素增加,但其消化和吸收功能尚不完善,因而易出现消化功能紊乱和营养不良等疾病。另外,婴儿期因从母体获得的免疫力逐渐消失,而后天体内的免疫力尚未建立,抵抗力低下,易发生感染性疾病,故发病率和死亡率仍然很高,因此加强婴儿期保健至关重要。此期公共卫生护理的重点为合理喂养,保证充足的营养摄入;做好日常护理,早期教育,预防疾病和意外;按计划免疫完成基础免疫,并定期进行生长发育监测。

1. 合理喂养　世界卫生组织目前推荐纯母乳喂养至6个月,母乳喂养可持续至2岁。母乳是最适合婴儿发育的天然食品。6个月以后开始添加辅食,推荐以富含铁的米粉作为首次添加的食品,辅食的添加遵循由少到多、由薄到厚、由一种到多种循序渐进的原则。无论是母乳喂养还是人工喂养,婴儿出生数天后,即可给予10μg/d的维生素D补充剂,并推荐长期补充,直至儿童期和青少年期。

2. 定期体检　6个月以下婴儿建议每月一次体检,6个月以后2～3个月进行一次体检,对于婴儿体检应坚持使用生长发育监测图,观察生长及营养状况,及时矫正偏离。出生后6个月建议进行血红蛋白检查。增加户外活动可增加皮肤合成维生素D_3,但考虑到紫外线对儿童皮肤的损伤,目前不建议6个月以下婴儿在阳光下直晒。

3. 定期预防接种,预防感染　在1岁内完成基础免疫疫苗接种,增强传染病的免疫力（表9-1）。坚持母乳喂养也是增强婴儿抵抗力的重要因素。

表9-1　我国国家卫生健康委员会规定的儿童计划免疫程序

年龄	接种疫苗
出生	卡介苗、乙肝疫苗
1个月	乙肝疫苗
2个月	脊髓灰质炎三价混合疫苗
3个月	脊髓灰质炎三价混合疫苗、百白破混合疫苗

Note:

续表

年龄	接种疫苗
4 个月	脊髓灰质炎三价混合疫苗、百白破混合疫苗
5 个月	百白破混合疫苗
6 个月	乙肝疫苗、A 群流脑多糖疫苗
8 个月	麻疹疫苗、麻腮风疫苗
9 个月	A 群流脑多糖疫苗复种
1.5～2 岁	百白破混合疫苗复种、麻腮风疫苗复种
3 岁	A 群 C 群流脑多糖疫苗
4 岁	脊髓灰质炎三价混合疫苗复种
6 岁	麻疹疫苗复种、百白破混合疫苗复种、A 群 C 群流脑多糖疫苗复种

四、幼儿期保健

1 周岁到满 3 周岁为幼儿期。此期幼儿神经心理发育迅速,语言和行走能力增强,自主性和独立性不断发展,对危险事物的识别能力差,易发生意外伤害,易感染各种疾病。此期公共卫生护理的重点是保证均衡的营养,合理安排生活,培养良好的生活习惯,预防疾病和意外,进行生长发育监测,完成计划免疫。

1. 合理安排膳食　幼儿膳食必须供给足够的能量和营养素,以满足生长发育、神经心理发育和活动增加的需要。幼儿消化能力较弱,食物宜软、烂、细、易于咀嚼。食物烹饪应多样化,以促进幼儿的食欲。培养幼儿正确使用餐具和独立进餐的能力,养成良好的饮食习惯。

2. 做好日常护理　幼儿应养成良好的睡眠习惯,每晚 9 时入睡,睡眠时间 10～12h,中午保证 1～2h 的午睡时间。睡前排尿,由家长陪伴,使幼儿有安全感。幼儿衣着应宽松舒适,保暖性好,穿脱容易。应注意口腔卫生,乳牙出齐后,要注意预防龋齿,少吃糖果,每晚入睡前清洁牙齿,可教会幼儿自己用软毛牙刷刷牙。

3. 加强早期教育　幼儿时期是智力发展的关键时期,此期应注意培养幼儿语言和动作能力的发展,结合日常生活中的事物多和幼儿说话,指引幼儿认识周围的事物。引导幼儿表达自己的想法,使用礼貌语言。在幼儿期逐步培养幼儿的动作能力。

4. 预防疾病和意外　幼儿期活动量逐渐增加,要继续加强预防接种和防病工作,定期为幼儿进行预防接种,做健康检查,监测体格发育情况。让幼儿认识危险物品,如插座、电扇、开水壶、剪刀等,并防止攀爬和压伤。

五、学龄前期保健

学龄前期指从 3 周岁至入小学前(6～7 周岁)的一段时期,大多数儿童进入学前教育,即幼儿园。学龄前期儿童智力发展快,自理能力和机体的抵抗力增强,是性格形成的关键时期。此期儿童独立意识逐渐增强,与外界接触增多、活动范围扩大,容易发生各种意外伤害。因此,此期公共卫生护理的重点是应继续监测儿童的生长发育,加强早期教育,预防意外伤害,促进儿童的健康发展。

1. 合理膳食、保证营养　供给平衡的膳食,保证食物多样化以促进食欲,但仍需要保证乳类的摄入。优质蛋白的比例占总蛋白的 1/2。进食前保持愉快的心情和安静轻松的环境,使用儿童喜爱的餐具和舒适的餐桌椅。培养良好的饮食习惯,不挑食、不偏食、少吃零食和避免含糖饮料的摄入。

2. 早期教育　学龄前期儿童求知欲强,爱动脑筋,此期应耐心解答儿童的问题,启发想象力,培养动手能力,通过游戏或讲故事等学习活动来培养儿童的学习意识;培养集体意识,养成遵守纪律、

Note：

团结友爱、关心他人、热爱劳动的良好品质。

3. 合理的体格锻炼　此期儿童户外活动进一步增加,可结合游戏进行锻炼,如做儿童体操、滑滑梯、爬楼梯,在成人的监护下游泳、踢球等。

4. 加强自我保护意识　应教会儿童尊重他人,不取笑有生理缺陷的人,富有同情心。教会儿童自我保护意识,如不跟陌生人走、不吃陌生人给的东西;如果和家人走散,该如何求救,记住并会拨打电话等。

六、学龄期保健

从入小学(6～7岁)开始到进入青春期(11～14岁)为止称为学龄期,相当于小学阶段。此期儿童体格生长仍稳步增长,除生殖系统外其他器官系统的发育均已逐步完善。智能发育较前更成熟,理解、分析、综合等能力增强,是接受科学文化教育的重要时期,应加强教育,促进其德、智、体、美、劳全面发展。感染性疾病的发病率较前降低,而近视、龋齿的发病率增高。

1. 树立正确的人生观　此期开始接受系统的教育,容易受外界各种因素的影响,因此要给学龄期儿童创造个良好的学习环境和愉快的家庭氛围。父母和老师都应为人师表,给儿童树立榜样,培养儿童高尚的情操,自觉抵制不良风气的影响。

2. 培养良好的卫生习惯　养成良好卫生习惯,每天早、晚刷牙,饭前、便后洗手,保护视力,预防龋齿。培养爱劳动的习惯和乐于助人、关心他人疾苦的品质。

3. 合理饮食　了解和认识食物,学会选择食物、烹调和合理饮食的生活技能。三餐合理,规律进餐,应清淡饮食,少在外就餐,少吃含能量、脂肪或含糖的快餐,培养健康饮食行为。

4. 增强体质　适当地进行体格锻炼,保证每天至少活动60min,增加户外活动时间,充分利用日光浴、空气浴、水浴。开展丰富多彩的体育活动或进行各种团体比赛,培养儿童集体荣誉感。

5. 培养正确的姿势　培养正确的坐、立、行和走的姿势,如注意桌、椅高度适宜,光线充足,预防脊柱异常弯曲。坚持做眼保健操,保护视力,预防近视。

七、青春期保健

女童从11～12岁开始到17～18岁,男童从13～14岁开始到18～20岁称为青春期。此期体格发育明显加速,体重、身高增长的幅度较大,生殖系统迅速发育,第二性征逐渐明显,是儿童青少年生长发育的第二次高峰。此期女童出现月经,男童出现遗精,但个体差异较大。此阶段由于神经内分泌的调节功能不够稳定,且与社会接触增多,受外界环境的影响不断加大,常可引起心理、行为、精神不稳定,出现情绪的波动。此期常见健康问题有痤疮、贫血等,女童还可出现月经不规则、痛经等。

1. 合理营养　青春期是体格发育的高峰时期,合理的营养非常重要,必须保证能量、优质蛋白以及各种微量营养素和维生素的摄入。

2. 积极参加身体活动　每天至少累计达到60min的中高强度身体活动,包括每周至少3d的高强度身体活动和增强肌肉力量、骨骼健康的抗阻活动;每天屏幕时间限制在2h内,鼓励儿童青少年更多地活动起来。

3. 重视心理卫生的咨询　青少年处于第二个生理违拗期,家长及老师需要正确认识这一特点,善于理解和帮助青少年。避免粗暴的教育,要善于与青少年交流,善于引导并培养正确的人生观、价值观。

4. 正确的性教育　通过课堂教育以及参观人体生理和发育的展览,公共卫生护士及相关教育者应帮助青少年正确认识性发育,防止早恋及过早发生性行为。

（成　果）

思 考 题

1. 试述公共卫生护士在妇女保健中的任务。
2. 试述公共卫生护士在儿童各期保健中的任务。
3. 试述公共卫生护士在儿童计划免疫中的职责。

URSING

第十章

优 生 保 健

10章 数字内容

学 习 目 标

- 知识目标：
  1. 掌握优生和遗传咨询的概念。
  2. 熟悉人类遗传病的分类；遗传咨询的对象；产前遗传诊断。
  3. 了解公共卫生护士在优生保健中的作用。
- 能力目标：
  1. 能根据不同的优生保健问题，提供不同的遗传咨询服务。
  2. 在遗传咨询服务中，能识别其伦理问题，并提出相应对策。
- 素质目标：
  在优生保健工作中，具备良好的服务态度，塑造良好的公共卫生护士职业形象。

──────── 导入情境与思考 ────────

张女士,26岁,某企业管理人员。弟弟为血友病患者,自己为血友病基因携带者。结婚2年,正在备孕中。近日,张女士夫妇来到社区卫生服务中心咨询有关优生事宜。

请思考:

1. 常见的遗传咨询问题有哪些?

2. 如果你是公共卫生护士,如何对张女士夫妇做好优生指导?

随着经济社会的发展,社会对优生保健服务的需求不断增加,公共卫生护士在优生保健中的角色也越来越突出。婚前检查、孕前优生检查是婚前孕前保健及生育全程服务的重要内容,也是出生缺陷一级预防的重要措施,因此做好优生保健工作具有十分重要的意义。

第一节 优生保健与遗传咨询

近年来,随着社会的不断发展,积极提高人口素质,降低婴儿出生缺陷率,已逐渐成为公共卫生护士的十分重要的任务。

一、优生的概念

优生是利用遗传学原理,保证子代有正常生存能力的科学,主要是研究如何用有效手段降低胎儿缺陷发生率。优生已经成为一项重要的医疗技术和国家政策,其主要内容是利用B超、染色体核型分析、基因诊断技术筛查控制先天性疾病新生儿,以达到逐步改善和提高人群遗传素质的目的。

二、我国的优生政策

人类的优生措施主要分为两大类:一是以预防为主(或消极性)优生为目的,如遗传咨询、婚前检查、人工流产等;另一类则属于积极性优生的措施,如遗传工程、体外受精和胚胎移植等。

(一)做好遗传咨询

1. **遗传咨询**(genetic counseling) 指由咨询医师或从事医学遗传学的专职人员,对遗传病患者及其亲属所提出的有关疾病的全部问题进行解答的过程,包括婚前咨询、产前咨询,以及其他方面的问题。

2. **咨询步骤** ①明确诊断。②分析疾病的遗传方式。③向咨询者及其亲属提出各种可供选择的建议。

(二)禁止近亲结婚

《中华人民共和国民法典》明确规定:直系血亲或者三代以内旁系血亲禁止结婚。血缘关系越近,婚后子女具有相同的某些隐性遗传病的致病基因的杂合子的相遇机会越多,易出现隐性致病基因的纯合,使隐性遗传病患者增加。据统计,近亲结婚比非近亲结婚者遗传病的发病率高10倍。

(三)开展婚前检查

开展婚前检查的意义:为男女双方和下一代的身体健康提供保障;为实现人口优生,提高全民族素质奠定基础;主动有效地掌握好受孕时机和避孕方法,做好计划生育。

(四)选择适龄生育

从医学角度来看,最佳生育年龄是男性25~29岁,女性24~28岁,一般不宜超过30岁,年龄过小同样也不适宜。

(五)注意孕期保健

孕期保健的内容包括:预防孕期感染;避免接触有害物质,注意做好放射线和核元素的防护;不吸烟;不喝酒,预防产生"胎儿酒精综合征"。

Note:

（六）实施产前诊断

产前诊断又称宫内诊断，是近代医学科学的重大进展之一。它是利用医学遗传学的方法，了解胚胎和胎儿出生前在宫内生长、发育情况，对是否患有某种遗传病或先天性畸形做出准确判断，以便进行选择性流产，减少遗传病及先天性畸形患儿的出生。

（七）加强孕期营养

营养包括热量、蛋白质、脂肪、维生素、无机盐、微量元素。根据胎儿生长发育的情况，一般将妊娠分为三个阶段，各阶段的饮食特点有所不同。第一阶段为妊娠前 3 个月，此时胎儿生长较慢，主要是胚胎发育，故较未孕前所需营养仅略有增加。第二阶段为妊娠 4~7 个月，胎儿生长加快，各种营养素及热能的需要随之增加。第三阶段为妊娠后 3 个月，胎儿的生长特别快，要贮存的营养素也特别多，所以应重视这 3 个月的营养补充。

（八）适时进行胎教

胎教，即对胎儿进行教育。目前，胎教对胎儿的智力行为和心理发育的重要作用已被越来越多的人所重视。在一定程度上，适时适宜的胎教，对胎儿的发育无异于精神上的"营养素"。

（九）推广遗传工程

遗传工程是人类利用遗传学原理和方法进行改造生物本性的应用性科学。遗传工程自 20 世纪 70 年代问世以来，已逐渐从实验性研究转入实际应用阶段。利用遗传工程的技术，人类已可以对生物特性加以定向改造和控制，从而达到改善人类遗传性状，减少和防治遗传病的目的，为优生、优育、提高人类遗传素质开辟了新的途径。

（十）倡导积极优生

出生缺陷不仅影响患儿正常的生长发育，也给患儿父母身心健康造成伤害，并给国家、社会、家庭带来沉重负担，影响到经济社会的发展，影响到和谐社会的构建。由此可见，开展出生缺陷干预工作，提高出生人口素质，具有十分重要的意义。

三、优生保健服务

优生保健服务，广义上包括家庭计划和妇幼卫生的工作，狭义上主要以遗传咨询为主体，包括临床遗传咨询、产前遗传诊断、新生儿筛检和细胞遗传学、生化遗传学以及分子遗传学的检验。孕前优生保健服务通常由健康教育、健康检查、风险评估和优生指导三个部分组成。

1. 健康教育　主要包括生育基本知识、计划妊娠、均衡营养、生活行为方式、心理健康、药物使用等方面。通过合理避孕的方法减少意外妊娠率，通过孕前优生保健的方法提高计划妊娠率。

2. 健康检查　通常包括常规保健和临床检查两部分，相较于产检的优势在于孕前可进行一些特殊检查及实践锻炼，且不对胎儿造成影响；并且孕前检查可更早的发现风险并进行评估，而孕期保健发现问题往往只能采取流产或引产等措施，损害了育龄妇女身体健康。

3. 风险评估和优生指导　主要包括评估孕前高危因素、遗传病及慢性病。对计划妊娠的夫妇所存在的遗传风险、生殖风险、慢病风险、感染风险、营养风险、行为风险进行评估；对其妊娠前身体准备、心理准备、增项检查、妊娠时间和存在风险等与计划妊娠的夫妇进行充分交流，做出妊娠咨询的合理化建议，让其知情选择最佳应对方法，并通过转诊服务与其他专科医疗服务相结合。

四、遗传咨询

遗传咨询是由从事医学遗传相关工作的专业人员或咨询医师，就咨询对象提出的家庭中遗传病的相关问题予以解答，并就咨询对象提出的婚育问题提出医学建议。具体内容包括：帮助患者及家庭成员梳理家族史及病史，选择合理的遗传学检测方案，解读遗传检测结果，获取详细的临床表型，分析遗传机制、告知患者可能的预后和治疗方法，评估下一代再发风险并制订生育计划，包括产前诊断或者植入前诊断等。

（一）遗传咨询的对象

遗传咨询的对象为遗传病的高风险人群，包括夫妇双方或一方家庭成员中有遗传病、出生缺陷、不明原因的癫痫、智力低下、肿瘤及其他与遗传因素密切相关疾病的患者，曾生育过明确遗传病或出生缺陷儿的夫妇；夫妻双方或有一方本身罹患智力低下或出生缺陷；不明原因的反复流产或有死胎、死产等病史的夫妇；孕期接触不良环境因素及患有某些慢性病的夫妇；常规检查或常见遗传病筛查发现异常者；其他需要咨询者，如婚后多年不育的夫妇，或 35 岁以上的高龄孕妇；近亲婚配。

（二）遗传咨询的类别

根据咨询的主题和咨询对象的不同，遗传咨询主要分为婚前咨询、孕前咨询、产前咨询、儿科相关遗传病咨询、肿瘤遗传咨询，以及其他专科如神经遗传病咨询、血液病咨询等。

（三）遗传咨询的原则

在遗传咨询过程中，必须遵循以下伦理和道德原则：

1. 自主原则 尊重咨询对象的意愿和决定，确保任何决策的选择均不受任何压力的胁迫和暗示，尤其对妊娠方式、妊娠结局的选择以及遗传学检测。尊重咨询者的宗教信仰和因社会背景不同而产生的不同态度及观点。

2. 知情同意原则 遗传咨询过程中，应确保咨询对象对所有涉及自身及家庭成员的健康状态及疾病风险、遗传学检测可能出现的临床意义不明的基因变异、不同诊疗计划的利弊均有充分的理解，并完全自主地进行医疗方案的选择。某些遗传学检测结果，尤其是一些主要检测目标以外的"额外发现"，如晚发性遗传病、肿瘤易感性等，受检者有知情权，也有选择不知情的权利。遗传咨询应在此类检测前，明确受检者对于"额外发现"的态度和承受能力，按照其意愿告知或者不告知相关结果。

3. 无倾向性原则 在遗传咨询的选择中，没有绝对正确的方案，也没有绝对错误的方案，医务人员的角色是帮助咨询者了解不同方案的利弊，而不是替咨询者做出选择。

4. 保密和尊重隐私原则 保守秘密是遗传咨询的一种职业道德。在未经许可的情况下，将遗传检查结果告知除了亲属外的第三者，包括雇主、保险公司和学校等都是对这一原则的破坏。遗传学检测有可能发现某些家庭的隐私（如亲缘关系不符等），遗传咨询中应依照咨询者的意愿，保护其隐私。

5. 公平原则 理想状态是所有遗传学服务（包括咨询与检测）应该被平等地提供给所有需要的人。

（四）一些常见的遗传咨询问题

1. 遗传咨询的种类及内容

（1）婚前咨询：①本人或对方家属中的某种遗传病对婚姻的影响及后代健康估测。②男女双方有一定的亲属关系能否结婚；若结婚对后代的影响有多大。③双方中有一方患某种疾病能否结婚；若结婚后是否传给后代。

（2）产前咨询：是已婚男女在孕期或孕后前来咨询。①双方中一方或家属为遗传病患者，生育子女是否会得病、得病机会大小。②曾生育过遗传病患儿，再妊娠是否会生育同样患儿。③双方之一有致畸因素接触史，会不会影响胎儿健康。

（3）一般咨询：①本人有遗传病家族史，是否会累及本人或子女。②习惯性流产是否有遗传方面原因，多年不孕的原因及生育指导。③有致畸因素接触史，是否会影响后代。④某些畸形是否与遗传有关。⑤已诊断的遗传病能否治疗等。

2. 遗传咨询门诊和咨询医师 遗传咨询一般是在医学遗传中心和综合性医院附设的遗传咨询门诊进行。遗传咨询是一项复杂的工作，要有效进行整个咨询过程，需要有较高素质的医生。遗传咨询医师应该具备：①对遗传学的基本理论、原理、基本知识有全面的认识与理解。②掌握诊断各种遗传病的基本技术，包括临床诊断、酶学诊断、细胞遗传学诊断和基因诊断等技术。③能熟练运用遗传学理论，对各种遗传病进行病因分析，确定遗传方式；能区分出是上代遗传而来还是新产生的突变，由于常染色体显性遗传病的复杂性，能区分出外显不全，表现度不一致和发病年龄不一等问题；对各种遗传病进行再发风险的计算等。④需要掌握某些遗传病的群体资料，包括群体发病率、基因

Note:

频率、携带者频率和突变率,才能正确估计复发风险。⑤对待遗传病患者及其家属热情、耐心,具有同情心;进行详细的检查、正确的诊断及尽可能给予必要的诊疗;对患者及其家属给予疏导,帮助患者减轻痛苦和精神上的压力。

由于遗传病的多样性和复杂性,不论是遗传病的诊断、治疗、预后、再发风险的计算,还是对某一对策的选择与执行,可能都不是由某一位临床医师全部承担的。遗传咨询不只是限于提供疾病的信息和计算发病风险,更是一种探究和沟通的过程。因此,可以由临床各科医生与医学遗传学专家、遗传护士组成一支遗传咨询团队,共同来承担这一工作。

3. 有一定条件的实验室和辅助检查手段　实验室除一般医院常规检验外,还应有细胞遗传学、生化遗传学及分子遗传学等方面的检测;辅助性检查手段包括 X 线、超声、心电图、脑电图、肌电图、各种内镜、造影技术、断层扫描等。

4. 有各种辅助性工作基础　有各种辅助性工作基础,如病案的登记,特别是婚姻史、生育史、家族史(包括绘制系谱图)的记录和管理;产前诊断必需的绒毛、羊水、胎血采集技术的配合,以及处理阶段所需的避孕、流产、绝育、人工授精等手段。

第二节　遗传与环境

遗传与环境是从环境因素影响所产生的各种遗传病来研究人口素质与环境之间的相互关系。总的来看,人类的一切正常性的状态,都是遗传与环境相互作用的结果。很多疾病与遗传有或多或少的关系,也有一部分疾病与遗传无关而完全由环境因素所致。

遗传(heredity)是生物体的基本生命现象,表现为性状在亲代与子代之间的相似性和连续性。人类的一切正常或异常的性状综合起来看都是遗传与环境共同作用的结果,但它们在每一具体性状的表现上可能不尽相同。

一、疾病发生与遗传因素和环境因素的关系

(一)疾病发生的遗传因素

对遗传病发病的物质基础,近年来的认识逐渐深入。一方面是染色体畸变,因畸变处出现染色体遗传物质的增减、断裂或位置改变而使机体出现异常。另一方面是基因突变,是由于编码基因的碱基序列发生变化而导致随之表达的产物异常。这种基因突变引起的疾病,随该基因所在染色体连锁、交换,并按孟德尔的自由组合及分离定律传递给下一代,称为孟德尔式遗传病。此外,人类线粒体 DNA 是细胞核外 DNA,它的 DNA 突变也可致线粒体功能异常出现疾病,称为线粒体遗传病。遗传病的研究是当代学术进展最快的领域之一,随着研究的进一步深入,对其发病基础的认识也日益丰富。

（二）疾病发生的环境因素

人类的生存离不开自然环境。自然环境不仅为人类提供了丰富多彩的活动场所，而且为人类提供了丰富的物质生活资料。在遗传病中，发病的基础是患者具有一定的遗传因素，而环境中的某些因素则常表现为触发剂或诱因。随着研究工作不断向深度和广度深入，疾病与环境因素的关系日益被人们重视。很多资料说明，环境因素与遗传因素在疾病发病的过程中所起的作用不同。

（三）遗传因素与环境因素在疾病中的作用

生物体的一切性状和行为都是遗传因素和环境因素相互作用的结果。根据遗传因素与环境因素在疾病中所起作用的不同可将疾病分为以下几种情况：

1. 完全由遗传因素起作用的疾病　由遗传因素决定的疾病，它的发生并非与环境因素无关，只是看不出什么特定的环境因素是发病所必需的，而是由遗传因素起绝对主导作用。例如，单基因遗传病中的先天性成骨不全症、白化病、血友病 A 以及某些染色体病。

2. 基本上由遗传起作用的疾病　疾病发生基本上由遗传起作用，但环境因素有一定的诱导作用。例如，单基因遗传病中的苯丙酮尿症；葡萄糖 -6- 磷酸脱氢酶缺乏症（俗称蚕豆病）。

3. 环境因素和遗传因素共同作用的疾病　遗传因素和环境因素对发病都有作用，在不同的疾病中，其遗传率各不相同，遗传因素对发病作用的大小不同。例如，在唇裂、腭裂、先天性幽门狭窄等畸形中，遗传率都在 70% 以上，说明遗传因素对这些疾病的发生较为重要，但环境因素也不可缺少。另一些疾病，如在先天性心脏病、十二指肠溃疡、某些糖尿病等的发生中，环境因素的作用比较重要，而遗传因素的作用较小，遗传率不足 40%，但就其发病来说，也必须有遗传基础。还有一些疾病，如脊柱裂、无脑儿、高血压、冠心病等的发病，遗传因素和环境因素等几乎同等重要，遗传率为 50%～60%。

4. 完全由环境因素起作用的疾病　发病完全取决于环境因素，与遗传因素无关。例如，烧伤、烫伤等外伤的发生与遗传因素无关。

二、人类遗传病的分类

近年来，人类遗传病的发病率和死亡率有逐年增高的趋势，已成为威胁人类健康的一个重要因素。随着遗传学、分子生物学及临床医学的发展，越来越多的遗传病的致病基因被发现，这对明确遗传病的发生机制、研发遗传病的治疗方法起到了重要作用。了解遗传病的传播方式和发病机制对于减少遗传病的发病率和提高人类的身体素质具有十分重要的意义。遗传病是因遗传物质的改变而引起的一类疾病，具有自身的发病特点，只有掌握其分类及遗传特点，才能有效防止或降低发病率，真正提高人类的健康水平。根据所涉及的遗传物质和传递规律，通常将遗传病分为以下三类：

（一）单基因病

单基因病（single gene disorder）指由单个基因或一对等位基因发生突变所致的疾病；突变可以发生在常染色体上，也可发生在性染色体上；可由显性基因和隐性基因突变所致。显性基因指等位基因中（一对染色体上相同座位上的基因）只要其中之一发生了突变即可导致疾病的基因。隐性基因指只有当一对等位基因同时发生了突变才能致病的基因。其传递方式按孟德尔法则传至后代，新突变所致的患者可无家族史。目前，已发现的单基因病已经超过 8 000 种，尽管其中大多数的发病率都低于 1/1 000，但受累人群却并不罕见，根据突变基因所在的位点和性状的不同，区分为下列不同类型：

1. 常染色体显性遗传病　致病基因在常染色体上，在一对等位基因中的一个发生突变另一个正常（称"杂合状态"）的情况下即可发病。致病基因是由双亲中患病的一方传递而来，也可以是生殖细胞发生突变而新产生。此种遗传病患者的子女发病的概率相同，均为 1/2。患者的异常性状表达程度可不尽相同。常见的常染色体显性遗传病常见者有软骨发育不良、马方综合征（Marfan syndrome）、多囊肾、结节性硬化症、亨廷顿舞蹈症、家族性高胆固醇血症、神经纤维瘤病、肠息肉病等。

2. 常染色体隐性遗传病　致病基因在常染色体上，基因性状是隐性的，即只有纯合子（两条染色体上的一对等位基因均异常）时才显示病状。此种遗传病父母双方均为致病基因携带者，没有疾病，子代有 1/4 的概率患病，子女患病概率均等。近亲婚配者的子女发病率增加。许多遗传代谢异常的疾病，属常染色体隐性遗传病。常见的常染色体隐性遗传病有溶酶体贮积症，如糖原贮积症、脂质贮积病、黏多糖贮积症；合成酶的缺陷，如 γ 球蛋白血症、白化病；苯丙酮尿症；肝豆状核变性（Wilson病）及半乳糖血症等；此外，还有先天性聋哑、镰状细胞贫血、黑蒙性家族痴呆症等。遗传特点为不连续遗传，多为散发、无性别差异。

3. X 连锁性遗传病　X 连锁显性遗传病病种较少，致病基因在 X 染色体上，性状是显性的。这类遗传病女性发病率高，这是由于女性有两条 X 染色体，获得这一显性致病基因的概率高，但病情较男性轻。男性患者病情重，其全部女儿都将患病。女性患者如与正常男性婚配，她的女儿及儿子将分别有 1/2 的机会患病。遗传特点为连续遗传、交叉遗传、女性多于男性，男性患者的女儿均为患者，如抗维生素 D 佝偻病、遗传性肾炎等。

4. X 连锁隐性遗传病　致病基因在 X 染色体上，性状是隐性的，女性大多只是携带者，这类女性携带者与正常男性婚配，子代中的男性有 1/2 的机会患病，女性不发病，但有 1/2 的机会是携带者。男性患者与正常女性婚配，子代中男性正常，女性都是携带者。男性的致病基因只能随着 X 染色体传给女儿，不能传给儿子，称为交叉遗传。常见的疾病有血友病 A、进行性假肥大性肌营养不良（Duchenne肌营养不良）、红绿色盲等。遗传特点为不连续遗传、交叉遗传和男性多于女性。

5. Y 连锁遗传病　该疾病的特点是男性传递给儿子，女性不发病。因 Y 染色体上主要有男性决定因子方面的基因，其他基因很少，故 Y 连锁遗传病极少见，如外耳道多毛症。表现为限雄遗传、连续遗传的特点。

（二）多基因病

多基因病（polygenic disease）是由多对基因（两对或两对以上）与环境因素共同作用所致的疾病，每对基因的作用较小，但有积累效应，发病时常受环境因素的影响，故也称多因子遗传。无显性和隐性之分，呈家族聚集趋势，但没有像单基因病那样明确的家族传递现象。这类疾病中遗传因素所起的作用程度不同，其程度大小以百分率来表示，称为遗传度。环境因素影响越大，遗传度越低。常见的如唇裂、无脑儿、原发性高血压、青少年型糖尿病、躁狂抑郁症、类风湿性关节炎及先天性心脏病等。因其有多基因遗传基础，并各自有其遗传度，要确定某一多基因病的遗传基础往往比较困难。目前已知的多基因遗传病超过 100 种，其发病率较高，一般高于 1/1 000，属于常见病，人群中有15%～20% 受累于该类疾病。

（三）染色体病

染色体病指染色体数目的畸变（如单体型、三体型）或染色体结构的异常（如染色体片段的缺失、重复、重排等）所致的疾病。由于这类疾病累及的基因数目较多，还有结构的异常，故症状通常很严重，累及多器官、多系统的畸变和功能改变，对个体的危害更大。

染色体病通常分为常染色体病和性染色体病两大类。常染色体病的共同临床特征为先天性智力低下，生长发育迟缓，伴有五官、四肢、内脏等方面的多发畸形。性染色体病的共同临床特征为性征发育不全或多发畸形，或伴有智力较差等。目前已发现的人类染色体病有 500 余种。妊娠期前 3 个月自然流产胎儿中约有 50% 是由染色体异常所致；新生儿中染色体异常的发生率是 0.5%～1%。常见的常染色体病包括唐氏综合征（21 三体综合征）、13 三体综合征、18 三体综合征等。常见的性染色体病有先天性睾丸发育不全、先天性卵巢发育不全等。

目前，染色体病尚无有效的治疗手段，只能通过产前诊断、遗传咨询等预防措施，指导控制染色体病患儿的出生。凡高龄孕妇、有反复自然流产史或有过染色体病患儿的孕妇均应进行产前诊断，以确定胎儿是否有染色体异常。

（四）线粒体遗传病

线粒体遗传病也是较常见的一类遗传病。线粒体是动物细胞核外唯一的含有 DNA 的细胞器，

Note:

是身体内细胞产生能量的地方。线粒体遗传病是由线粒体 DNA 基因突变造成的疾病。与细胞核内的 DNA 遗传不同,线粒体遗传病的致病基因伴随线粒体传递。由于受精卵形成时只有少量的精子细胞质参与,因而线粒体 DNA 绝大多数通过卵子传给后代,呈母系遗传。根据线粒体的病变部位不同,线粒体病可侵犯肌肉及中枢神经系统。除线粒体 DNA 的异常会导致线粒体病外,核染色体上遗传基因的改变也可能会影响线粒体的功能,造成线粒体相关的病变,此时会表现出常染色体的遗传方式。

(五)体细胞遗传病

体细胞遗传病指体细胞中遗传物质发生突变所致的疾病。这类疾病包括恶性肿瘤、白血病、自身免疫缺陷病等。由于该病是体细胞中遗传物质的改变,一般不向后代垂直传递,故在经典遗传病中,并不包括这一类疾病。

知 识 链 接

染色体 CNV 检测助力精准筛查

基因拷贝数变异(copy number variation,CNV)是染色体或 DNA 有部分的缺失或者是重复、倒位、易位插入等基因组结构的变化。其变异的大小从数百到数百万个碱基对都有可能,可能会涉及数个或单个基因。染色体 CNV 检测也叫"染色体微小缺失微小重复检测"。

当前检测的方式一般来说有两类:一是常说的芯片,是基于芯片平台,实际上是染色体微阵列分析(CMA);二是测序,基于高通量测序平台,就是常说的低深度全基因组测序(CNV-seq)。

第三节 产前遗传诊断

产前诊断(prenatal diagnosis),又称宫内诊断(intrauterine diagnosis)或出生前诊断(antenatal diagnosis),指对可疑出生缺陷的胎儿在出生前应用各种检测手段,如影像学、生物化学、细胞遗传学及分子生物学等技术,全面评估胎儿在宫内的发育状态,对先天性和遗传病做出诊断,为胎儿宫内治疗(手术、药物、基因治疗等)及选择性流产提供依据。

一、产前诊断的对象

产前诊断的对象为出生缺陷的高危人群。除了产前筛查检出的高风险人群外,还需要根据病史和其他检查确定的高风险人群。建议其进行产前诊断检查的指征包括:

1. 羊水过多或者过少。
2. 筛查发现染色体核型异常的高危人群、胎儿发育异常或可疑结构畸形。
3. 妊娠早期时接触过可能导致胎儿先天缺陷的物质。
4. 夫妇一方患有先天性疾病或遗传病,或有遗传病家族史。
5. 曾经分娩过先天性严重缺陷婴儿。
6. 年龄达到或超过 35 周岁。

二、产前诊断的疾病

1. **染色体异常** 包括染色体数目异常和结构异常两类。染色体数目异常包括整倍体和非整倍体;结构异常包括染色体部分缺失、易位、倒位、环形染色体等。

2. **性连锁遗传病** 以 X 连锁隐性遗传病居多,如红绿色盲、血友病等。致病基因在 X 染色体上,携带致病基因的男性必定发病,携带致病基因的女性为携带者,故判断为男胎后,可考虑行人工流产终止妊娠。

3. 遗传性代谢缺陷病 多为常染色体隐性遗传病。因基因突变可致某种酶的缺失,引起代谢抑制,代谢中间产物累积而出现临床表现。除极少数疾病在早期用饮食控制法(如苯丙酮尿症)、药物治疗(如肝豆状核变性)外,至今尚无有效治疗方法。

4. 先天性结构畸形 有明显的结构改变,如无脑儿、开放性脊柱裂、唇腭裂、先天性心脏病、髋关节脱臼等。

三、产前诊断的方法

产前诊断的策略是综合各种方法获得胎儿疾病的诊断。首先利用超声、磁共振检查等观察胎儿的结构是否存在畸形;然后利用羊水、绒毛、胎儿细胞培养,获得胎儿染色体疾病的诊断;再采用染色体核型分析和分子生物学方法做出染色体或基因疾病的诊断;最后部分代谢性疾病患儿可以利用羊水、羊水细胞、绒毛细胞或胎儿血液,进行蛋白质、酶和代谢产物检测获得诊断。

胎儿染色体和基因疾病的产前诊断均可以通过绒毛膜绒毛吸取术(chorionic villus sampling, CVS)、羊膜腔穿刺术(amniocentesis)或脐血管穿刺取样等介入性方法获得绒毛或胎儿细胞。血液标本可以在24~48h 内获得诊断,羊水细胞或绒毛膜绒毛细胞需要培养7~10d 才能得到结果。

四、实验室诊断技术

除传统的 G 显带核型分析外,目前用于胎儿染色体核型分析或基因诊断的技术有以下几种:

1. 荧光原位杂交(fluorescece in situ hybridization, FISH) 采用 FISH 技术或荧光定量聚合酶链反应技术检查 21、18 和 13 号常染色体三体,性染色体非整倍体及三倍体,具有高检出率和检查时间短(通常在 24~48h)的优点。

2. 染色体微阵列分析(chromosomal microarray analysis, CMA) 可以检测到较小的(10~100kb)不能被传统的核型分析所识别的遗传物质增加和丢失。当胎儿超声检查有一个或多个严重结构畸形时,推荐进行 CMA。

3. 靶向基因测序(targeted gene sequencing) 可检测已知与遗传病有关的一个或多个特定基因。当临床高度怀疑有遗传学改变,但染色分析结果正常时,可采用该方法寻找特定的基因问题。

4. 全外显子组测序(whole exome sequencing, WES) 利用二代测序技术对外显子(已知编码蛋白质的基因组区域)进行测序。在临床上用于评估可能有遗传病,而针对相关表型已进行的特定基因检测(包括靶向基因测序)未能做出诊断的胎儿。但该技术在产前诊断的应用中有一定的局限性,如检查时间长,假阳性率和假阴性率高等。

五、超声产前诊断

产前诊断性超声检查是针对临床或产前超声筛查发现的胎儿异常,围绕可能的疾病,进行有针对性的、全面的检查,并做出影像学诊断。超声检查诊断出生缺陷存在以下局限性:

1. 出生缺陷必须存在解剖异常,而且该异常必须明显到足以让超声影像分辨和显现。

2. 超声检查必须在合适时间进行。可在妊娠早期获得诊断的疾病如脊柱裂、全前脑、右位心、联体双胎等,需在妊娠晚期才能诊断的疾病如脑积水、肾盂积水、多囊肾等;还有些异常的影像学改变可在妊娠早期出现,以后随访时消失。

3. 超声发现与染色体疾病有关的结构畸形,须行胎儿核型分析。

六、磁共振产前诊断

磁共振不作为常规筛查方法,只对超声检查发现异常但不能明确诊断的胎儿,选择磁共振检查。磁共振检查可以诊断的胎儿结构异常包括:

1. 中枢神经系统异常　如侧脑室扩张后颅窝病变、胼胝体发育不全、神经元移行异常、缺血性或出血性脑损伤等。

2. 颈部结构异常　如淋巴管瘤及先天性颈部畸胎瘤等。

3. 胸部病变　如先天性膈疝、先天性肺发育不全和先天性囊性腺瘤样畸形。

4. 腹部结构异常　包括脐部异常、肠管异常及泌尿生殖系统异常等。

磁共振检查安全性较高，目前尚未发现有磁场对胎儿造成危害的报道。但为确保胎儿安全，妊娠 3 个月以内的胎儿应尽可能避免磁共振检查。

产前诊断是遗传病诊断的一个重要方面，在胎儿出生以前通过穿刺取得羊水或绒毛组织，进行染色体检查、特异的酶活性或代谢产物测定或进行 DNA 分析，对胎儿的发病情况做出判断，决定是否需要进行人工流产以终止妊娠，对于减少遗传病患儿的出生、提高人口素质方面具有重要意义。

知 识 链 接

开展产前筛查技术医疗机构及其设置要求

开展产前筛查技术医疗机构即产前筛查机构，指通过临床咨询、医学影像、生化免疫等技术项目，对胎儿进行先天性缺陷和遗传病筛查的医疗机构。其设置要求如下：

1. 设有妇产、超声、检验等科室，设有医学伦理委员会。具有开展临床咨询、助产技术、超声产前筛查等专业能力，可独立开展生化免疫实验室检测，或与产前诊断机构合作开展生化免疫实验室检测、孕妇外周血胎儿游离 DNA 产前筛查与诊断相关采血服务。

2. 配备至少 2 名从事临床咨询的妇产科医师，其中 1 名具有 5 年中级以上技术职称；配备至少 2 名从事超声产前筛查的临床医师，其中 1 名具有中级以上技术职称且具有 2 年以上妇产科超声检查工作经验；设置生化免疫实验室的医疗机构应当配备至少 2 名生化免疫实验室技术人员，其中 1 名应当具有中级以上技术职称且具有 2 年以上临床实验室工作经验。产前筛查机构配备的各类卫生专业技术人员应当满足相应工作量的要求。

第四节　公共卫生护士在优生保健中的作用

公共卫生护士在优生保健中有着多重的角色，不仅能为人们提供遗传咨询服务、识别高危的家庭，而且可以给予指导，帮助其面对和适应遗传病所带来的问题。由于公共卫生护士的工作内容、服务对象都与临床护士有所不同，因此，公共卫生护士既要能熟练应用护理程序对患者进行整体护理，又要具备优生保健和流行病学的知识，随时发现致病因素并进行疾病预防。同时，公共卫生护士熟练运用沟通技巧，通过解答护理对象的问题，提供相关信息，给予患者情绪支持及健康指导，解除护理对象对疾病与健康有关的疑惑，给予咨询者婚姻、生育、防治、预防等方面的医学指导。

一、识别高危家庭

公共卫生护士不仅要对前来咨询的孕产妇提供咨询服务，还要具备敏锐的观察力，通过详细的家族史、疾病史、孕产史、孕妇的年龄等信息识别危险因素，给予其优生保健指导。

二、支持家庭并协助适应问题

当家庭中有遗传病时，通常可以通过遗传咨询得到更多的信息，公共卫生护士需熟悉常见遗传疾病的症状，当有家庭咨询时，担负起解释、澄清并增强咨询资料的责任，给予家庭支持。协助家庭面对遗传病可能会带来的问题，公共卫生护士要清楚指导遗传咨询的资料和服务内容，提供转诊。

Note:

三、开展健康教育

开展健康教育,以科普优生保健知识,为需要优生保健知识的家庭提供咨询服务,并指导他们有效运用优生保健知识。

四、提供心理卫生指导

通过多种途径,如宣传资料、广播、电视、网络、科普读物等介绍有关优生保健的心理健康知识,让人们认识到优生过程中心理健康的重要性。鼓励其以平静的心态、愉快的心情对待所出现的各种生理和心理上的变化,多参加集体活动,培养广泛的兴趣爱好,增进人际交往,保持乐观性格和良好的心理状态,营造良好的生活环境,不断提高生活质量。

(蒋小剑)

思 考 题

1. 我国的优生政策有哪些?
2. 遗传咨询的种类及内容有哪些?
3. 产前诊断有哪些主要技术?
4. 简述公共卫生护士在优生保健中的作用。

Note:

第十一章

居家护理

11章 数字内容

─── 学习目标 ───

知识目标：

1. 掌握居家护理的定义、特点；公共卫生护士在居家护理中的角色；公共卫生护士居家护理的相关护理技术。

2. 熟悉居家护理的形态、类型、优点与局限性；公共卫生护士在居家护理中的职能。

3. 了解居家护理的起源与发展。

能力目标：

1. 能比较居家护理的优点与局限性。

2. 能根据不同情境，为服务对象及家属提供居家护理服务。

素质目标：

具有在公共卫生护理中做好不同服务对象居家护理的职业精神。

李某，男，65岁，肠炎病史15年。1个月前，被诊断为直肠癌，行直肠癌根治性切除术。术后病情稳定遂出院回家，需长期佩戴造口袋。李某与老伴王某居住在一起，儿子和儿媳常年工作在国外。

　　请思考：

　　1. 作为公共卫生护士，如何帮助李某制订护理计划进行居家护理？

　　2. 如何指导患者正确评估造口？

　　3. 针对造口常见并发症，应指导患者及其照护者哪些注意事项？

　　随着经济的不断发展，城镇化、人口老龄化、疾病谱变化、生态环境及生活方式的变化，给公共卫生服务带来新的挑战。公共卫生护士在加强康复和老年病长期护理、慢性病管理、安宁疗护等护理服务中将发挥重要作用。截至2020年11月，我国65岁及以上人口数19 064万人，占全人口数13.5%。失能、半失能老年人超过4 000万，对专业的医疗、护理、康复等服务呈现急剧增长的刚性需求，特别是行动不便的高龄或失能老年人及生命终末期患者对居家医疗服务需求非常迫切，而大型医疗机构的卫生技术人员难以满足居家护理服务需求。在此背景下，统筹发展基层卫生机构的医疗资源，提供多样化的护理服务势在必行，特别是需要大力发展社区卫生机构和其他居家护理服务机构，为民众提供更加专业、便利的居家护理服务。推进居家护理服务对全面推进健康中国建设、实施积极应对人口老龄化国家战略、保障和改善民生具有重要意义。

第一节　概　　述

　　居家护理（home care）作为住院治疗模式的延伸和补充，可达到预防疾病、促进和维护健康的目的。一方面，居家护理可为居民特别是居家服务对象提供了新的护理形式，患者在家中既能享有专业人员的照护，又能与家人共同生活在熟悉的环境中，减少对医院资源的占用，节省医疗开支。另一方面，居家护理作为公共卫生护理的重要组成部分，已成为新的护理学科发展方向，为开拓护理模式提供新的途径。目前我国居家护理处于起步阶段，发展前景良好，但还需进一步规范化管理，明确内容和职责。

一、居家护理的定义、起源与发展

（一）居家护理的定义

　　居家护理的概念有广义和狭义之分。广义的居家护理指正式和非正式照护者在家庭中为促进、恢复和维持护理对象最大程度的舒适、功能和健康而实施的护理过程。服务内容包括预防、治疗、康复、护理等专业服务及其他非专业服务。狭义的居家护理指护士根据患者不同需求，通过合理运用护理程序，在患者家中为其提供的延续性的治疗和护理服务。

　　本节所指的居家护理为其广义的概念。居家护理包括居家健康护理、临终关怀、家庭访视及其他以家庭为基础的健康护理项目，重点针对特定人群，如卧床患者、老年人、慢性病患者、产褥期妇女和新生儿等。

（二）居家护理的起源与发展

　　居家护理的起源可追溯到20世纪。1959年英国企业家威廉·勒斯朋（William Rathbone）的妻子患病卧床，他请求护理人员到家中进行护理以减轻妻子的痛苦。他深感在家庭中接受护理的必要性，并推动了英国第一个地段访视护理机构的建立。到20世纪末，居家护理从家庭护理扩展到社区健康服务。护士和社会工作者走入家庭，为居民提供基本卫生指导、健康状况评估、知识宣教和免疫接种等卫生服务。在20世纪早期，许多居家护理是由慈善机构等非营利组织提供的。这些组织与政府机构的卫生部门存在一定联系,由政府部门协调相关的护理活动。

随后,居家护理开始由以慈善和公共卫生为导向转变为更加规范的运作模式。居家护理逐步被纳入护理保险或长期照护保险中,此时服务的重点为有需要的居家患者。随着时间的推移,由于护士能提供更多专业护理,家庭健康服务开始作为一个行业得到扩展。现代医疗体系为加强医疗资源合理利用,满足更多重症患者的需求,逐步加快医院病床的周转速率,患者出院后则需要更多的专业居家护理服务。因此,现代居家护理的发展也迎来新的挑战。

二、居家护理的形态、类型、优点与局限性

居家护理具有独特的形态,与医院临床护理有一定的联系和区别,组成也较为多元化。将病床设立在服务对象家中,满足社会医疗护理的要求,是院外延续护理服务的有益补充形式。其优势虽然明显,但由于发展历程短,在规范化管理、人员培训和提升等方面,还有许多有待完善的方面。

（一）居家护理的形态

目前居家护理主要有以下三种形态:

1. 以医院为基础的医院居家护理病床 依托医院资源,建立家庭病床,医院指派护士到已出院但仍需护理的患者家中,提供专科和常规居家护理服务。

2. 以社区为基础的社区居家护理服务中心 依托社区卫生资源,由社区卫生机构指派社区护士为社区居民及出院患者提供常规居家护理服务。

3. 以机构为基础的居家护理服务中心 依托专业的养护机构和其他护理机构（如诊所、养老院、保健所）,指派机构的护士向特定的重点人群提供居家护理服务。

（二）居家护理的类型

目前居家护理的类型（图 11-1）包括:

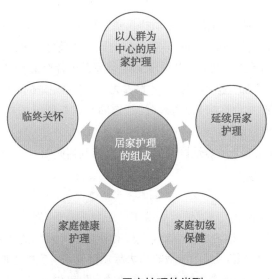

图 11-1 居家护理的类型

1. 以人群为中心的居家护理（population-focused home care） 主要针对特定人群的需求,如存在心理健康问题的人群、心血管疾病或糖尿病等长期慢性病的高风险人群、婴幼儿的家庭、老年人的家庭及其他特殊需要居家护理的人群。以家庭为单位的居家护理干预,对人群健康可产生更好的效果。

2. 延续居家护理（transitional care in the home） 主要针对需要在不同级别的医疗环境之间进行过渡,有较为复杂或较高风险的健康问题的人群。例如,脑卒中的患者在治疗结束出院后,所接受的康复护理干预与其恢复速度及效果之间有着紧密的联系。由于病情需要患者辗转于不同医疗场

Note:

所,延续居家护理有助于为其提供更加顺畅和适宜的医疗服务体验,同时还可降低再患病率,提高患者满意度和减少医疗资本的投入。

3. 家庭初级保健(home-base primary care)　主要针对由于功能或健康问题而难以进入初级保健诊所、社区卫生服务中心的人,护士在其家中提供初级保健服务。例如,有产妇和新生儿的家庭,护士通常采用家庭访视的方法,为其提供初级保健服务。

4. 家庭健康护理(family health nursing)　以医院为基础,专门机构为依托,由公立卫生机构、志愿组织或个人为家庭提供的一系列健康相关服务。通过护理程序为家庭提供专业护理服务,也可针对某一主题,实施健康教育。

5. 临终关怀(hospice care)　主要针对临终人群。通常由专业医师和护士共同组成,通过疼痛管理、症状控制和情感支持等干预措施,满足患者和家属的生理、心理及社会的需求。在患者去世后,为其家属提供至少1年甚至更长时间的咨询和关怀服务。

（三）居家护理的优点与局限性

1. 居家护理的优点

(1)有利于护士以居家护理服务的接受者需求为导向,通过上门或远程随访等方式帮助患者,增强其自我照护意识和自我管理能力。

(2)有利于护士在社区内开展个案护理,为患者提供便捷的护理服务,便于对患者及其家庭进行全面评估,为制订科学的护理计划提供充分的依据。

(3)有利于促使家庭其他成员作为非正式照护者,参与患者照护的健康意识,强化其照护技能与健康知识,促进家庭内部的沟通与交流,减轻家庭经济负担。

(4)有利于医院加快病床周转,减少医院资源的不合理占用,减轻医院护理工作者负担,强化基层卫生服务机构的服务职能和资源的合理分配。

2. 居家护理的局限性

(1)需要护士走入家庭,对护士的综合素质提出更高要求。满足居家护理服务的多元化需求,急需专业知识储备完善、护理技能熟练且同时具备良好的综合决策能力的综合性护理人才。

(2)居家护理人员数量严重不足,难以实现对居家患者进行全面护理。在临床护理人员尚存在较大缺口的前提下,需进一步加大护理专业人才培养力度,构建完善的居家护理服务体系。

(3)缺乏由国家层面的专业机构和监管部门制定的具有权威性的操作流程规范和质量控制标准,居家护理人员工作职责范围不明确,病患权益难以保障。

(4)服务内容有限,仅在部分试点地区开展,普及全国尚需时日。

三、居家护理的特点

"互联网＋护理服务"和老年人居家医疗服务工作的全面铺开,为居家护理服务发展指明方向,未来将进一步增加护理服务供给,结合中国国情,发展有社会主义特色的居家护理,以点带面、逐步推广,以积极应对人口老龄化和实施健康中国战略重大战略部署。居家护理服务逐渐呈现出以下特点:

（一）合理运用护理程序,在家中为患者开展连续的、便捷的护理服务

患者出院后,即可由居家护理的护士接手,应用护理程序,通过评估、诊断、计划、实施、评价,持续帮助患者实现康复。居家护理服务的提供不会因为某个健康问题的解决而停止,而是根据疾病恢复各个阶段的特点和需求,提供连续的、便捷的服务,直到患者的全部健康需求得到满足。其持续的时间较长,甚至长达数年。

（二）重点针对特殊人群,根据其需求特点,提供个性化的服务

居家护理的重点服务人群是慢性病患者、残疾人、临终患者、长期卧床患者以及产妇和新生儿等。根据服务对象的不同需求,因人而异地提供个性化的护理服务,帮助服务对象早日恢复健康。

1. 慢性病患者的居家护理　重点在于帮助出院在家休养的慢性病患者预防和减少残疾,维持机

体或器官的功能,促进患者恢复正常生活及社会功能。

2. 残疾人的居家护理　重点在于帮助其学会正确使用各种康复辅助用具进行康复训练,直到机体及其他功能恢复,实现生活自理。

3. 临终患者的居家护理　重点在于为临终患者做好各种基础护理,减轻疼痛,控制症状,提高患者的舒适度和生命质量,维持临终患者的尊严。

4. 长期卧床患者的居家护理　重点在于除了日常护理外,还应积极指导主要家庭照护者帮助卧床患者预防因卧床而引起的各种并发症,促进舒适并提高其生活质量。

5. 产妇和新生儿居家护理　重点在于提供保健指导,帮助产妇恢复,指导新生儿的日常护理和保健,协助家庭度过特殊时期。

（三）组建以护士为主导的多学科团队,提供专业的护理服务

居家护理服务范围广、内容多,除了护士之外,需要多部门人员共同协作,有机融合多学科知识和技能。护士不仅参与医疗、健康、营养、保健等方面的工作,还要参与社会福利、行政管理、健康教育等方面的工作,以满足服务对象多元化的需求,提高其生存质量。

（四）节约医疗成本,促进医疗资源合理利用

居家护理服务使患者出院后得到全面照护,缩短了患者住院时间,加速医院病床周转;同时减少了患者往返医院与家中的次数和时间,使者家属增强照护意识,学会相关护理知识及技能,节约了时间成本和医疗支出,有利于促进医疗资源最大共享和合理利用;同时,拓展了护理专业领域,促进护理学科发展。

四、居家护理服务的现状

近年来,国内外居家护理发展逐渐加快,呈现出多样化的趋势。国外许多国家已经形成较为成熟的居家护理模式。国外学者对居家护理的研究较早,政策制度较为完善,其居家护理实践的服务内容较为规范,重点关注高危早产儿、老年人、肿瘤患者、器官移植患者、慢性病患者等,服务覆盖范围广泛,医疗资源相对充足,对我国居家护理发展有较好的借鉴意义。

我国居家护理服务模式相比国外起步较晚,但发展较为迅速。2009 年,国务院在《关于深化医药卫生体制改革的意见》中首次提出:要建立城市社区卫生服务机构的分工协作机制,延续性护理将会成为慢性病管理的主要方式。2013 年,国务院印发《关于促进健康服务业发展的若干意见》再次指出:提高社区为老年人提供日常护理、慢病管理、健康教育等能力,鼓励医疗机构将护理服务延伸至居民家庭。2020 年 12 月,国家卫健委发布《关于加强老年人居家医疗服务工作的通知》,关注重点为老年患者,为其提供诊疗服务、医疗护理、康复治疗、药学服务、安宁疗护、中医服务等上门医疗服务。我国老年人大多居家和在社区养老,形成"9073"的格局,即 90% 左右的老年人居家养老,7% 左右的老年人依托社区支持养老,3% 的老年人入住机构养老。因此,目前居家护理主要的服务对象是老年人及生命终末期患者等。随着服务对象的居家护理需求不断增加,对于高质量、个性化的专科护理服务,尚存在较大的缺口。

知 识 链 接

互联网＋居家护理服务

2019 年 2 月,国家卫健委办公厅发布《关于开展"互联网＋护理服务"试点工作的通知》,旨在规范"互联网＋居家护理服务",并确定北京市、天津市、上海市、江苏省、浙江省、广东省作为"互联网＋护理服务"试点省份。试点内容包括:明确"互联网＋护理服务"提供主体、明确"互联网＋护理服务"服务对象、明确"互联网＋护理服务"项目、规范"互联网＋护理服务"行为、完善

“互联网＋护理服务”管理制度和服务规范。

2020年12月，国家卫健委办公厅发布《关于进一步推进"互联网＋护理服务"试点工作的通知》，进一步扩大试点范围，要求已明确的试点省份（北京市、天津市、上海市、江苏省、浙江省、广东省）继续开展试点，其他省份原则上至少确定1个城市开展"互联网＋护理服务"试点工作。

近年来，居家护理工作者逐渐将关注重点转向使用互联网新媒体平台这一方式，对传统居家护理服务进行赋能，建立患者档案，加强与患者的远程沟通和健康教育，形式多样新颖，效果较好。各省、市相继出台"互联网＋居家护理"的有关规定。例如，北京市卫健委发布的2019版北京市互联网居家护理服务项目目录，主要包括健康评估与指导、临床护理、专科护理、康复护理、中医护理和安宁疗护6个方面，共计39项服务内容。我国香港地区的居家护理服务项目主要包括家庭访视、康复治疗、健康教育及个案跟进管理等。我国台湾地区目前实行的居家照护模式以长期照护专业计划为核心，针对出院后的患者拟定长期健康照护计划，为患者提供合适与阶段性的居家护理，并根据患者具体情况制订个性化出院计划。

近年来，随着我国社会老龄化进程不断加快，促使居家护理发展迅速，研究者正在探索新的居家护理模式，以满足民众日益增长的居家护理需求。目前，在行政规范上，我国仍缺乏有效的居家护理质量评价体系、完善的法律法规和规章制度及统一的管理标准；在人力资源上，综合素质高的居家护理工作者仍然缺乏，专业的培训与资格认证机制尚未完善，还需多方面的重视和支持，为居家护理行业的持续快速发展提供保障。

第二节　公共卫生护士在居家护理中的角色和职能

近年来，护理学科飞速发展，护士的分工更加具体化，公共卫生护士逐渐走入人们的视野，尤其在居家护理中，公共卫生护士承担着重要的角色和职能。

一、公共卫生护士在居家护理中的角色

随着公共卫生学和护理学的不断发展，公共卫生护士的角色范围不断扩大。公共卫生护士逐步承担起公共卫生服务、健康教育和健康促进、医疗创新等多重任务。其在居家护理中的角色主要集中于以下四种：

（一）为居家服务对象提供护理服务的照护者

公共卫生护士为患者提供专业的照护服务。每次家庭访视期间，护士会依据护理目标和护理计划为居家服务对象实施护理。服务内容包括一般基础护理，如口腔护理和皮肤护理等；也可提供专科护理，如造口护理、气管切开护理和伤口护理等。居家护理服务的实施，让患者在家中也能接受与医院内一样的专业护理服务，实现医院到家庭的延续护理。

（二）指导居家护理服务对象及家庭的健康教育者

公共卫生护士为患者及其家庭实施健康教育，向患者和家庭照护者传授有关疾病的知识，解释护理或治疗方案的内容、药物使用方法、症状控制要点和并发症的识别；同时提供疾病预防、保健指导、危险因素识别与筛查等方面的健康教育。

（三）为服务对象获取有效帮助的资源协调者

协调护理人员和其他相关学科人员，充分发挥各自的优势，并以协作的方式提供服务，以达到更好的护理结果。例如，针对居家的特殊患者，公共卫生护士不仅要从护理专业角度为其制订计划，而且要与全科医生、公共卫生医师和营养师等沟通协调，形成综合性服务计划，以满足服务对象的多元化需求。公共卫生护士也可以帮助其获取其他卫生资源或福利项目，以降低居家治疗的医疗成本。

（四）为公共卫生护理发展提供依据的研究者

公共卫生护士在提供居家护理服务的同时，还需观察、发现、梳理遇到的相关护理问题，并对其进行研究、分析、讨论和总结，寻求问题的解决途径和方法，为进一步制订规范化的护理路径提供依据。例如，公共卫生护士针对居家的特殊护理病例可实施个案管理的研究，长期跟踪并采集数据，实现纵向研究。

公共卫生护士需要具备综合性的能力才能完成居家护理的工作，具体包括：

1. **临床护理技能** 居家护理需要护士具有扎实的专业理论知识和熟练的护理操作技能，能应用护理程序的工作方法，解决患者现存的或潜在的健康问题。

2. **分析评估能力** 指公共卫生护士通过收集、整理、分析居家服务对象的案例和数据，提出有价值的信息并加以利用的能力。评估贯穿整个居家护理过程，良好的分析评估能力有利于护士迅速判断居家服务对象的健康问题，分析原因，并提出解决方案，实现及时、规范的护理服务。

3. **沟通协作能力** 指公共卫生护士与居家服务对象、照护者及其他学科的协作者等个体或机构交流时具备的能力。公共卫生护士与服务对象及其家庭成员的顺畅沟通是实现良好居家护理的必备条件。

4. **决策规划能力** 指公共卫生护士参与居家服务对象康复计划的制订、实施和评价的能力。护士收集、汇总居家服务对象健康问题相关信息后，根据相关的法律、政策，提出可行性建议，制订合理的居家护理计划。

5. **管理能力** 指护士管理人、财、物以及信息的能力，如人际关系的管理、可利用卫生资源的管理、居家服务信息的管理及其他预算分析、成本分析等。

6. **系统思维能力** 指护士对于居家服务对象、环境、疾病等的整体观和全局观。

7. **学习和应变能力** 指护士对新生事物的敏感程度、接受能力以及面对突发情况的应对能力。

多样化的护理需求和不断拓展的工作内容给公共卫生护士提供了更广泛的执业空间，也赋予其更多的新角色。

知 识 链 接

我国对于老年人居家医疗服务医务人员的要求

国家卫生健康委办公厅、国家中医药管理局办公室2020年12月17日发布了《关于加强老年人居家医疗服务工作的通知》（国卫办医发〔2020〕24号），明确指出开展居家医疗服务的人员应经所在医疗机构同意方可提供居家医疗服务。其中，医师应当具备与所提供居家医疗服务相符合的执业类别和执业范围，同时至少具备3年以上独立临床工作经验的执业医师；护士应当至少具备5年以上临床护理工作经验和护师及以上技术职称；康复治疗专业技术人员应当至少具备3年以上临床康复治疗工作经验和技师及以上技术职称；药学专业技术人员应当取得药师及以上技术职称。

二、公共卫生护士在居家护理中的职能

公共卫生护士在居家护理中的职能可分为以下三种：

（一）独立性护理职能

独立性护理职能指公共卫生护士应用护理专业知识、技能和素养，独立制订居家护理措施，为服务对象提供居家护理服务，实施居家护理服务的职能。例如，对居家患者病情的观察，采取增进居家患者舒适的护理措施，提供相关的健康知识等。我国目前开业护士尚处于探索阶段，安徽在全国率先试点，将年龄在45岁以上、工作超过15年的优秀护士下沉到社区卫生服务中心，并开设孕婴工作

室、糖尿病及慢病护理等专科护理门诊，为患者提供高效便捷的健康服务。护士拥有处方权可以有效降低医疗成本，提高护理工作的自主性和灵活性，更体现了独立性护理职能。

（二）合作性护理职能

合作性护理职能指公共卫生护士必须与医疗小组的其他成员密切配合及协作才能完成的居家护理功能。例如，与家庭医生配合对居家患者进行诊断及治疗，与营养师配合对居家患者进行饮食方面的指导，与治疗师配合指导居家患者进行康复训练等。

（三）依赖性护理职能

依赖性护理职能指公共卫生护士需按照医生处方或医嘱对居家患者实施护理操作的功能。例如，遵医嘱为居家患者实施药物治疗。

在实际的居家护理工作中，以上三种职能并不能完全分开。例如，按照医生处方给居家患者注射药物，这虽然属于依赖性护理职能，但用药后观察居家患者对药物的反应及药物疗效，则属于独立性护理职能。如服务对象用药后出现了药物过敏反应，需要医疗团队共同抢救，则属于合作性护理职能。

第三节　公共卫生护士居家护理的相关护理技术

公共卫生护士居家护理的相关护理技术按照服务内容主要可分为护理评估与指导、基础护理技术和专科护理技术。

一、护理评估与指导

护理评估与指导包括日常活动能力、营养与饮食、认知能力和常见风险的评估与指导。

1. **日常活动能力的评估与指导**　结合病情评估服务对象的生活自理能力，指导服务对象及其照护者选择适宜的进食、个人卫生、穿脱衣裤鞋袜等日常生活自理内容的方法，提高自理能力和生活质量。

2. **营养与饮食的评估与指导**　了解服务对象每天营养摄入情况及胃肠道状况等，评估其营养状况，指导服务对象及其照护者制订个性化的营养计划，以满足其营养需求。

3. **认知能力的评估与指导**　进行认知功能评定，为服务对象及其照护者提供康复及照护指导。

4. **常见风险的评估与指导**　进行跌倒、坠床、烫伤、误吸、呛噎/窒息、管路滑脱、压力性损伤、下肢静脉血栓形成等风险评估，针对风险因素为服务对象及其照护者提供健康指导。

二、基础护理技术

基础护理技术包括生命体征测量技术、呼吸道相关技术、注射相关技术、导管的居家护理和母婴护理。

1. **生命体征测量技术**　居家常用的生命体征测量技术是为服务对象进行体温、脉搏、呼吸、血压的监测，并指导其家属掌握测量方法，告知其及家属日常监测的重要性。

居家护理要点：生命体征的数值受情绪影响较大，应在安静的条件下测量。居家体温的测量可选用额温枪，测量时应注意对准额头中央，确保无头发、帽子、汗水等其他物品遮挡，并保持笔直，间隔 1~3cm。建议测量 3 次，以最高值为准。脉搏测量多选取桡动脉，指导服务对象及其照护者以示指、中指、无名指并拢，指端轻按于桡动脉处，按压力量以能清楚感受到动脉搏动为宜，计数时间一般为半分钟，异常脉搏应计数 1min。测量血压的时间要固定，应使用同一血压计，以相同的体位（保持血压袖带与心脏在同一水平）、测量相同的手臂。袖带绑扎应松紧适度，以能伸进一手指为宜。测量呼吸时，除关注频率外，还应注意呼吸节律。

2. **呼吸道相关技术**　居家常用的呼吸道护理技术包括氧疗和雾化，对服务对象保持呼吸道通畅有重要意义。

居家护理要点：根据服务对象病情，给予吸氧，特别是针对慢性阻塞性肺疾病患者，应指导其进行正确的氧疗，保持低流量吸氧（1～2L/min），每天持续 10～15h，以改善缺氧症状使血氧饱和度达到 90% 以上。在进行雾化治疗时，确保用嘴吸气、用鼻呼气，使药液充分达到支气管和肺部；结束后及时漱口洗脸，避免药液残留刺激口腔和皮肤。吸痰时，选择适宜的吸痰管及负压压力，并进行呼吸道日常管理指导，如指导家庭照护者评估患者痰液的色、量、性状等；病情允许的情况下，抬高床头30°～45°；指导患者进行呼吸功能锻炼，指导家庭照护者帮助患者进行有效排痰；必要时叩背，注意叩击的顺序和力度。

3. 注射相关技术　根据医嘱，为服务对象注射药物（皮内注射、皮下注射和肌内注射），并告知所用药物的目的、作用，观察用药后的反应。

居家护理要点：皮内注射多见于预防接种，如无酒精过敏，皮肤消毒需用 75% 乙醇溶液，进针勿过深，拔针不需按压，以免影响观察。皮下注射常见于胰岛素注射和预防接种，针头刺入角度不宜大于 45°，以免刺入肌层。需要长期做肌内注射者，注射部位应交替更换，避免硬结的发生。

4. 导管的居家护理　常见的导管护理包括留置导尿管和留置胃管的护理。

（1）留置导尿管的居家护理：对于留置导尿管的居家患者，护士需定时评估留置尿管的必要性，指导服务对象及其照护者做好留置导尿管的居家管理。

居家护理要点：每天检查导尿管固定情况，保持集尿袋低于膀胱水平，避免接触地面。活动或搬运患者时，应嘱其家庭照护者及时夹闭引流管，防尿液逆流。保持集尿装置密闭、通畅和完整，尽量避免断开导尿管与集尿袋。及时倾倒集尿袋中的尿液，避免污染。导尿管更换时间不应长于产品说明书要求的时限，若出现导尿管破损、无菌性或密闭性破坏、引流不畅或不慎脱出等情况，应及时更换导尿管和集尿袋，并标注更换日期和时间。集尿袋更换时间不应长于产品说明书要求的时限，若出现尿管堵塞、感染、密闭性破坏等情况应及时更换，并标注更换日期和时间。保持会阴清洁，每天用温水、灭菌注射用水或生理盐水清洗留置尿管者会阴部、尿道口、导尿管表面；每天进行 1～2 次会阴部护理，根据患者病情及治疗需要增加次数，以预防泌尿系统的逆行感染。病情允许情况下，成人饮水量达 2 000～3 000ml/d，尽量每 2～3h 排尿 1 次，尿量维持在 1 500ml/d 以上；入睡前应限制饮水量，减少夜间尿量。告知居家患者及其家庭照护者留置导尿管的重要性。

（2）留置胃管的居家护理：对于留置胃管的居家患者，护士须定期评估留置胃管的必要性，指导服务对象及其照护者做好留置胃管的居家管理。

居家护理要点：指导家庭照护者在鼻饲操作前检查鼻饲管置入长度是否与之前一致，如有变化则应咨询公共卫生护士进一步处理方法。鼻饲前通过回抽胃液确认胃管在胃内且通畅。灌注鼻饲液前，需注入 20ml 左右温水，鼻饲结束后用适量温水冲净胃管，防止鼻饲液滞留在管腔中造成胃管堵塞。鼻饲结束后将胃管末端盖子盖回或反折，用纱布包好，并用橡皮筋或夹子夹紧，妥善固定，防止反流。鼻饲后 1h 内禁止叩背、翻身或吸痰，避免因反流、反射性呕吐等而引起误吸。

5. 母婴护理　公共卫生护士为产妇提供围产期的保健、护理及相关指导，同时提供婴幼儿护理及指导。

居家护理要点：①产妇方面，及时评估其乳房、子宫复旧和切口恢复情况；讲解母乳喂养相关知识，帮助产妇建立母乳喂养信心，必要时开展手法催乳；指导产妇正确处理乳头皲裂、乳头肿胀和乳头扁平或内陷的处理方法；提供饮食营养的指导，帮助产妇实施体重管理；指导和协助产妇适应角色的转换，预防产后抑郁。②新生儿方面，通过观察、询问、检查对新生儿进行全面评估；对新生儿的主要家庭照护者开展保健指导，包括喂养、沐浴、抚触、睡眠、脐带护理、口腔护理、臀部护理、意外伤害防范和基本急救知识等。

三、专科护理技术

1. 造口患者的居家护理　公共卫生护士需要帮助患者及其照护者熟练掌握管理造口的基本技

能,指导居家患者及其照护者掌握更换造口袋的正确方法,观察造口袋排泄物的性质、量及颜色,及时清洗造口周围皮肤,减轻异味,增加舒适度,从而保持造口周围皮肤完整性。

造口患者居家护理要点:

(1)评估造口:正常造口为鲜红色,有光泽且湿润。如果造口颜色苍白提示可能贫血;暗红色或淡紫色则提示缺血;黑褐色或黑色则提示坏死。造口周围的皮肤颜色应正常且完整,若出现皮肤红、肿、破溃、水疱、皮疹等情况,提示可能出现造口周围皮肤并发症。排泄物在造口术后48~72h开始排泄,初期为水样便或黏液,逐渐过渡为褐色糊状软便。如排泄物含有血性液体或排气、排便停止均为异常情况。造口如发生异常,应及时寻求专业帮助,进行有效处理。

(2)及时更换造口袋:在充分评估造口情况的基础上,护士应指导家庭照护者协助患者更换造口袋。更换时,使用生理盐水棉球或温水棉球、柔软的卫生纸或湿纸巾由外向内清洁周围皮肤及造口,再用干纱布或柔软的卫生纸擦拭造口周围皮肤。剪裁时,剪裁的孔径应大于造口根部直径1~2mm,预防肠造口黏膜的摩擦增生。若造口周围皮肤发红可使用护肤粉,如有凹陷可使用防漏膏/条或防漏贴环。若发生渗漏应及时更换造口袋。

(3)造口及周围皮肤常见并发症的处理:①造口出血。出现出血时应查找出血原因,密切观察出血量、颜色等,做好止血,检查凝血功能;造口黏膜轻微渗血用棉球或纱布稍加压迫即可止血,效果欠佳者可涂少许皮肤保护粉或使用藻酸盐敷料进行按压;若渗血较多,可用0.1‰肾上腺素溶液浸湿的纱布或用药粉外敷后用纱布压迫止血;若大量出血不止,则需入院进行相应的治疗。②造口水肿。首先要确定水肿发生的时间、肿胀程度、造口血运及排泄情况,对于黏膜皱褶部分消失的轻度水肿者,可放射状剪裁造口底盘,剪裁孔径比造口根部大3~6mm,并观察水肿消退情况;对于黏膜皱褶完全消失的重度水肿者,可用3%高渗盐水或50%硫酸镁溶液浸湿纱布覆盖在造口黏膜上,2~3次/d,20~30min/次;如果是合并脱垂者,水肿难以消退且脱垂的肠管无法回纳,应注意观察和保护肠管,并及时去医院处置。③造口缺血/坏死。在充分评估造口缺血/坏死范围的基础上,去除所有可加重造口缺血/坏死的因素,宜选用二件式透明造口袋;如果造口缺血/坏死范围<2/3,可局部涂造口护肤粉;若是造口缺血/坏死范围≥2/3或完全坏死者,则需立即到医院进行处理。④造口回缩。此时宜选用凸面底盘造口用品,皮肤有损伤者可用皮肤保护粉或无痛保护膜,严重者需入院治疗。⑤造口脱垂。临时性肠造口或造口脱垂不严重者,可以不做特殊处理,宜选择一件式造口袋,且造口袋的裁剪尺寸要适当,将脱垂部分从造口推回腹内,同时指导患者及家庭照护者观察造口的颜色,告知患者避免进行增加腹压的运动。⑥造口周围皮肤损伤。公共卫生护士应及时检查刺激源并去除不良因素,观察造口周围皮肤损伤的部位、颜色、范围等情况,告知患者选择合适的造口用品。如为过敏性皮炎,则应询问过敏史,去除过敏原,过敏处用皮肤保护粉,遵医嘱给予药物治疗,必要时建议其前往皮肤科治疗。⑦造口周围毛囊炎。指导患者清洗造口周围皮肤,剔除附近毛发,保持皮肤清洁,避免大小便的刺激,局部可用生理盐水清洗后外涂抗生素软膏或粉末。评估患者及家庭照护者的操作方法规范性,尽量减少更换造口袋的次数。

(4)生活指导:建议患者宜穿着宽松衣物;系腰带时,应避开造口的位置;注意局部的保护。鼓励患者回归工作和社交,但应避免从事搬运、建筑等重体力劳动。开始工作和社交活动前宜排空造口袋或更换新的造口袋,长时间外出或旅行时需随身携带足够的造口用品。

2. 气管套管的居家护理　气管切开患者的居家护理非常重要,若护理不当,则可能出现肺部感染、套管堵塞、气道壁黏膜糜烂、溃疡等并发症。

居家护理要点:套管清洗时,应使用流动水冲洗,将套管的痰液、痰痂清除干净。套管放入消毒液中浸泡,消毒液可选择3%过氧化氢溶液,浸泡15min。金属套管也可在清洗干净后放入锅内煮沸消毒30min。消毒过的套管放入生理盐水内,将套管内外的消毒液冲洗干净。安装套管后检查套管,确保套管固定良好。气道湿化可选用多种方法:空气的加湿、多饮水、雾化吸入和气管造口局部湿化。局部湿化可选用生理盐水20ml配制湿化液进行少量多次的气道湿润。加强营养,多进食高蛋

Note:

白、高热量、富含维生素和纤维素的食物,禁烟酒和刺激性食物,指导患者加强口腔卫生,保持大便通畅。告知居家患者尽量不要去人群密集的地方,可适度锻炼,以增强自身的抵抗力,预防上呼吸道感染,避免进行剧烈运动,不可进行水上运动,注意劳逸结合。每天应开窗通风,保持室内空气的清新,温湿度适宜,冬季天气干燥,室内可使用加湿器或空气净化器。

3. 压力性损伤的预防与居家护理 一些慢性病或生活不能自理的患者,易发生压力性损伤,公共卫生护士应告知家属维持患者个人卫生的重要性,指导家属做好压力性损伤及其并发症的预防及护理。

居家护理要点:指导家属将患者安置于合适的体位,且至少每2h更换1次体位。仰卧位和侧卧位可交替摆放,同时使用软枕或软垫保护骨突处的皮肤。指导家属正确选用减压工具,可选用充气床垫等;指导家属做好压力性损伤部位伤口的护理,根据伤口的面积、深度、分期等对伤口进行评估,做好常规伤口的清洁及感染伤口的处理;指导家属选择正确的伤口敷料,通过药物或非药物方法缓解疼痛等。

4. 静脉置管的居家护理 居家常见的静脉置管有经外周静脉穿刺的中心静脉导管(peripherally inserted central venous catheter, PICC)和完全植入式静脉输液港(简称输液港)。PICC是经贵要静脉、肘正中静脉、头静脉、肱静脉、颈外静脉置入,尖端位于上腔静脉或下腔静脉的导管。输液港是完全植入人体内的闭合输液装置,可为患者提供长期的静脉通路。

居家护理要点:静脉导管应由有资质的护理人员定期维护,PICC导管至少每周维护1次,输液港导管至少每4周维护1次,患者及其照护者不得私自处理。公共卫生护士应指导患者及其照护者要经常观察穿刺点有无渗血、渗液等异常情况,注意周围皮肤有无发红、肿胀、疼痛、分泌物等异常现象;关注导管外露长度的变化,以及是否有打折或破损;查看贴膜有无出现潮湿、脱落、卷边等情况。指导患者置管侧手臂进行适宜运动,如握拳、松拳,避免做肩关节大幅度甩手或向上伸展的动作,置管侧肢体不应提举重物(5kg以上),不要测量血压,避免对置管侧肢体的长期压迫。沐浴时避免置管部位潮湿,可以使用防水套或保护膜;穿脱衣服时应小心注意保护导管,防止脱出,衣服的袖口不宜过紧等。

5. 下肢深静脉血栓的预防与居家护理 肢体局部制动或者长期卧床的患者易发生下肢深静脉血栓。

居家护理的要点:公共卫生护士应向家庭照护者讲授下肢深静脉血栓的预防知识,指导其协助患者床上活动,并定期评估患者双下肢的情况,减少易造成下肢深静脉血栓的因素;指导家庭照护者使用正确的物理预防方法,如穿弹力袜、使用间歇充气加压装置等,也可根据医嘱使用药物预防。对于已形成下肢深静脉血栓的患者,公共卫生护士可指导家庭照护者协助患者抬高患肢以促进静脉回流,并协助患者活动;告知家庭照护者患肢禁止局部按摩或热敷;同时还需加强皮肤护理,预防压力性损伤的发生。

6. 居家康复护理 公共卫生护士在评估患者实际情况及需求后,应按照康复计划对患者及其照护者进行认知、肢体、自理能力等康复训练指导,以及康复辅助器具使用的相关指导。

居家护理要点:与康复治疗师协作,根据康复需求制订康复计划,帮助患者选择合适的辅助器具(轮椅、拐杖、助行器等),并进行相关康复知识的宣教与指导。制订的康复护理计划需切实可行,要结合患者的身心问题、护理人员的配备及专业技术、理论知识水平和应用能力、适当的医疗设备等情况来制订;在保证患者安全的同时,兼具科学性。与康复治疗师协作,指导患者进行肢体康复功能训练,可通过与患者交谈的形式,进行及时有效的效果评估与计划调整。

7. 临终关怀的居家护理 评估终末期患者及其家属的具体需求,提供舒适照护、常见症状的护理指导、心理支持、家属的哀伤辅导等。

居家护理要点:在充分尊重临终者及其家属意愿的前提下,为临终者开展疼痛控制和其他症状控制,改善其生活质量。在为临终者及家属提供心理支持和人文关怀服务时,可根据临终者的个性

Note:

特点,尝试讨论有关死亡的议题,逐步减少或消除临终者和家属负面心理、情绪和行为反应,正确面对死亡。在家属逐步消除负面情绪后,指导临终者的家属或主要照护者做好临终者的陪伴,指导其准备临终者离世后的相关事宜,包括遗体护理、丧葬准备等。

（彭 歆）

思 考 题

1. 孔某,男,77 岁。因脑梗死卧床 1 个月,请指导家属如何进行压力性损伤的预防与居家护理?

2. 刘某,女,55 岁。结肠癌术后出院。

（1）如何对患者及其照护者进行健康教育?

（2）对该患者进行居家护理时,护理要点有哪些?

慢性病患者健康护理

12章　数字内容

───────── 学 习 目 标 ─────────

知识目标：

1. 掌握慢性病的概念和特点；慢性病预防控制理论；慢性病的公共卫生护理服务范围。

2. 熟悉慢性病预防控制体系；慢性病患者的健康管理；老年人慢性病患病特点；老化的相关理论。

3. 了解慢性病的危险因素和流行病学特点；国内外的慢性病预防控制体系；老年慢性病人群的公共卫生护理目标。

能力目标：

1. 能根据人群特点开展慢性病健康教育与健康促进。

2. 能开展针对老年慢性病患者的健康教育。

素质目标：

树立"预防为主"的职业理念。

————————————— 导入情境与思考 —————————————

2021年春节,原发性高血压患者张大爷因家里人多,休息不好,饮食控制较差,加上年前准备年货劳累,过年时饮酒,血压有所增高。针对张大爷的情况,社区卫生服务人员对其进行电话随访。

请思考:

1. 患者的血压控制不好是哪些危险因素导致的?

2. 慢性病的预防控制体系包括哪些组织机构?分别承担哪些任务?

随着我国工业化、城镇化、人口老龄化进程不断加快,居民生活方式、生态环境、食品安全状况等对健康的影响逐步显现,慢性病发病、患病和死亡人数不断增多,群众慢性病疾病负担日益沉重。慢性病影响因素的多样性、复杂性决定了防治任务的长期性和艰巨性,对慢性病的防治只有以公共卫生的视野来应对才有可能获得理想的效果。从国外护理行业发展和我国社会发展的实际情况来看,公共卫生护理在慢性病防控工作中起到了重要作用。

第一节 概 述

慢性非传染性疾病(noncommunicable chronic disease,NCD),简称慢性病,存在的时间与人类历史一样久远,但取代急性传染病成为影响人类健康的主要问题的时间并不长。随着慢性病在疾病谱和死亡谱中所占比重的逐步上升,近百年来已越来越引起人类社会的重视。

一、慢性病的概念、分类及特点

(一)慢性病的概念

慢性病是对一类起病隐匿、病程长且病情迁延不愈、缺乏明确的传染性生物病因证据、病因复杂或病因尚未完全确认的疾病的总称,主要指以心脑血管疾病(高血压、冠心病、脑卒中等)、糖尿病、恶性肿瘤、慢性阻塞性肺疾病(慢性气管炎、肺气肿等)、精神异常和精神病等为代表的一组疾病。

(二)慢性病的分类

按照国际疾病分类法(ICD-10)的标准,常见慢性病分为以下几类:

1. **精神和行为障碍** 如老年性痴呆、焦虑、强迫、抑郁等。

2. **呼吸系统疾病** 如慢性阻塞性肺疾病等。

3. **消化系统疾病** 如慢性胃炎、消化性溃疡、脂肪肝等。

4. **循环系统疾病** 如高血压、冠心病、脑血管疾病等。

5. **内分泌、营养代谢性疾病** 如糖尿病、血脂异常、营养缺乏等。

6. **肌肉骨骼系统和结缔组织疾病** 如骨关节病、骨质疏松等。

7. **恶性肿瘤** 如肺癌、肝癌、食管癌等。

(三)慢性病的特点

1. **一果多因、一因多果、一体多病** 一果多因指一种慢性病往往由多种因素共同作用所致。一因多果指同一个病因可导致多种疾病,心脑血管疾病、糖尿病、恶性肿瘤、慢性阻塞性肺疾病等常见慢性病具有共同的病因,如不合理膳食、缺乏体力活动、吸烟、饮酒等。一体多病指由于慢性病具有共同的危险因素,慢性病患者容易同时罹患一种以上的疾病。

2. **发病隐匿、潜伏期长** 发病初期症状不明显,往往无法判断明确的发病时间。

3. **病程长** 大多数慢性病的病程较长,甚至是终生患病。

4. **可预防** 与慢性病相关的一些危险因素是可以预防的,如通过改善环境、行为等因素都可有效预防慢性病。

5. 不可治愈　大多数慢性病的病因复杂或尚未明确，目前还不能治愈，主要是对症治疗，以减轻症状、预防伤残和并发症。

6. 对生活质量影响大　因慢性病病程长，不可治愈，且许多患者一体多病，所以对患者生活质量的影响较大。

二、慢性病的危险因素

慢性病的主要危险因素包括行为因素和不可改变因素。其中，环境因素和行为因素是可以改变的，而性别、年龄、遗传等因素是不可改变的。

1. 环境因素　包括自然环境、社会环境和心理环境。

（1）自然环境：自然环境为人类的生存提供了必要的物质基础。某些地区的特殊环境因素可能会导致生活在此的居民出现慢性病，即"地方病"。空气污染、噪声污染、水污染等破坏了生态平衡和人们正常的生活条件，对人体健康产生直接、间接或潜在的危害，其中许多肺部疾病、恶性肿瘤等慢性病的发生都与其密切相关。

（2）社会环境：国家的政治体制、经济发展水平、社会文化等决定了卫生政策、卫生资源配置、医疗资源的可利用程度、个人的受教育程度等社会因素，这些都会对慢性病的发生发展产生影响。

（3）心理环境：心理因素也是重要的致病因素。长期精神压力过大会导致人的心理状态失衡或神经系统功能失调，从而对健康产生不良影响。

2. 行为因素

（1）吸烟：烟草中含有苯和焦油及多种致癌物质。吸烟是恶性肿瘤、慢性阻塞性肺疾病、冠心病、脑卒中等慢性病的重要危险因素，吸烟者心脑血管疾病的发病率比不吸烟者高 2～3 倍。烟草危害是当今世界严重的公共卫生问题之一，WHO 已将烟草流行作为全球最严重的公共卫生问题并列入重点控制领域。

（2）过量饮酒：可增加脑卒中和原发性高血压的危险性，也可增加某些癌症的发病率。过量饮酒和吸烟的协同作用可使多种癌症的发病率明显增加。

（3）不合理膳食：具体表现为膳食结构不合理、不良的饮食习惯、烹饪方法不当等。高盐饮食与高血压密切相关，高热量、高脂肪饮食是动脉粥样硬化、高脂血症的首要因素，低膳食纤维与消化系统疾病尤其是肠道疾病有关。

（4）缺乏体力活动：现代生活方式的转变和交通工具的便利，使得生活中很多体力劳动被取代，人们在生活和工作中经常久坐，体力活动减少；再加上热量摄入增加而消耗减少，使得超重和肥胖的人数增加，而超重和肥胖是引发高血压、糖尿病等许多慢性病的重要危险因素。

3. 不可改变因素　包括性别、年龄、遗传等因素。目前的医疗条件无法改变这些因素。例如，多数常见慢性病的发病率与年龄成正比，年龄越大，患病率越高。

三、慢性病的流行病学特点

（一）主要慢性病患病率不断上升，带病生存人群规模持续扩大

近几十年来，我国成年人慢性病患病率迅速上升。据《中国居民营养与慢性病状况报告（2020年）》显示：截至 2020 年，我国 18 岁及以上居民高血压患病率为 27.5%，2015 年为 25.2%，上升 2.3%；糖尿病患病率为 11.9%，2015 年为 9.7%，上升 2.2%；40 岁及以上居民慢性阻塞性肺疾病患病率为 13.6%，2015 年为 9.9%，上升 3.7%。

（二）慢性病死亡率总体下降，但在死因构成中所占比例不断增加

《中国居民营养与慢性病状况报告（2020 年）》显示：2019 年我国居民因心脑血管疾病、癌症、慢性呼吸系统疾病和糖尿病四类重大慢性病导致的过早死亡率为 16.5%，与 2015 年的 18.5% 相比，下降 2 个百分点，然而心血管疾病、恶性肿瘤及慢性阻塞性肺疾病死亡在死因构成中所占比例大幅上

Note:

升。2019 年死因监测数据显示,在三大类疾病(第一大类为传染病、母婴疾病和营养缺乏性疾病,第二大类为慢性病,第三大类为伤害)死亡原因构成中,慢性病死因构成比占到 88.46%,占比逐年增加。

(三)慢性病相关医疗费用持续增长,造成的社会经济损失巨大

慢性病病程迁延,所带来的病痛和伤残不仅严重影响患者和家属的生活质量,而且对家庭和社会造成极大的经济负担。我国与慢性病有关的医疗费用的上升速度已超过国民经济和居民收入的增长,社会经济损失巨大。以超重和肥胖这一慢性病危险因素为例,全球疾病负担(global burdan of diseases,GBD)数据库信息显示:2019 年中国仅归因于高体重指数(BMI)的心血管疾病死亡人数为54.95 万,11.98% 的心血管疾病死亡归因于高 BMI,中国超重和肥胖导致的直接医疗费用为 84 亿~239 亿美元,间接医疗费用为 626 亿美元。按照中国健康与营养调查(1989—2015)中观察到的超重肥胖率及费用发展趋势,在没有考虑医疗保健服务费用长期增长的情况下,2030 年归因于超重肥胖的医疗费用预计将为 4 180 亿元。

(四)慢性病相关危险因素流行水平总体呈现上升趋势或居高不下

吸烟、饮酒、不合理膳食、缺乏锻炼等一些不良生活习惯的流行水平总体呈现上升趋势或居高不下。北京市卫生健康委员会发布的《北京市第三次成人烟草调查》显示:2019 年北京市成人吸烟率为20.3%,相比 2014 年《北京市控制吸烟条例》实施前,成人吸烟率下降 3.1 个百分点,但年均下降率仅0.62%。另外,不合理膳食模式普遍存在,《中国居民营养与慢性病状况报告(2020 年)》显示:6 岁以下和 6~17 岁儿童青少年超重肥胖率分别达到 10.4% 和 19.0%,18 岁及以上居民超重率和肥胖率分别为 34.3% 和 16.4%,成年居民超重或肥胖已经超过一半(50.7%)。近 20 年来,我国居民总体身体活动量逐年下降,成年居民职业性、家务性、交通性和休闲性身体活动总量逐年减少。成人缺乏规律自主运动,静坐时间增加,平均每天闲暇屏幕时间为 3h 左右。在能量摄入不变情况下,身体活动量降低是造成人群超重肥胖率持续增高的主要危险因素。

第二节　慢性病的预防控制

慢性病一旦出现很难治愈,甚至许多慢性病是终生性疾病,但慢性病的诸多致病危险因素是可预防的,因此对慢性病的防控根本在预防。

一、慢性病预防控制理论

(一)慢性病管理模型

国际上应用最广的慢性病管理领域的理论模型为慢性病管理模型(chronic care model,CCM)。从应用的疾病领域来看,目前 CCM 在糖尿病管理中的应用最为广泛。此外,在高血压、哮喘、抑郁症、儿童肥胖、慢性阻塞性肺疾病等疾病防控中也引入该模型;在一些健康行为干预上,如控制烟草使用、酒精滥用,CCM 发挥了极大作用。

CCM 模型注重以患者为中心,提供及时有效、协调连续、保证安全和质量的循证管理措施;在积极的社区资源和政策环境中开展慢性病管理;在完善的卫生医疗服务体系的支持下,关注患者自我管理支持、医疗服务提供系统支持、决策系统支持与临床信息系统支持四个方面;强调患者知情并主动参与,医疗服务团队准备完备并积极实践,以及两者间的有效互动协作;促进完善前期的慢性病筛选、中期的疾病管理以及后期的并发症管理,从而改善患者健康。

(二)创新型慢性病管理框架

2002 年,WHO 提出创新型慢性病管理框架(innovative care for chronic conditions framework)。该框架强调循证决策、系统整合、灵活适用性,以预防为主、质量为重,以人群而非个体为关注重点,构建宏观、中观、微观三个层面的交互模型;提出慢性病管理需要在一个积极的宏观政策环境下,通

过相应的立法、领导、合作、政策整合、财务支持、人力分配等手段，促进中观层面医疗服务组织和社区机构来帮助微观层面的患者及其家人进行慢性病的有效管理。

二、国外慢性病预防控制体系

各国的医疗体系和体制不相同，相对而言发达国家在慢性病的预防控制的共同特点：①政府主导；②重视初级卫生保健和基层医疗；③重视健康教育和健康宣传。

（一）美国的慢性病预防控制体系

美国通过研究发现了心脑血管疾病等多种慢性病的危险因素，确定了高血脂、高血压、缺乏锻炼等共同危险因素，并制定了控制血脂和血压、经常锻炼等疾病预防控制指导方针。美国疾病预防与控制中心是主要的慢性病防控工作的主导部门，承担慢性病防控政策的制定任务和防控工作的指导与协调工作；政府部门、医学研究机构、医院和社区共同开展健康教育；预防工作人员、临床医务人员和健康教育专业人员是健康教育的主要承担者；以学校和社区为基地，对青少年和社区工作人员以及大众开展健康教育。

（二）英国的慢性病预防控制体系

英国的慢性病预防控制体系主要依托其建立的全民医疗保健服务体系。全民医疗保健服务体系建立之初的理念就是要建立一个从预防、治疗到康复综合全面的医疗卫生服务体系。英国国家医疗服务体系保障范围包括预防服务，重视全民健康，侧重初级医疗保健，对慢性病早期诊断和防治有重要作用。基层的全科医生提供的一级和二级预防，对控制慢性病起到了积极的作用。

（三）日本的慢性病预防控制体系

日本制定了国民健康增进的基本方针。日本没有类似中国省（市）和区（县）疾病预防控制中心的机构，慢性病防控采取国家统一立法规定，地方自治体（市町村）具体实施的方式，由医疗保险公司委托医疗机构或民间公司对 40～74 岁的投保人每年实施一次特定健康检查，根据体检结果，由基层保健专业人员针对不同的对象进行特定保健指导。医疗保险公司的商业本性促使其特别重视慢性病的一级预防，以降低医疗总费用，获得最大收益。投保人的个人投保费用与其健康状况挂钩，激励其遵从特定保健指导，以降低投保费用。自 2008 年 4 月起，日本慢性病的防控以"特定健康检查和特定保健指导"模式进行。由医疗保险机构（国保和社保）对 40～74 岁的投保人，根据特定健康检查计划规定的内容，委托医疗机构每年实施健康检查，根据特定健康检查的结果，筛选出目标人群，由专业保健师对不同对象实施相应的保健指导计划。特定健康检查和特定保健指导一般诊所即可实施，由专职医生、专职保健师、专职营养师等有特定保健指导资格的人员进行。

（四）国外慢性病预防控制体系中公共卫生护士的职责

各国对慢性病预防控制体系中公共卫生护士的职责定位有比较大的差别。一般来说，国外公共卫生护士的角色模式分为基层健康照护服务提供者和群体导向的社区照护者。美国的公共卫生护士在慢性病预防控制体系中更多地扮演前者角色，对个人或家庭提供直接的护理服务，重点在于开展慢性病的二级和三级预防；加拿大的公共卫生护士更多地承担后者角色，以社区为对象，强调提高社区应对慢性病的能力、协调慢性病患者管理机构与组织、开展群体的健康教育和健康促进，重点在于开展慢性病的一级和二级预防。

三、我国慢性病预防控制体系

（一）慢性病预防控制机构网络

近几十年来，我国慢性病防控体系已经逐步形成，是以中国疾病预防控制中心、国家癌症中心、心血管病中心为指导，基层医疗卫生机构为网底，各级疾病预防控制机构和医疗卫生机构为依托的多层次、多维度的防控网络，强化以政府为主导、以基层为重点，开展慢性病监测、干预与评价等工作。

Note：

（二）慢性病预防控制策略

随着我国慢性病防控工作的不断推进，适应我国国情的慢性病防控策略逐步形成，其核心内容可总结为：

1. **"123目标"**　即"1升2早3降"。"1升"指提高居民的健康行为，"2早"指早发现和早治疗，"3降"指降低慢性病的发病率、致残率及死亡率。

2. **"333措施"**　即面向3个人群（一般人群、高危人群、患病人群）、运用3种手段（健康促进、健康管理、疾病管理）以及关注3个环节（控制危险因素、早诊早治、规范性治疗）。

3. **"444重点"**　即4种主要慢性病（心脑血管疾病、恶性肿瘤、糖尿病和慢性呼吸系统疾病）、4种主要生物危险因素（血压升高、血糖升高、血脂升高和超重/肥胖）、4种主要行为危险因素（烟草使用、不健康膳食、身体活动不足和过量饮酒）。

（三）慢性病预防控制措施

1. **慢性病及其危险因素监测和评估**　我国心脑血管疾病、恶性肿瘤、慢性阻塞性肺疾病等重大慢性病监测已经初步建立，死因登记系统、中国成人慢性病与营养监测和中国儿童与乳母营养健康监测均已覆盖全人群和全生命周期。

2. **一般人群健康教育和健康促进**　详见第六章第二节公共卫生健康教育的实施步骤、第三节公共卫生护士在健康教育中的作用。

3. **高危人群分级管理**　对高危人群尤其是原发性高血压和糖尿病现有患病病例的管理，是我国慢性病防控的重点。以高血压分级管理为例，基本流程是获得社区人群的基本健康信息如高血压史、家族史、实验室检查、体格检查、治疗情况等信息，依据WHO标准，将高血压患者筛选出来，建立健康档案，并依据《中国高血压防治指南》的要求，根据心血管病风险分层，将高血压患者分为一级、二级、三级；建立社区医生与心血管病专家共同参与的高血压社区分级管理模式，分别给予不同频度和强度的健康教育，血压测量和血常规、尿常规、血糖、血脂、肝肾功能、心电图、眼底等医学检查，以及行为干预、规范用药和随访等，并根据患者血压改变情况每年调整一次管理级别。

4. **慢性病综合干预**　为有效促进我国慢性病预防与控制工作，我国组织协调社会保障、卫生、财政、宣传、商业、教育、人事、立法和执法，以及农业和食品等多个部门开展了多项慢性病综合干预措施，如世界银行贷款疾病预防项目健康促进子项目（1996—2002年）、慢性非传染性疾病社区综合防控示范点项目（1997年）、全民健康生活方式行动（2007年）、国家慢性病综合防控示范区创建工作（2009年）、慢性病患者自我管理小组（2019）等。这些综合干预措施已取得了明显效果，并随着相关法律法规制度和防控机制的完善而不断加强。

第三节　慢性病的公共卫生护理服务

慢性病对人类健康的威胁日益突出，已成为全球性的公共卫生问题。慢性病的致病危险因素众多，且大多是社会、文化、生活方式、环境等因素，因此对慢性病的预防控制不能只着眼于患者个体的干预，必须从公共卫生的角度提供服务才能起到根本性的作用。慢性病的公共卫生护理工作在发达国家已较为成熟和完善，我国的慢性病公共卫生护理体系也已初具规模。

一、慢性病的公共卫生护理服务范围

（一）促进重点人群预防保健工作

1. **妇女保健工作**　以女性生殖健康为核心，各级疾病预防控制部门采取相应措施促进医疗机构和基层医疗卫生服务机构为居民提供生殖健康教育与咨询服务，对产妇进行产前监控与支持，提倡与呼吁实施母乳喂养，促进产后恢复，降低异常妊娠风险。

2. **儿童保健工作**　以促进儿童的正常生长与发育为核心，加强儿童生长发育检测，促进政府制

Note:

定、完善儿童保护法律法规，以家庭和学校为核心开展健康教育和健康促进，重点改善儿童营养不良状态，既保证儿童的合理营养，又要降低儿童肥胖率，增强儿童体质。

3. 老年人保健工作　以促进医养结合为核心，协助政府制定各项相关政策，协调政府各部门、社会机构参与老年人的保健工作，促进社区因地制宜地加强养老服务和老年医疗服务，形成"老有所养、老有所医、老有所乐、老有所为"的"医养结合"服务体系。

（二）预防慢性病的演变及加重

以生物 - 心理 - 社会医学模式为指导，在全社会开展慢性病的三级预防工作。针对慢性病的共同危险因素，开展如下预防工作：促进立法和政府部门继续加强社会控烟工作，尤其是降低烟草对青少年的危害；建议相关部门采取各种措施，如财政、税收等政策，加强有益于健康促进的社会环境和生活环境建设；协助社区开展各项健康教育活动，提供人群健康素养。

（三）医疗及健康信息的整理与分析

收集汇总服务范围内的各级各类医疗与健康信息，以及经济社会发展信息，研判人群慢性病现状与发展趋势，探索分析当地慢性病危险因素，为政府等相关部门制定预防控制政策和基层卫生服务机构开展慢性病防控工作提供科学依据。

二、慢性病健康教育与健康促进

1. 开展慢性病防治全民教育　建立健全健康教育体系，普及健康科学知识，教育引导群众树立正确健康观。卫生行政部门组织专家编制科学实用的慢性病防治知识和信息指南并向社会发布，广泛宣传合理膳食、适量运动、戒烟限酒、心理调适等健康科普知识，规范慢性病防治健康科普管理。充分利用主流媒体和新媒体开展形式多样的慢性病防治宣传教育，根据不同人群特点开展有针对性的健康宣传教育。深入推进全民健康素养促进行动、健康中国行动等活动，提升健康教育效果。

2. 倡导健康文明的生活方式　创新和丰富预防方式，贯彻零级预防理念，全面加强幼儿园、中小学营养均衡、口腔保健、视力保护等健康知识和行为方式教育，实现预防工作的关口前移。鼓励机关、企事业单位开展工间健身和职工运动会、健步走、健康知识竞赛等活动，依托村（居）委会组织志愿者、社会体育指导员、健康生活方式指导员等，科学指导大众开展自我健康管理。发挥中医治未病优势，大力推广传统养生健身法。推进全民健康生活方式行动，开展"三减三健"（减盐、减油、减糖，健康口腔、健康体重、健康骨骼）等专项行动，开发推广健康适宜技术和支持工具，增强群众维护和促进自身健康的能力。

三、慢性病患者的健康管理

健康管理（health management）是一种对个人及人群的健康危险因素进行全面监测、分析、评估、预测、预防、维护和发展个人技能的全过程。其实质是发现和排查个人和群体存在的健康危险因素，提出有针对性、个性化的个体或群体健康处方，帮助其保持或恢复健康。慢性病健康管理是一项重要的基本公共卫生服务，也是公共卫生护理的主要工作内容。

（一）慢性病患者健康风险评估

健康风险评估是健康管理的核心环节，对个人及人群的健康状况及未来患病和死亡危险性的量化评估。

1. 确定慢性病危险因素　慢性病的发生和发展往往是由某个或某些危险因素长期作用的结果，确定危险因素是预防与控制慢性病的核心问题，针对慢性病的公共卫生护理工作首先需确定导致当地慢性病发生发展的危险因素。

2. 危险因素的分布水平　不同的人群中，慢性病的危险因素如职业、年龄、性别、种族，存在的种类和强度不同。研究慢性病的危险因素在每个人群中的分布水平，有助于确定高危人群。采用"重点人群"的干预策略是达到慢性病防控目标的卫生经济学要求。

3. 评估健康危险度 健康危险度评估（health risk assessment）是研究致病危险因素和慢性病发病率及死亡率之间数量依存关系及其规律性的一种技术。它将污染、生活方式等因素转化为可测量的指标，预测个体在一定时间发生疾病或死亡的危险，同时估计个体降低危险因素的潜在可能，并将信息反馈给相关机构和个体，开展有针对性的一级和二级预防。

（二）慢性病患者健康管理的内容

1. 筛查（screening） 是运用快速、简便的实验室检查方法或其他手段，主动地从表面健康的人群中发现无症状患者的措施。其目的主要包括：①发现某病的可疑患者，并进一步进行确诊，达到早期治疗的目的，以此延缓疾病的发展，改善预后，降低死亡。②确定高危人群，并从病因学的角度采取措施，延缓疾病的发生，实现一级预防。③了解疾病的自然史，开展疾病流行病学监测。

2. 随访（follow-up） 是医院或社区卫生服务中心等医疗机构对曾在本机构就诊的患者在一定时间范围内的追踪观察，以便及时了解其病情的变化，合理调整治疗方案，提高社区慢性病患者的治疗依从性。

3. 分类干预（classified intervention） 做好卫生资源的信息收集，包括疾病监测及卫生人力监测，进行分类干预；包括用药、控烟、限酒、加强体育锻炼、合理膳食及保持适宜的体重等，从而降低患病率、提高知晓率，加强疾病的控制。同时，进行社会不良卫生行为调查，为卫生行政部门提供决策依据。

4. 健康体检（health inspection） 是在现有的检查手段下开展的对主动体检人群所做的系统全面检查，是社会的健康人群和亚健康人群采取个体预防措施的重要手段。健康体检是以人群的健康需求为基础，基于早发现、早干预的原则设计体检项目，并可根据个体年龄段、性别、工作特点、已存在和可能存在的健康问题而进行调整。

（三）慢性病患者健康管理的考核指标

慢性病患者健康管理的具体考核指标包括社区慢性病患病率、重点疾病患者签约率、社区慢性病患者健康管理率、社区慢性病患者规范管理率、社区慢性病患者疾病控制率等。

四、公共卫生护士在慢性病患者健康管理中的功能

1. 促进制定较为完整的公共卫生政策 鼓励并支持社区相关部门所提出的有关公共健康政策的倡议和宣传，并教育及鼓励社区卫生机构中各级部门能够积极参与公共卫生政策的制定，强化部门合作关系，并对所实施的卫生政策进行正确评估。

2. 促进建立优质卫生服务 指导和帮助有关部门对社区的需求及优势进行正确评估，并提供咨询途径，从而促进卫生保健资源的合理应用，并吸引其他部门共同参与。

3. 加强社区行动 动员社区内个人及家庭共同参与到社区的发展工作当中，促进其能够发展与支持社区自我保健服务工作，从而能够建立起一个和谐的健康社区网络。

4. 促进社区护士提高公共卫生护理专业技能 提高社区护士的基本公共卫生服务技能，对社区成员提供有利用价值的信息，鼓励其采取个人行动，并做出合理的选择，使其达到躯体及精神的最佳状态。

第四节　老年慢性病人群的公共卫生护理

随着科学技术和医疗卫生事业的发展，人民生活水平不断改善，人类寿命不断延长，社会人口老龄化日益加重。世界人口的快速老龄化，对社会养老保障及老年人医疗、长期照护等提出了严峻挑战。如何维持和促进老年人健康，尽可能地延长老年人的自理能力，提高老年人的生命质量，是公共卫生护理面临的重大课题。

一、老年人慢性病患病特点

1. 患病率高　调查资料显示,老年人的两周患病率为25%,慢性病患病率为54%,住院率为61‰,均高于其他年龄人群。

2. 发病缓慢,临床症状不典型　慢性病的发生发展缓慢,早期症状不易觉察,老年人因机体老化、脏器功能衰退,反应更不敏感,临床症状表现与疾病严重程度往往不符,因此容易贻误诊断和治疗的时机。

3. 多种疾病共存　老年人可能同时罹患多种疾病,并且共存疾病的数量通常随年龄增长而增加,这使疾病的治疗、用药、康复变得极为困难。

4. 病史不清　慢性病病程长,老年人反应不敏感,加之老年人记忆力减退及心理改变,对病史的描述往往不太可靠,对危险因素和后续的干预带来很多困难。

5. 后遗症发病率高　老年人因身体功能下降,疾病的康复更为困难,往往累及多个脏器,容易出现并发症和后遗症,如长期卧床容易出现肌肉萎缩、压力性损伤等。

二、老化的相关理论及其在公共卫生护理中的应用

从生物学角度来看,老化(aging)指生物体生长发育到成熟期以后,随着年龄的增长,在形态结构和生理功能方面出现的一系列退行性变化及机体功能的逐渐丧失。老化的生物学理论对衰老机制已经有诸多学说阐述,但对于老年人群的健康尤其是慢性病的防控工作而言,老化的社会学理论对公共卫生护理的指导意义更大。

（一）撤退理论

撤退理论(disengagement theory)最早由库明(Cumming)和亨利(Henry)于1961年在《变老》一书中提出,后经其他社会学家、老年学家发展完善。撤退理论概括了老年人口参与社会生活的总趋势,是有影响力的老年社会学理论。

1. 撤退理论的主要观点

（1）老年人与社会相互脱离具有代表性:撤退的主要形式有两个方面,一是来自社会方面的撤退,即社会通过一定的退休制度,使老年人口退出原来从事的工作单位;二是来自个人的撤退,即人在成年期形成的各种社会关系,在进入老年期后逐渐从原有的社会角色中撤退,以适应老年期的社会生活。

（2）撤退过程有生物和心理的内在原因并且不可避免:伴随着老化,老年人体力、智力衰退,记忆能力、创造性思维能力及参与社会的活动能力下降,再加上社会对老年人角色期待的影响,老年人自身接受撤退或按撤退规则来指导自己的行为规范是合情合理的,也是必然的。

（3）撤退过程不仅使老年人欢度晚年,同时也是社会的需要:伴随着衰老,老年人参与社会活动减少,撤退成为一个自我循环的过程。社会也须采取一定的撤退措施,将权限由老年一代转交给成年一代。老年人在原有的社会角色中撤离,成年生活得到满足,老年人与社会相互疏远的过程,保证了个人的满足感和社会制度的延续性。当个人或社会不准备撤离,可能会产生一种脱节现象,但在大多数情况下,社会需要首先倡导撤离。

2. 撤退理论在公共卫生护理中的应用　公共卫生护士可建议并帮助社会建立起与老年人撤离同步的社会撤退机制,使个人与社会处于一种和谐状态。公共卫生护士在健康教育中可利用撤退理论,促进老年人在社会机制下提前做好撤退准备,从心理上接受撤退现实,并做好撤退后的准备,以适应社会角色变迁,避免离退休综合征的发生。

此外,除离退休这样一个跨度较大的角色变迁之外,老年期还将面临其他角色的变换,如丧偶、患病、失能等情况,老年人还需不断从原有角色中撤退,如何选择新角色功能,撤退理论可提供较好的理论指导。

Note:

从社会角色中撤退是一个动态过程，有些老年人虽然离开了工作岗位，但仍希望有一定的空间发挥他们的社会作用。因此，社会应创造一定的活动条件，组建老年人活动组织，如老年人志愿服务组织、老年人书画协会等，帮助老年人继续参与社会活动，满足老年人的社会心理需要，逐步减少和撤出社会生活。

（二）活动理论

活动理论（activity theory）由以欧内斯特·伯吉斯（Ernest Burgess）为代表的社会学家们逐步发展起来。与撤退理论相反，该理论认为老年人若要获得使他们感到满意的老年生活，就必须维持足够的社会互动。

1. 活动理论的主要观点

（1）大多数老年人仍然保持活动和社会参与：活动理论认为社会与个人的关系在中年期和老年期并没有截然不同，老年期同样有活动的愿望。一个人只要在生理上和心理上有足够的能力，便可以扮演其角色、履行其义务。

（2）活动是老年期生活的需要：维持或开展适当的体力、智力和社会活动，可促进老年人晚年生活幸福。活动理论强调参与活动、与社会互动，认为老年人应该积极参与社会，用新的角色取代因丧偶或退休而失去的角色，通过新的参与、新的角色替代以改善老年人因社会角色中断所引发的情绪低落，将自身与社会的距离缩小到最低限度。

（3）老年人有责任保持自身的活动程度：老年人退休后的社会角色及其社会发展都依赖于老年人自己的活动程度，老年人有责任保持自己的活跃程度。新角色的建立要靠老年人自身的努力，而不是社会提供更多的机会让老年人去保持自己的社会活跃程度。

2. 活动理论在公共卫生护理中的应用

（1）协助开创其他补偿性角色来取代失落的角色：由于现实生活往往剥夺了老年人期望扮演社会角色的机会，使得老年人所能活动的社会范围变窄，活动程度变小，从而使老年人对自身存在的价值产生迷茫，因此应有补偿性的活动来维持老年人在社会及心理上的适应。社区应有针对性地开展健康服务，指导老年人参与社区活动，如老年人参与活动中心、老年大学、老年服务中心、志愿者组织等的活动。

（2）尽可能长地维持老年人的活动能力：活动是保证老年期生活质量的基础，公共卫生护理服务应从人群心理上充分调动老年人的主观能动性；从身体功能上，做好保健和康复服务；提供必要的辅具和设施，帮助老年人参与社区活动，维持老年人健康。另外，对于"活动"的理解，并不仅仅指躯体的行为活动，也包括心理活动。

（三）社会情绪选择理论

由于年龄增长，老年人的生理和某些心理功能呈现下降趋势，尤其是认知能力趋于减退，但老年人在情绪方面，并不像认知能力那样表现出减弱的趋势。个体这种在身体健康、认知能力等方面下降，而情绪及幸福感却维持在较高水平的矛盾现象称为"老化的悖论（paradox of aging）"。以斯坦福大学的劳拉·卡斯滕森（Carstensen）教授为代表的学者提出了社会情绪选择理论（socioemotional selectivity theory）。

1. 社会情绪选择理论的主要观点

（1）老年人偏向于选择以情绪管理为目标：人类的社会目标分为知识获得目标和情绪管理目标。一般而言，年轻人知觉到未来时间比较充裕，优先选择以获取知识为目标。而老年人则相反，偏向于选择以情绪管理为目标。情绪调节目标旨在控制复杂的情绪状态，关注生命的意义和情感的亲密性，表现为回避消极情绪状态，趋向积极情绪状态。

（2）老年人偏向于选择较小的社会关系网络：老年期个体的社会网络会逐渐缩小，情绪亲密的社会伙伴会继续维持而次要的社会伙伴慢慢被排除在外。年龄越大，越趋向于与相对亲近的人保持联系，如家庭成员、亲密朋友等。研究证实，家庭支持和朋友支持对提高老年人的主观幸福感和生活满意度有重要作用,但家庭支持比朋友支持的作用更大,特别是在情感支持上。

(3)老年人更重视积极情感体验:个体越接近人生终点,就越关注社会互动的质量,越有目的地改善社会关系中的情感成分,关注事件的积极信息,关注自己的情绪满意度。如果老年人不太关注将来,则退休、死亡之类的事件不会对他们造成过大的负面影响。

2. 社会情绪选择理论在公共卫生护理中的应用

(1)重视与老年人的情感交流:在老年人社区健康管理中,在健康知识学习、健康行为建立的健康教育干预方面,应特别重视老年人对情感交流的需要。例如,对于戒烟带来的不确切的好处与吸烟带来的实际身体和人际交流情感上的体验相比,权衡未来时间的有限性,老年人往往选择后者而拒绝戒烟。在老年人戒烟干预上,需要对戒烟带来的不良体验予以补偿,包括生理上和情感上的补偿,重视情绪管理策略,才能促进健康目标的达成。

(2)加强社区支持:随着家庭的小型化,空巢老人、独居老人增多,社区活动、邻里互助为老年人提供了一定的社会活动空间,促进老年人建立一定社交网络,补偿家庭支持的不足。

三、老年慢性病人群的公共卫生护理目标

1. 增强老年人自我照顾能力　增强自我照顾能力是老年人护理始终贯彻的一个理念,是提高老年人生活质量的保证。

2. 延缓恶化和衰退　加强筛检和健康风险评估,尽早发现老年人器官功能退化和慢性病患病情况,消除或减少健康危险因素,降低发病率,预防并发症。

3. 提高生活质量　协助老年人参与各种社会活动,并提供必要的帮助,使老年人在娱乐、社交、心理及家庭各方面的需要获得满足,以提高老年人的生活质量。

4. 维持濒死患者的舒适及尊严　促进安宁疗护的发展,对濒死老年人给予更多的身体、心理、社会支持,缓解疼痛,增加舒适度,让老年人能安详而宁静地离开人世。

四、公共卫生护士在老年慢性病患者护理中的作用

公共卫生护士是老年保健的重要力量,负责协调社会资源,组织并实施社区老年人健康教育计划、培训老年服务人员、参与老年保健的总体规划等工作,在降低慢性病发病率,提高慢性病管理率,减少并发症,维护老年慢性病人群的生命质量等方面发挥重要作用。

1. 老年人健康教育　主要由社区承担。公共卫生护士需要根据社区老年人口的组成特点、患病情况、社区经济、文化环境、生活习俗以及社区卫生资源等,在社区内向老年人开展健康教育,使老年人树立健康意识,获得健身防病及治疗康复知识,改变不良行为,减少行为危险因素。

2. 指导培训　老年人家属、照护者为老年人服务的志愿者、养老护理员、社会工作者需要掌握有关老年知识及一般护理技能,社区护士要承担相应的培训和指导工作。公共卫生护士应对社区护士开展业务指导,提高其健康教育和咨询指导能力。

3. 组织协调　老年慢性病管理工作需要协调多部门开展工作,除社区外,还需要卫生部门、民政部门等多部门的相互配合。公共卫生护士在老年慢性病管理工作中扮演组织管理角色,要协调各方关系,并与社区工作人员合作,对人员、物资及各种活动进行指导和安排。

4. 研究工作　公共卫生护士需要有敏锐的观察力,以发现社会中的环境问题、家庭问题、威胁健康的各种危险因素等,并积极开展研究工作,如研究老年人生理、心理健康问题及其影响因素;研究老年人健康干预策略、干预实施和干预效果;研究社会老年慢性病管理制度建设和保障决策等问题。

(李　博)

思　考　题

---

1. 公共卫生护士在慢性病预防控制工作中可以承担哪些工作内容？

2. 健康教育与健康促进在慢性病公共卫生护理工作中的作用是什么？

3. 针对社区中空巢老人、独居老人的慢性病预防与控制工作，可采用什么理论？制订哪些公共卫生护理措施？

URSING

第十三章

传染病与公共卫生护理

13章 数字内容

学 习 目 标

- 知识目标：
  1. 掌握传染病的流行过程、影响因素、治疗原则；聚集性疫情发现和报告的流程；传染病个案调查的流程。
  2. 熟悉生物安全分级；突发事件公共卫生风险评估流程。
  3. 了解传染病的分类。
- 能力目标：
  1. 具有在公共卫生护理工作中进行风险识别和评估的基本能力。
  2. 能在实际工作中判别和应用传染病传播的三要素进行传染病公共卫生护理。
  3. 能在实践中将流行病学知识应用于公共卫生护理。
- 素质目标：
  具有在公共卫生护理工作中突遇传染病疫情时的职业敏感性。

某年 10 月 23 日，某县疾病预防控制中心在国家疾病监测信息报告管理系统中发现，该县某中学 10 月 17 日至 22 日有 5 例甲型肝炎病例报告。患者主要临床症状包括皮肤黄染、巩膜黄染、发热、食欲减退、厌油、恶心、呕吐、腹痛、尿黄等，5 例患者 ALT 全都增高（最高 1 022.99U/L，正常值 40U/L 以下）。首发病例：陈某，男，16 岁，高三学生。9 月 28 日，出现食欲减退、厌油、乏力、皮肤黄染、巩膜黄染、尿黄等临床表现，10 月 15 日入县人民医院住院治疗，10 月 16 日确诊为甲型肝炎。

　　请思考：

　　1. 此次疫情的主要传播途径是什么？属于暴发吗？

　　2. 作为公共卫生护士，监测到聚集性疫情后，应该采取什么措施？

　　3. 针对本病例，在制订流行病学个案调查表时应侧重哪方面资料的收集？

　　公共卫生护士作为社区防疫工作一线人员，在传染病防治中扮演着重要角色。部分传染病可对人类造成重度伤害，或引发大流行，公共卫生护士有义务依照疾病分级，在指定的时间内或以规范的流程向卫生行政部门报告。同时，公共卫生护士还扮演着传染病教育宣教者、免疫规划实施者、健康照护者等角色。

第一节　传染病概论

　　在漫长的生物进化过程中，病原体与宿主形成了相互依存、相互斗争的关系。有些微生物、寄生虫与人体宿主之间达到了互相适应、互不损害对方的共生状态，如肠道中的大肠埃希氏菌和某些真菌。但是，这种平衡是相对的，当某些因素导致宿主的免疫功能受损，或大量应用抗菌药物引起菌群失调症，或机械损伤使寄生物离开固有寄生部位而到达其他寄生部位时，平衡就不复存在而引起宿主损伤，形成感染。

一、传染病概述

　　传染病（communicable disease），是由各种病原体引起的能在人与人、动物与动物或人与动物之间相互传播并广泛流行，经过各种途径传染给另一个人或物种的感染性疾病。

（一）感染的定义

　　感染（infection）是病原体和人体之间相互作用、相互斗争的过程。病原体指感染人体后可导致疾病的微生物与寄生虫，是构成感染的必备条件。人体初次被某种病原体感染称为首发感染（primary infection）。有些传染病很少出现再次感染，如麻疹、水痘、流行性腮腺炎等。人体在被某种病原体感染的基础上再次被同一种病原体感染称为重复感染（repeated infection），较常见于疟疾、血吸虫病和钩虫病等。人体同时被两种或两种以上的病原体感染称为混合感染（mixed infection），这种情况临床上较为少见。人体在某种病原体感染的基础上再被另外的病原体感染称为重叠感染（superinfection），这种情况临床上较为多见，如慢性乙型肝炎病毒感染重叠戊型肝炎病毒感染。在重叠感染中，发生于原发感染后的其他病原体感染称为继发性感染（secondary infection），如病毒性肝炎继发细菌、真菌感染。

　　此外，住院患者在医院内获得的感染称为医院获得性感染（hospital acquired infection），即医院感染（nosocomial infection）。这类感染的来源不同，有医院内通过患者或医护人员直接或间接传播引起的交叉感染，患者自己体内正常菌群引发的自身感染或内源性感染以及诊疗过程中因医疗器械消毒不严而造成的医源性感染等。医院感染包括在住院期间发生的感染和在医院内获得但在出院后发生的感染，不包括入院前已开始或入院时已存在的感染，后者称为社区获得性感染，指的是在医院外罹患的感染,包括具有明确潜伏期而在入院后平均潜伏期内发病的感染。

（二）传染病的流行过程及影响因素

传染病的流行过程就是传染病在人群中发生、发展和转归的过程,其本质是病原体不断更换宿主、维持病原体世代延续的过程。

流行过程的发生需要有三个基本条件:传染源、传播途径和易感人群。这三个环节必须同时存在,若切断任何一个环节,流行即终止。

1. 传染源(source of infection)　指体内有病原体生存、繁殖并能将病原体排出体外的人和动物。传染源包括下列四类:

（1）患者:是大多数传染病重要的传染源。不同病期的患者其传染强度可有不同,一般情况下以发病早期的传染性最强。慢性感染患者可长期排出病原体,可成为长期传染源。

（2）隐性感染者:在某些传染病中,如流行性脑脊髓膜炎、脊髓灰质炎等,隐性感染者在病原体被清除前是重要的传染源。

（3）病原携带者:慢性病原携带者无明显临床症状而长期排出病原体,在某些传染病中,如伤寒、细菌性痢疾等,有重要的流行病学意义。

（4）受感染的动物:以啮齿动物最为常见,其次是家畜、家禽。这些以动物为传染源传播的疾病称为动物源性传染病。有些动物本身发病,如鼠疫、狂犬病、布鲁氏菌病等;有些动物不发病,表现为病原携带状态,如地方性斑疹伤寒、恙虫病、流行性乙型脑炎等。以野生动物为传染源传播的疾病,称为自然疫源性疾病,如鼠疫、钩端螺旋体病、肾综合征出血热、森林脑炎等。由于动物传染源受地理气候等自然因素的影响较大,动物源性传染病常存在于一些特定的地区,并具有严格的季节性。

2. 传播途径(route of transmission)　指病原体离开传染源到达另一个易感者的途径,同一种传染病可以有多种传播途径。

（1）呼吸道传播:病原体存在于空气中的飞沫或气溶胶中,易感者吸入时获得感染,如麻疹、白喉、结核病、禽流感和严重急性呼吸综合征等。

（2）消化道传播:病原体污染食物、水源或食具,易感者于进食时获得感染,如伤寒、细菌性痢疾和霍乱等。

（3）接触传播:易感者与被病原体污染的水或土壤接触时获得感染,如钩端螺旋体病、血吸虫病和钩虫病等。伤口被污染时,有可能患破伤风。日常生活的密切接触也有可能获得感染,如麻疹、白喉、流行性感冒等。不洁性接触可传播HIV、HBV、HCV、梅毒螺旋体、淋病奈瑟球菌等。

（4）虫媒传播:被病原体感染的吸血节肢动物,如按蚊、人虱、鼠蚤、白蛉、硬蜱和恙螨等,于叮咬时把病原体传给易感者,可分别引起疟疾、流行性斑疹伤寒、地方性斑疹伤寒、黑热病、莱姆病和恙虫病等。根据节肢动物的生活习性,往往有严格的季节性,有些病例还与感染者的职业及地区相关。

（5）血液/体液传播:病原体存在于携带者或患者的血液或体液中,通过应用血液制品、分娩或性交等传播,如疟疾、乙型病毒性肝炎、丙型病毒性肝炎和艾滋病等。

（6）医源性感染:指在医疗工作中人为造成的某些传染病的传播。一类指易感者在接受治疗、预防、检验措施时,由于所用器械受医护人员或其他工作人员的手污染而引起的传播,如乙型肝炎、丙型肝炎、艾滋病等;另一类是药品或生物制受污染而引起的传播,如输注因子Ⅷ引起的艾滋病。

上述途径传播统称为水平传播(horizontal transmission),母婴传播属于垂直传播(vertical transmission)。婴儿出生前已从母亲或父亲获得的感染称为先天性感染(congenital infection),如梅毒、弓形虫病。

3. 易感人群(susceptible population)　指对某种传染病缺乏特异性免疫力的人,易感者在某一特定人群中的比例决定该人群的易感性。当易感者在某一特定人群中的比例达到一定水平,若又有传染源和合适的传播途径时，则很容易发生该传染病流行。某些病后免疫力很稳固的传染病（如麻疹、水痘、乙型脑炎），经过一次流行之后，人群中对该病的特异性免疫力呈现规律性的变化，即逐渐升高达一定水平再逐渐减低至一定程度后，传染病可再次流行，这种现象称为传染病流行的周期性（periodicity）。在普遍推行人工主动免疫的情况下，可将某种传染病的易感者水平始终保持很低，从而阻止其流行周期性的发生。

（三）影响传染病流行过程的因素

1. 自然因素　自然环境中的各种因素，包括地理、气象和生态等，对传染病流行过程的发生和发展都有重要影响。传染病的地区性和季节性与自然因素有密切关系，如我国北方有黑热病地方性流行区，南方有血吸虫病地方性流行区，疟疾、乙型脑炎的夏秋季发病率较高等都与自然因素有关。自然因素可直接影响病原体在外环境中的生存能力，如钩虫病少见于干旱地区。某些自然生态环境为传染病在野生动物之间的传播创造了良好条件，如鼠疫、恙虫病和钩端螺旋体病等，人类进入这些地区时亦可受感染，称为自然疫源性疾病或人兽共患病。

2. 社会因素　社会因素包括社会制度、经济状况、生活条件和文化水平等，对传染病流行过程有重大影响。中华人民共和国成立后，社会制度使人民生活、文化水平不断提高，施行计划免疫，已使许多传染病的发病率明显下降或接近被消灭。近几十年来，因人口流动、生活方式、饮食习惯的改变和环境污染等，使某些传染病的发病率升高，如结核病、艾滋病、肺吸虫病和疟疾等。

3. 个人行为因素　人类自身不文明、不科学的行为和生活习惯，也有可能造成传染病的发生与传播，这些行为和习惯往往体现在旅游、集会、日常生活、养宠物等过程中。因此，个人旅游应有的防病准备、公共场合的卫生防范、居家卫生措施、自身健康教育均显示出其重要性。

二、传染病的基本特征

传染病的致病因素是病原体，它在人体内发生发展的过程与其他致病因素造成的疾病有本质的区别。通常将病原体、传染性、流行病学特征、免疫性称为传染病的基本特征。

1. 病原体　每一种传染病都是由特异性的病原体引起的，包括病原微生物与寄生虫。目前部分传染病的病原体仍未被充分认识。

2. 传染性　传染性（infectivity）意味着病原体能通过某种途径感染他人，这是传染病与其他感染性疾病的主要区别。传染病患者有传染性的时期称为传染期。传染期在每一种传染病中都相对固定，可作为隔离患者的依据之一。

3. 流行病学特征　传染病的流行过程在自然和社会因素的影响下，表现出各种特征，称流行病学特征（epidemiologic feature）。

（1）流行性：可分为散发、暴发、流行和大流行。

1）散发：指某传染病在某地的常年发病情况处于常年一般发病率水平，可能是由于人群对某传染病的免疫水平较高，或某传染病的隐性感染率较高，或某传染病不容易传播等。

2）暴发：指在某一局部地区或集体单位中，短期内突然出现许多同一疾病的患者，大多是同一传染源或同一传播途径，如食物中毒、流行性感冒等。

3）流行：指当某传染病发病率显著超过该病常年发病率水平或为散发发病率的数倍。当某传染病在一定时间内迅速传播，波及全国各地，甚至超出国界或洲界时，称为大流行或称世界性流行，如2009年的甲型H1N1流感大流行。

（2）季节性：不少传染病的发病率每年都有一定的季节性升高，主要原因是气温的高低和昆虫媒介的有无，如呼吸道传染病常发生在寒冷的冬春季节，肠道传染病及虫媒传染病好发于炎热的夏秋季节。

（3）地方性：有些传染病或寄生虫病由于中间宿主的存在、地理条件、气温条件、人民生活习惯等原因,常局限在一定的地理范围内发生,如恙虫病、疟疾、血吸虫病、丝虫病、黑热病等。主要以野生动物为传染源的自然疫源性疾病也属于地方性传染病。

(4)外来性:指在国内或地区内原来不存在,而从国外或外地通过外来人口或物品传入的传染病,如霍乱。

4. 免疫性　免疫功能正常的人体经显性或隐性感染某种病原体后,都能产生针对该病原体及其产物(如毒素)的特异性免疫,称为免疫性,亦称为感染后免疫。感染后获得的免疫力和疫苗接种都属于主动免疫,通过注射或从母体获得抗体的免疫力都属于被动免疫。由于病原体的种类不同,感染后免疫持续时间和强弱也有很大差异。

三、新发传染病概述

新发传染病具有传染性强、传播速度快、传播范围广的特点,近些年呈现明显的上升趋势。

（一）新发传染病的概念

新发传染病(emerging infectious disease,EID)指在人群中新出现的或过去存在于人群中的,但是其发病率突然增加或者地域分布突然扩大的传染性疾病。

（二）新发传染病的种类

1. 根据传染病在人间存在的历史及被发现的过程分类　新发传染病大致分为以下三类:

(1)过去可能或根本不存在,而新近才出现的传染病,如艾滋病、O139 霍乱弧菌等。

(2)疾病可能早已存在,但并未被人们所认识,近年来才被发现和确定,如军团病、莱姆病、人埃立克体病、丙型及戊型病毒性肝炎等。

(3)疾病或综合征早已存在,人们有一定的认识,但并未被人们认为是传染病或一直没有确定其病原体,近年发现了这些病原体并予以确认,如 T 细胞淋巴瘤白血病、消化性溃疡病、突发性玫瑰疹等,属于早已存在但其传染性既往未被认识;流行性出血热很早已被认为是传染病,但其病原体在1977 年才被发现和确认。

2. 按引起新发传染病的病原体种类分类　大致可以分为细菌性、病毒性、寄生虫性等三类新发传染病。

（三）新发传染病的特征

新发传染病除了具有一般传染病的基本特征外,还有以下几个明显且比较特异的特征:

1. 人兽共患性　新发传染病中有超过 3/4 是人兽共患病。WHO、联合国粮食及农业组织(Food and Agriculture Organization of the United Nations,FAO)和世界动物卫生组织(World Organization for Animal Health)建议的新发人兽共患病的定义:一种新发现的或新变异的,或虽然以前存在,但目前其发病率增加或地域、宿主或媒介体扩大的人兽共患病。

2. 传染性强,传播方式复杂　新发传染病的病原涉及细菌、病毒、立克次体、衣原体、螺旋体及寄生虫等多种病原微生物,但大部分都是被病毒感染所致,而病毒又具有较强的隐蔽性和传染性。

3. 传播速度惊人,危害严重　新发传染病传播速度快,波及范围广,感染人数多。例如,自美国1981 年报告首例艾滋病以来,艾滋病开始在全球范围内蔓延传播。根据联合国艾滋病规划署的最新报告,截至 2019 年年底,全球据估计大约有 3 800 万 HIV 携带者,150 万 HIV 新发感染者,72 万人死于 HIV 感染相关疾病。

4. 核糖核酸病毒居多　人类感染的新发传染病病原体多属核糖核酸病毒,包括 HIV 及流感病毒,可在短时间内发生突变并容易适应新宿主,跨物种传播的机会更多。

（四）新发传染病发生的可能原因

不同新发传染病的来源不同,影响其发生及出现的原因众多,影响因素复杂多样,且往往是在特定条件下促成其发生或流行。新发传染病发生的可能原因可以概括为以下几大因素:

Note:

1. **生物因素**　生物体的遗传变异是必然过程，由此产生新的病原体也是必然的。另外，人体免疫功能和机体内环境平衡功能的改变也会使得原本不致病的微生物成为致病体，如机会致病菌导致的感染问题。

2. **环境因素**　自然灾害如火山爆发、地震、洪灾、森林火灾等都会瞬间或长久地改变自然环境，同时改变一些生物体的生存环境。当气候条件发生改变时，可能影响传染病的进化和传播。

3. **社会因素**　随着人类社会发展，人口快速增长、城市化、大规模移民、战争和地区冲突、抗生素滥用等，大大地促进了新病原体出现和传播的速度。我国人员跨区域流动性大、流动数量多、城市化加剧等也使得人群感染疾病概率及传播速度加快。若检疫控制措施不到位，病原体携带者自由流动和货物自由流通则可使疾病传播更加严重。

4. **人为因素**　人类所从事的各种经济活动，如农业开发伐木、造林和工业化生产，会增加与野生动物接触的机会，也带来气候、洪水、干旱等环境的改变，对新发传染病的发生产生重要影响。生食肉类等习惯也是造成许多动物源性传染病传播的重要途径。

第二节　传染病的分类与生物安全

一、传染病的分类

《中华人民共和国传染病防治法》规定：传染病分为甲类、乙类和丙类。

甲类：鼠疫、霍乱。

乙类：严重急性呼吸综合征（曾称传染性非典型肺炎）、艾滋病、病毒性肝炎、脊髓灰质炎、人感染高致病性禽流感、麻疹、流行性出血热、狂犬病、流行性乙型脑炎、登革热、炭疽、细菌性和阿米巴痢疾、肺结核、伤寒和副伤寒、流行性脑脊髓膜炎、百日咳、白喉、新生儿破伤风、猩红热、布鲁氏菌病、淋病、梅毒、钩端螺旋体病、血吸虫病、疟疾。

丙类：流行性感冒、流行性腮腺炎、风疹、急性出血性结膜炎、麻风病、流行性和地方性斑疹伤寒、黑热病、包虫病、丝虫病，除霍乱、细菌性和阿米巴痢疾、伤寒和副伤寒以外的感染性腹泻病。

2008 年 5 月 2 日，卫生部决定将手足口病列入《中华人民共和国传染病防治法》规定的丙类传染病进行管理。2009 年 4 月 30 日，经国务院批准，卫生部发布公告将甲型 HlN1 流感纳入乙类传染病，并采取甲类传染病的预防、控制措施。2013 年 10 月 28 日，国家卫生和计划生育委员会发布《关于调整部分法定传染病病种管理工作的通知》，将人感染 H7N9 禽流感纳入法定乙类传染病；将甲型 H1N1 流感从乙类调整为丙类，并纳入现有流行性感冒进行管理；解除对人感染高致病性禽流感采取的《中华人民共和国传染病防治法》规定的甲类传染病的预防、控制措施。2020 年 1 月 20 日，经国务院批准，国家卫生健康委员会发布公告将新型冠状病毒肺炎纳入乙类传染病管理，并采取甲类传染病的预防、控制措施。

二、病原微生物及生物安全

（一）病原微生物

每种传染病都由特异性病原微生物引起。病原微生物种类复杂，以病毒及细菌为主要病原体，还有真菌、立克次体、衣原体、螺旋体及寄生虫等（表 13-1）。近年还证实一种不同于微生物和寄生虫，缺乏核酸结构的具有感染性的变异蛋白质，称为朊粒，是人类几种中枢神经系统退行性疾病——克 - 雅病（Creutzfeldt-Jakob disease，CJD）、库鲁病（Kuru disease）、人类疯牛病[新变异克 - 雅病（new variant Creutzfeldt-Jakob disease，nvCJD）]等的病原体。特定病原体的检出在确定传染病的诊断和流行中有着重大意义。由于新技术的应用，有可能发现新的传染病病原体。

Note：

表 13-1　病原微生物种类与常见的传染病

病原体种类	疾病
病毒	病毒性肝炎、脊髓灰质炎、柯萨奇病毒感染、手足口病、病毒感染性腹泻、流行性感冒、甲型H1N1流感、人感染高致病性禽流感、人感染 H7N9 禽流感、麻疹、水痘、带状疱疹、流行性腮腺炎、肾综合征出血热、流行性乙型脑炎、登革热、传染性单核细胞增多症、巨细胞病毒感染、狂犬病、艾滋病、严重急性呼吸综合征
立克次体	流行性斑疹伤寒、地方性斑疹伤寒、恙虫病、人嗜粒细胞无形体病
细菌	伤寒与副伤寒、伤寒、副伤寒、细菌性食物中毒、胃肠型食物中毒、神经型食物中毒（肉毒中毒）、细菌感染性腹泻、霍乱、细菌性痢疾、布鲁氏菌病、鼠疫、炭疽、白喉、百日咳、猩红热、流行性脑脊髓膜炎、结核病、败血症
真菌	新型隐球菌病、念珠菌病、曲霉病、肺孢子菌肺炎
螺旋体	钩端螺旋体病、梅毒、回归热、莱姆病
原虫	阿米巴病、肠阿米巴病、阿米巴肝脓肿、疟疾、黑热病、弓形虫病
蠕虫	吸虫病、日本血吸虫病、肺吸虫病、华支睾吸虫病、姜片虫病、丝虫病、线虫病、钩虫病、蛔虫病、蛲虫病、旋毛虫病、绦虫病、囊尾蚴病、棘球蚴病（包虫病）、囊型棘球蚴病、泡型棘球蚴病、蠕虫蚴移行症
阮粒	阮粒病

根据病原微生物的传染性、感染后对个体或者群体的危害程度,将病原微生物分为以下四类:

1. **第一类病原微生物**　指能够引起人类或者动物非常严重疾病的微生物,以及我国尚未发现或者已经宣布消灭的微生物。例如,口蹄疫病毒、埃博拉病毒、中东呼吸系统综合征冠状病毒等。

2. **第二类病原微生物**　指能够引起人类或者动物严重疾病,比较容易直接或者间接在人与人、动物与人、动物与动物间传播的微生物。例如,猪瘟病毒、鸡新城疫病毒、狂犬病毒等。第一类、第二类病原微生物统称为高致病性病原微生物。

3. **第三类病原微生物**　指能够引起人类或者动物疾病,但一般情况下对人、动物或者环境不构成严重危害,传播风险有限,并且具备有效治疗和预防措施的微生物。例如,伪狂犬病病毒、猪繁殖与呼吸综合征病毒、猪细小病毒等。

4. **第四类病原微生物**　指在通常情况下不会引起人类或者动物疾病的微生物。例如,杆状病毒、各类昆虫病毒等。

（二）生物安全

生物安全是国家安全的重要组成部分,主要指与生物有关的人为或非人为因素对社会、经济、人民健康及生态环境所产生的真实危害或潜在风险,以及对这些危害或风险进行预防和控制的战略性、综合性措施。

由于生物安全威胁突发事件的表征可能多种多样,需要多角度、多层面的信息平台支撑,形成生物威胁突发事件信息综合分析的中心,整合各方面的信息,并将分析结果、预警和提示信息及时地通知有关部门,以便做出有效的应对。

1. **实验室生物安全**　实验室生物安全(laboratory biosafety)指在从事病原微生物实验活动的实验室中为避免病原微生物对工作人员、相关人员、公众的危害以及对环境的污染,保证实验研究的科学性或保护被实验因子免受污染,而采取包括建立规范的管理体系,配备必要的物理、生物防护设施和设备,建立规范的微生物操作技术和方法等综合措施。实验室生物安全要求实验室的生物安全条件和状态不低于容许水平,避免实验室人员、来访人员、社区及环境受到不可接受的损害,符合相关法律法规、标准等对实验室生物安全责任的要求。实验室生物安全是生物安全的重要内容,是关系到实验人员健康、安全和环境安全的重大问题,也是公共安全和国家安全的重要组成部分。

实验室生物安全最重要的风险控制措施之一是微生物操作规范和流程(good microbiological

practice and procedure，GMPP）。GMPP 指一套适用于所有类型生物制剂活动的标准实践做法和流程或行为守则。标准化 GMPP 的实施有助于保护实验室人员和社区免受感染，防止环境污染，并为使用生物制剂的工作提供产品保护，是促进安全工作实践和控制生物风险至关重要的行为。

2. 生物安全分级　生物安全实验室（biosafety laboratory）指通过规范的设计建造、合理的设备配置、正确的装备使用、标准化的程序操作、严格的管理规定等，确保操作生物危险因子的工作人员不受实验对象的伤害，周围环境不受其污染，实验因子保持原有本性，从而实现实验室的生物安全。

我国采用与 WHO 相同的生物安全分级方法，目前实施的第 3 版 WHO《实验室生物安全手册》将感染性微生物的危险程度分为 4 级（表 13-2），与之对应的是 4 个生物安全防护等级（biological safety level，BSL），一级防护水平最低，四级防护水平最高，以 BSL-1、BSL-2、BSL-3、BSL-4 表示实验室的相应生物安全防护等级（表 13-3）。从事不感染人或动物的微生物实验活动时，一般可在 BSL-1 实验室中进行；如果病原体不形成气溶胶，如肝炎病毒、人类免疫缺陷病毒、多数肠道致病菌及金黄色葡萄球菌等可在 BSL-2 实验室中进行；如果病原体传染性强，且能通过气溶胶传播，如布鲁氏菌的大量活菌操作，应在 BSL-3 实验室中进行；BSL-4 实验室仅用于烈性传染病病原微生物的操作。

表 13-2　感染性微生物的危险程度分级

危险程度分级	相对应的感染性微生物特点
危险度 1 级	（无或极低的个体和群体危险）：不太可能引起人或动物致病的微生物
危险度 2 级	（个体危险中等，群体危险低）：病原体能够对人或动物致病，但对实验室工作人员、社区、牲畜或环境不易导致严重危害。实验室暴露也许会引起严重感染，但对感染有效的预防和治疗措施，并且疾病传播的危险有限
危险度 3 级	（个体危险高，群体危险低）：病原体通常能引起人或动物的严重疾病，但一般不会发生感染个体向其他个体的传播，并且对感染有效的预防和治疗措施
危险度 4 级	（个体和群体的危险均高）：病原体通常能引起人或动物的严重疾病，并且很容易发生个体之间的直接或间接传播，对感染一般没有有效的预防和治疗措施

表 13-3　与微生物危险程度等级相对应的生物安全水平、实验室操作和安全设施

危险度等级	生物安全水平	实验室类型	实验室操作	安全设施
1 级	基础实验室——一级生物安全防护等级	基础的教学、研究	GMT	不需要；开放实验台
2 级	基础实验室——二级生物安全防护等级	初级卫生服务，诊断、研究	GMT 加防护服、生物危害标志	开放实验台，此外需 BSC 用于防护可能生成的气溶胶
3 级	防护实验室——三级生物安全防护等级	特殊的诊断、研究	在二级生物安全防护水平上增加特殊防护服、进入制度、定向气流	BSC 和 / 或其他所有实验室工作所需要的基本设备
4 级	最高防护实验室——四级生物安全防护等级	危险病原体研究	在三级生物安全防护水平上增加气锁入口、出口淋浴、污染物品的特殊处理	Ⅲ级 BSC 或Ⅱ级 BSC 并穿着正压服、双开门高压灭菌器（穿过墙体）、经过滤的空气

注：GMT 为微生物学操作技术规范；BSC 为生物安全柜。

目前我国已经初步建立了生物安全防范体系，在对鼠疫、炭疽、疟疾等在人类历史上已经存在并且造成重大危害的传染病的防护上取得显著成绩。但是在防范由高致病性病毒引发的如 SARS、高致病性禽流感、中东呼吸综合征（Middle East respiratory syndrome，MERS）等新发和烈性传染病这一

Note：

领域还比较薄弱。因此，针对未来可能的生物安全威胁，依托高等级生物安全实验室平台，应根据我国生物安全领域的发展状况和特点，逐步完善和提升我国的生物安全防范体系，充分保障我国的国家安全。

第三节　传染病的防治

传染病预防的关键是及早诊断病原体、控制传染源，早期预测其传播风险，切断传播途径。

一、传染病的诊断

早期明确传染病的诊断有利于患者的隔离和治疗。传染病的诊断要综合分析以下三方面的资料：

（一）全面的临床资料

准确的临床资料来源于详尽的病史询问和细致的体格检查。病史询问应了解发病的诱因和起病的方式；体格检查时应注意有诊断价值的体征，如口周苍白圈、科氏斑、焦痂、腓肠肌压痛等。

（二）流行病学资料

流行病学资料在传染病的诊断中占重要地位，包括发病年龄、职业、季节、地区及生活习惯、预防接种史及既往病史等。

（三）实验室及其他检查资料

1. 一般检查

（1）血常规检查：细菌感染时白细胞计数增多，如流行性脑脊髓膜炎、败血症等；病毒、原虫感染时白细胞计数常减少，如病毒性肝炎、疟疾等；嗜酸性粒细胞增多往往见于钩虫、血吸虫等蠕虫感染；嗜酸性粒细胞减少常见于伤寒、流行性脑脊髓膜炎等。

（2）尿常规检查：尿中见红细胞、白细胞、管型等，有助于钩端螺旋体病和肾综合征出血热的诊断。

（3）粪便常规检查：粪便中见红细胞、白细胞、虫卵等，有助于细菌性痢疾、感染性腹泻、蠕虫感染等消化道传染病的诊断。

（4）血液生化检查：血清酶学检测、血清蛋白检测、血尿素氮检测等有助于病毒性肝炎、肾综合征出血热等疾病的诊断。

2. 病原学检查　通过显微镜或肉眼直接检出病原体而明确诊断，如从血液、骨髓涂片中可检出疟原虫、微丝蚴，从粪便涂片中检出各种寄生虫卵及阿米巴原虫，还可直接用肉眼检出绦虫节片。通过人工培养基分离培养检出病原体，如细菌、螺旋体和真菌等。病毒、立克次体可通过动物接种或组织培养分离。在疾病早期及使用抗生素之前采集标本有助于提高检测阳性率。

3. 分子生物学检测　通过分子杂交方法或聚合酶链反应（polymerase chain reaction，PCR）可检出特异性的病原体核酸，如检测肝炎病毒的 DNA 和 RNA。

4. 免疫学检查　最常用的免疫学检查方法是应用已知抗原或抗体检测血清或体液中的相应抗体或抗原。免疫学检测可用于诊断、判断患者的免疫功能状态、调查该病的流行病学情况和人群免疫水平。

5. 其他检查　影像学检查如 X 线、超声、CT 和 MRI 用于检查肺结核、病毒性肝炎、肝硬化、脑脓肿和脑囊虫病等。内镜检查中，结肠镜检查可用于慢性细菌性痢疾、血吸虫病、阿米巴痢疾等的诊断，纤维支气管镜常用于诊断艾滋病并发肺孢子菌肺炎和支气管淋巴结核病。活组织检查有助于肝炎组织病理诊断及皮肌型囊尾蚴病诊断，有明确诊断的意义。

二、传染病的治疗

传染病的治疗要坚持综合治疗的原则，即治疗与护理、隔离与消毒并重，一般治疗、对症治疗与病原治疗并重的原则。

Note：

（一）一般治疗和支持治疗

1. 一般治疗

（1）隔离和消毒：按其所患传染病的传播途径和病原体的排出方式及时间，隔离可分为呼吸道隔离、消化道隔离、接触隔离等，并随时做好消毒工作。

（2）护理：保持病室安静清洁，空气流通，光线充沛（破伤风、狂犬病患者除外），温度适宜，使患者保持良好的休息状态。对休克、出血、昏迷、窒息、呼吸衰竭、循环障碍等患者实施专项特殊护理。舒适的环境、良好的护理对提高患者的抗病能力，确保各项诊断与治疗措施的正确执行都有非常重要的意义。

（3）心理治疗：医护人员良好的服务态度、对患者的关心和鼓励等是心理治疗的重要组成部分，有助于提高患者战胜疾病的信心。

2. 支持治疗

（1）饮食：保证一定的热量供应，根据不同的病情给予流质、半流质软食等，并补充各种维生素；对进食困难的患者，通过喂食、鼻饲或静脉补给必要的营养品。

（2）补充液体及盐类：适量补充液体及盐类对有发热、呕吐、腹泻症状的患者甚为重要，可维持患者水电解质和酸碱平衡。

（3）给氧：危重者如有循环衰竭或呼吸困难，出现发绀时，应及时给氧。

（二）病原治疗

病原治疗（etiologic treatment）亦称特异性治疗（specific treatment），是针对病原体的治疗措施，具有抑杀病原体的作用，达到根治和控制传染源的目的。常用药物有抗生素、化学治疗制剂和血清免疫制剂等。

1. 抗菌治疗　针对细菌和真菌的药物主要为抗生素及化学制剂。应及早确定病原学诊断，熟悉选用药物的适应证、抗菌活性、药代动力学特点和不良反应，结合患者的生理、病理、免疫等状态合理用药。某些抗生素特别是青霉素有可能引起过敏反应，使用前应详细询问药物过敏史并做好皮试。

2. 抗病毒治疗　目前有效的抗病毒药物尚不多，按病毒类型可分为以下三类：

（1）广谱抗病毒药物：如病毒唑，对流感病毒（A 型、B 型）、DNA 和 RNA 病毒均有效，但对乙型肝炎病毒作用不明显；对病毒性肺炎、甲型肝炎、疱疹、麻疹有防治作用，但临床评价不一。国内已证实对流行性出血热早期疗效明显，有降低病死率、减轻肾损害、降低出血倾向、改善全身症状等作用。

（2）抗 RNA 病毒药物：如奥司他韦，对甲型 H5N1、H9N2 流感病毒感染均有效。

（3）抗 DNA 病毒药物：如阿昔洛韦，常用于疱疹病毒感染；更昔洛韦对巨细胞病毒感染有效；核苷（酸）类药物（包括拉米夫定、替比夫定等）抑制病毒反转录酶活性，是目前常用的抗乙型肝炎病毒药物。

3. 抗寄生虫治疗　氯喹是控制疟疾发作的传统药物，自从发现抗氯喹恶性疟原虫以来，青蒿素类药物受到广泛关注。阿苯达唑、甲苯达唑是目前治疗肠道线虫病的有效药物。乙胺嗪及呋喃嘧酮用于治疗丝虫病。吡喹酮是最主要的抗吸虫药物，对血吸虫病有特效。

4. 免疫治疗　抗毒素用于治疗白喉、破伤风、肉毒中毒等外毒素引起的疾病，治疗前须做皮试，因其属于动物血清制剂，容易引起过敏反应，对抗毒素过敏者必要时可用小剂量逐渐递增的脱敏方法。干扰素等免疫调节剂可调节宿主免疫功能，用于乙型肝炎、丙型肝炎的治疗。胸腺素作为免疫增强剂也可在临床使用。免疫球蛋白作为一种被动免疫制剂，通常用于严重病毒或细菌感染的治疗。

（三）对症治疗

对症治疗（symptomatic treatment）不但有减轻患者痛苦的作用，而且可通过调节患者各系统的功能，达到减少机体消耗、保护重要器官、使损伤降至最低的目的。例如，在高热时采取的各种降温措施，颅内压升高时采取的脱水疗法，抽搐时采取的镇静措施，昏迷时采取的恢复苏醒措施，心力衰竭时采取的强心措施，休克时采取的改善微循环措施，严重毒血症时采用肾上腺糖皮质激素疗法等，能使患者度过危险期，促进其康复。

（四）康复治疗

某些传染病，如脊髓灰质炎、脑炎和脑膜炎等可引起某些后遗症，需要采取针灸治疗、物理治疗、高压氧治疗等康复治疗措施，以促进机体恢复。

（五）中医治疗

中医的辨证论治对调节患者各系统的功能起着相当重要的作用。某些中药，如黄连、大蒜、鱼腥草、板蓝根和山豆根等还有一定的抗微生物作用。

三、传染病的预防

（一）管理传染源

1. 传染病患者管理应尽量做到五早（早发现、早诊断、早报告、早隔离、早治疗）。建立健全的医疗卫生防疫机构，开展传染病卫生宣传教育，提高人群对传染病的识别能力，对早期发现、早期诊断传染病有重要意义。一旦发现传染病患者或疑似患者，应立即实施隔离治疗。隔离期限由传染病的传染期或检查结果而定，应在临床症状消失后进行 2～3 次病原学检查（每次间隔 2～3d），结果均为阴性时方可解除隔离。传染病的报告制度是早期发现传染病的重要措施。

2. 传染病接触者指与传染源发生过接触的人。接触者可能受到感染而处于疾病的潜伏期，有可能是传染源。对接触者应根据具体情况采取检疫措施、医学观察、预防接种或药物预防。检疫期限由最后接触之日算起，至该病最长潜伏期。

3. 在人群中发现病原携带者，应对其采取管理、治疗、随访观察、调整工作岗位等措施，特别是对于服务行业及托幼机构工作人员应定期检查，及时发现病原携带者。

4. 对动物传染源，根据需要组织有关部门和单位采取隔离、扑杀、销毁、消毒、无害化处理、紧急免疫接种、限制易感的动物和动物产品及有关物品出入等措施。

（二）切断传播途径

根据各种传染病的传播途径采取措施。

（1）消化道传染病：应着重加强饮食卫生、个人卫生及粪便管理，保护水源，消灭苍蝇、蟑螂、老鼠等。

（2）呼吸道传染病：应着重进行空气消毒，提倡外出时戴口罩，流行期间少到公共场所，教育群众不随地吐痰，咳嗽和打喷嚏时要用手帕 / 手纸捂住口鼻。

（3）虫媒传染病：采用药物等措施进行防虫、驱虫、杀虫。加强血源和血液制品的管理、防止医源性传播是预防血源性传染病的有效手段。

做好隔离和消毒工作，是切断传播途径的重要措施。

（三）保护易感人群

1. **增强非特异性免疫力**　非特异性免疫是机体对进入体内的异物的一种清除机制，不牵涉对抗原的识别和免疫应答的增强。可以通过天然屏障作用（如皮肤、黏膜、血 - 脑屏障和胎盘屏障等）、单核吞噬细胞系统的吞噬作用、体液因子作用（如补体、溶菌酶、各种细胞因子）而清除病原体。增强非特异性免疫力的措施包括改善营养、加强体育锻炼、形成规律的生活方式、养成良好的卫生习惯等。

2. **增强特异性免疫力**　特异性免疫指对抗原特异性识别而产生的免疫。特异性免疫通常只针对一种传染病，感染后免疫都属于特异性免疫，而且是主动免疫。增强特异性免疫力可采用人工免疫法，其中包括人工自动免疫和人工被动免疫两类。

（1）人工自动免疫：是根据病原微生物及其产物可激发特异性免疫的原理，用病原微生物或其毒素制成生物制品给人预防接种，使人主动地产生免疫力。预防接种后，人体免疫力可在 1～4 周内出现，维持数月至数年。人工自动免疫用的生物制品有活菌（疫）苗、死菌（疫）苗、类毒素三种。活菌（疫）苗由毒力减弱的活病原体（如细菌、螺旋体、病毒、立克次体等）制成，亦称减毒活菌（疫）苗，目前常用的有卡介苗、脊髓灰质炎疫苗等。死菌（疫）苗亦称灭活菌（疫）苗，如目前常用的伤寒副伤寒联合菌苗、流脑多糖菌苗、流行性乙型脑炎灭活疫苗等。细菌所产生的外毒素经甲醛处理后，去其毒性而保留其抗原性即为类毒素，如白喉类毒素、破伤风类毒素等。目前已从完整病原体疫苗发展到基因工程合成的蛋白质或肽链疫苗。

（2）人工被动免疫：是用含特异性抗体的免疫血清给人注射，以提高人体免疫力。注入人体后免疫立即出现，但持续时间仅 2～3 周，主要用于治疗某些由外毒素引起的疾病，或是与某些传染病患者接触后的应急预防措施。人工被动免疫用的生物制品有抗毒素与丙种球蛋白、特异高价免疫球蛋白等。

四、聚集性疫情的发现和报告

聚集性疫情指在单位时间内一个局部地区或集体单位中，短时间内突然有很多相同的患者出现，患者多有相同的传染源或传播途径。根据疫情的不同类型可分为禽流感聚集性疫情、手足口病聚集性疫情等；根据不同场所又可分为医院聚集性疫情、家庭聚集性疫情、商场聚集性疫情等。

发生聚集性疫情时遵循立即报告的原则，相关部门根据网络直报信息和病例个案调查情况，对符合定义的聚集性疫情立即开展调查。调查内容包括病例的感染来源、密切接触者等信息，重点调查病例间的流行病学联系，分析传播链和传播途径等。调查结果应按照《国家突发公共卫生事件相关信息报告管理工作规范（试行）》的要求，填报事件的基本信息、初次、进展和结案报告，并将聚集性疫情病例关键信息登记表附在结案报告中。聚集性疫情调查内容如图 13-1。

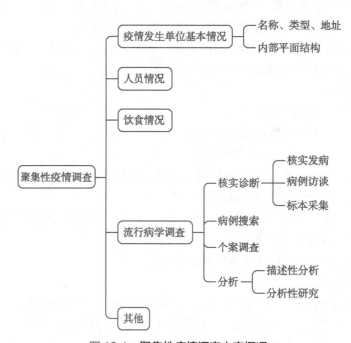

图 13-1　聚集性疫情调查内容概况

在疫情调查的同时，应了解周边区域人群健康状态，对疫情向周边区域扩散的风险进行评估。主要内容包括以下几方面：

1. 了解基本情况　需获取发生疫情的地区人口构成、地理环境特征、社会经济状况、卫生服务提供情况、疫苗接种情况、近 5～10 年类似传染病流行情况、近期开展的大型集会活动等相关信息。若病例分布在不同的集体单位或村（居委会），可在发生疫情的乡（镇、街道）以病例较为集中的村（居委会）为中心，在近、中、远距离各选取一个村（居委会），每个村（居委会）随机入户调查 10 名（共 30名）1～6 周岁儿童，评价当地儿童相应疫苗接种情况。30 名儿童中发现≥1 名未按照免疫程序完成相应疫苗接种的儿童，提示应采取相应免疫措施。

Note:

2. 疑似传染病相应疫苗接种率评估　当发生感染的人群以成人为主时,除了要对当地小年龄组儿童相应疫苗接种率进行调查外,还要对发生感染的人群相应疫苗接种情况进行调查,评估此疾病在该人群扩散的风险。

3. 常规免疫接种率分析　当某地的易感人数累积到一个出生队列人数时,一旦有病例发生或输入,就容易在该人群中传播扩散,发生暴发疫情。可根据历年相应疫苗常规免疫开展情况,对易感人群积累情况进行分析。一般地,同一出生队列中易感者积累数＝当地当年出生人口数×(1－常规免疫实际接种率×疫苗效力)。

4. 聚集性疫情发展趋势评估　根据疫情流行病学特点、人群易感性评估结果、经济社会人口等因素,综合判断疫情发展趋势,为及时采取相应处置措施提供依据。疫情发展趋势评估主要考虑以下因素:①已采取的病例管理措施。②当地人群特点,如人口数量、密度、流动性和疫情发生特点(如是在整个社区传播还是只局限在某个特定集体单位人群有限地传播、是否是贫穷地区)等。③发生月份(考虑季节性高发的可能)和近期有无重大节日、大型集会或其他社会事件致使传播机会增加的可能。④疫苗相应疾病监测系统敏感性及本次疫情报告的及时性。⑤其他,如医院院内感染管理、营养状况(如维生素 A 的状态)等。

总之,对于聚集性疫情的防控应采取边调查、边控制的原则,疫情控制措施不应等待所有危险因素完全调查清楚之后再采取,而应在疫情初期尽早落实,并根据新的疫情调查结果不断调整。

知 识 链 接

传染病的三间分布特征

1. 时间分布　主要描述暴发的时间范围、首例病例和末例病例发病时间分布、采取控制措施的时间以及疫情进展。

2. 地区分布　主要描述病例在发病地区的分布,甄别疫情控制重点地区。

3. 人群分布　主要描述病例的年龄、性别、职业等人口学特征,以及流动性、免疫史等特点,以判断疫情控制重点人群。

第四节　传染病公共卫生护理

传染病的防治工作是世界各国卫生防治工作的重点,其中医护人员在防控传染病的过程中担负着重要使命。由于多数传染病具有起病急、变化快、并发症多等特点,同时具有传染性,传染病医院(科)是传染病患者集中的场所,这就要求公共卫生护士迅速、准确地进行传染病风险评估,开展个案调查,实施严格的消毒隔离和管理,履行疫情报告职责,最终实现消灭传染病的目的。

一、传染病的风险评估

风险评估(risk assessment)是包括风险识别、风险分析和风险评价的全部过程,是系统地运用相关信息来确认风险的来源,并对风险进行估计,将估计后的风险与给定的风险准则对比,来决定风险严重性的过程。风险评估作为风险管理活动的核心组成部分,是人们发现风险、认识风险,进而采取措施消除和降低风险的重要途径,以达到降低风险发生的目的,从而避免或减轻风险对社会经济发展的影响。开展传染病的风险评估,须遵循风险评估的基本准则,并紧密结合传染病自身特点,充分考虑开展传染病风险评估的背景或环境。影响传染病传播的传染源、传播途径和易感人群,以及环境因素、社会因素,是开展传染病风险评估时思考和研判的重点依据。

风险评估可归纳为计划和准备、实施、报告三方面(图 13-2)。

Note:

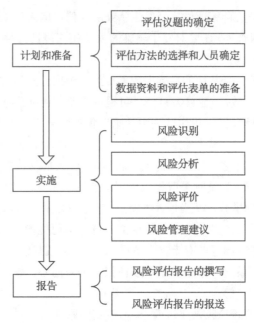

图 13-2　突发事件公共卫生风险评估流程图

1. 计划和准备

（1）评估议题的确定：日常风险评估建立在对不同来源监测数据分析的基础上，根据监测数据的异常变化、疾病和突发公共卫生事件的特点及趋势、政府和公众关注的程度等确定评估议题。监测信息的来源通常包括突发公共卫生事件监测系统、各类疾病监测系统、突发公共卫生事件相关的媒体检索信息、公共卫生服务热线及信息通报等。

对于专题风险评估，其评估议题一是来自日常风险评估发现的重要疾病和突发事件信息；二是来自大型活动和各种重要自然灾害、事故灾难信息；三是卫生行政部门指定的重要评估议题。

（2）评估方法的选择及人员确定：应根据风险评估议题和评估目的，选择适当的风险评估方法。日常风险评估多使用专家会商法，专题风险评估可选择德尔菲法、风险矩阵法及分析流程图法中的一种或多种，也可使用专家会商法或其他方法。根据评估目的、涉及领域和评估方法，确定参加评估人员的数量和要求。

（3）数据资料和评估表单的准备：进行正式的风险评估前，应完成监测数据的初步分析，并收集整理相关的文献资料，如传染病风险评估可能涉及的相关信息，如致病力、传播规律、人群脆弱性、公众关注程度、应急处置能力和可利用资源等；开展大型活动、自然灾害和事故灾难的风险评估时，还应针对议题本身的特点，收集有关自然环境、人群特征、卫生知识与行为、卫生相关背景信息等资料。

2. 实施

（1）风险识别：是发现、确认并描述风险的过程。传染病风险识别过程重在收集、整理所评估传染病相关的风险要素，包括传染病流行情况、病原体特性、临床表现、流行特征、传播关键环节（传染源、传播途径、易感人群）、影响因素（环境因素、社会因素等）、防控措施、当地的应对能力（检测、诊断、救治）等内容。上述资料的收集方法：一是系统查阅文献，系统回顾目标传染病相关知识的历史文献资料；二是现有监测数据分析、工作资料整理；三是进行访谈或专家咨询。

（2）风险分析：指认识风险属性，并对发生可能性及后果严重性进行估计或赋值的过程。

（3）风险评价：是将风险分析结果与风险准则相对比，确定风险等级的过程。突发事件公共卫生风险评估中，可能并没有明确的风险准则或者尚未设立明确的风险准则。在这种情况下，风险评价将主要依据风险分析结果与可能接受的风险水平进行对照，确定具体的风险等级，如将风险分为五个等级，即极低、低、中等、高、极高。风险矩阵是常用方法。

Note:

3. **报告** 风险评估报告通常采用定量分析、定性分析以及定量与定性相结合的分析方法。在传染病风险评估工作中，常用的分析方法有：

（1）专家会商法：指通过专家集体讨论的形式进行风险评估。该评估方法依据风险评估的基本理论和常用步骤，主要由参与会商的专家根据评估的内容及相关信息，结合自身的知识和经验进行充分讨论，提出风险评估的相关意见和建议。会商组织者根据专家意见进行归纳整理，形成风险评估报告。

优点：组织实施相对简单、快速，不同专家可以充分交换意见，评估时考虑的内容可能更加全面。但意见和结论容易受到少数权威专家的影响，参与评估的专家不同，得出的结果可能会有所不同。

（2）德尔菲法：指按照确定的风险评估逻辑框架，采用专家独立发表意见的方式，使用统一问卷，进行多轮次专家调查，经过反复征询、归纳和修改，最后汇总成专家基本一致的看法，作为风险评估的结果。

优点：专家意见相对独立，参与评估的专家专业领域较为广泛，所受时空限制较小，结论较可靠；但准备过程较复杂，评估周期较长，所需人力、物力较大。

（3）风险矩阵法：指由有经验的专家采用定量与定性相结合的分析方法，对确定的风险因素导致风险发生的可能性和后果的严重性，进行量化评分，将评分结果列入二维矩阵表中进行计算，最终得出风险发生的可能性、后果的严重性，并最终确定风险等级。

优点：量化风险，可同时对多种风险进行系统评估，比较不同风险的等级，便于决策者使用。但要求被评估的风险因素相对确定，参与评估的专家对风险因素的了解程度较高，参与评估的人员必须达到一定的数量。

（4）分析流程图法：指通过建立风险评估的逻辑分析框架，采用层次逻辑判断的方法，将评估对象可能呈现的各种情形进行恰当的分类，针对每一类情形，梳理风险要素，逐层对风险要素进行测量和判别，分析评估对象或情形的发生可能性和后果的严重性，最终形成风险评估的结果。

优点：预先将不同类型事件的相关风险因素纳入分析判别流程，分析过程逻辑性较强。一旦形成逻辑框架，易使参与人员的思路统一，便于达成评估意见。但该方法在形成分析判别流程时，需要较强的专业能力和逻辑思维能力。

二、个案调查

个案调查（case investigation）又称个例调查或病案调查，指对个别发生的病例、病例的家庭及周围环境进行的流行病学调查。病例一般为传染病患者，也可以是非传染病患者或病因未明病例。个案调查是卫生防疫部门例行的一种调查，是各种流行病学调查研究的基础。调查的病种可根据当地具体情况而定，传染病发病率比较高的地区，应把调查重点放在法定传染病上；传染病发病率比较低的地区，可建立法定传染病及非传染病的发病、死亡登记制度，为疾病监测提供可靠数据（图13-3）。

1. **目的** 个案调查是识别一种新的疾病或暴露的不良反应的第一个线索，其目的包括：①核实诊断并进行护理指导，查明疾病的发病原因，查找传染源，明确传播途径。②确定和追踪密切接触者及一般接触者，进行分类管理，防止疾病的进一步传播。③掌握疫情波及范围和影响因素，为疫情的处理提供依据。④为进一步阐明疾病自然史、流行病学特征及规律提供研究线索。

2. **基本方法** 个案调查的对象数是"1"，可以是一个患者、一个家庭或一个疫源地等。个案调查一般无对照，也无人群有关变量的资料，故一般不宜分析变量与疾病或健康状况的关系，因而在病因研究方面作用不大。调查方法主要有访问和现场调查。针对传染病报告这类经常进行的个案调查应编制个案调查表，项目内容根据事件的发生和疾病的特点制订。事件发生后，应尽快到达现场，了解情况并做好记录，对病例、病例所在家庭及周围人群调查询问或深入访谈。

3. **调查内容** 除了调查一般的人口学资料外，个案调查需要着重调查患者可能的感染日期、发病时间、地点、传播方式、传播因素和发病因素等，确定疫源地的范围和接触者，从而指导医疗护理、隔离消毒、密切接触者检测和健康教育，制订控制策略。必要时可采集生物标本或周围环境的标本

Note:

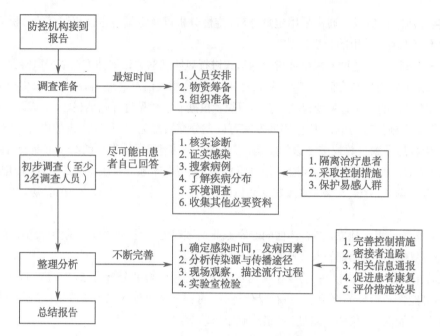

图 13-3 常见传染病个案调查流程图

供实验室检测。例如，某军医对所诊断的一名麻疹病例，除采取积极的治疗措施外，还深入现场进行疫源地调查，发现该病例在传染期内与 4 名易感儿童接触，其中 2 名分别在两个大型托儿所里，于是立即隔离 4 名儿童（后来都相继发生麻疹），并采取了相应措施，防止了麻疹在这两个托儿所的流行。

4. 资料的管理和利用 ①病例和密切接触者的流行病学调查资料实行计算机个案化管理，调查表的数据库要逐级上报至中国疾病预防控制中心。②各级疾病预防控制机构要加强对流行病学调查资料的质量控制和分析利用，并及时向上级疾病预防控制机构和同级卫生行政部门报告分析结果，以指导疫情控制工作。③流行病学调查原始资料和汇总分析结果以及调查报告均要及时整理归档。

三、免疫规划

免疫规划工作是卫生事业成效最为显著、影响最为广泛的工作之一，也是各国预防控制传染病最主要的手段。

（一）疫苗分类

依据《疫苗流通和预防接种管理条例》，疫苗分为两类。第一类疫苗，指政府免费向公民提供，公民应当依照政府的规定受种的疫苗，包括国家免疫规划确定的疫苗，省、自治区、直辖市人民政府在执行国家免疫规划时增加的疫苗，以及县级以上人民政府或者其卫生主管部门组织的应急接种或者群体性预防接种所使用的疫苗。第二类疫苗，指由公民自费并且自愿受种的其他疫苗。

（二）国家免疫规划

1. 乙肝疫苗 接种 3 剂次，儿童出生时、1 月龄、6 月龄各接种 1 剂次，第 1 剂在出生后 24h 内尽早接种。

2. 卡介苗 接种 1 剂次，儿童出生时接种。

3. 脊灰疫苗 接种 4 剂次，儿童 2 月龄、3 月龄、4 月龄和 4 周岁各接种 1 剂次。

4. 百白破疫苗 接种 4 剂次，儿童 3 月龄、4 月龄、5 月龄和 18～24 月龄各接种 1 剂次。无细胞百白破疫苗免疫程序与百白破疫苗程序相同。无细胞百白破疫苗供应不足阶段，按照第 4 剂次至第 1 剂次的顺序，用无细胞百白破疫苗替代百白破疫苗；不足部分继续使用百白破疫苗。

5. 白破疫苗 接种 1 剂次，儿童 6 周岁时接种。

6. **麻腮风疫苗（麻风、麻腮、麻疹疫苗）** 目前，麻腮风疫苗供应不足阶段，使用含麻疹成分疫苗的过渡期免疫程序。8 月龄接种 1 剂次麻风疫苗，麻风疫苗不足部分继续使用麻疹疫苗。18～24 月龄接种 1 剂次麻腮风疫苗，麻腮风疫苗不足部分使用麻腮疫苗替代，麻腮疫苗不足部分继续使用麻疹疫苗。

7. **流脑疫苗** 接种 4 剂次，儿童 6～18 月龄接种 2 剂次 A 群流脑疫苗，3 周岁、6 周岁各接种 1 剂次 A+C 群流脑疫苗。

8. **乙脑疫苗** 乙脑减毒活疫苗接种 2 剂次，儿童 8 月龄和 2 周岁各接种 1 剂次。乙脑灭活疫苗接种 4 剂次，儿童 8 月龄接种 2 剂次，2 周岁和 6 周岁各接种 1 剂次。

9. **甲肝疫苗** 甲肝减毒活疫苗接种 1 剂次，儿童 18 月龄接种。甲肝灭活疫苗接种 2 剂次，儿童 18 月龄和 24～30 月龄各接种 1 剂次。

10. **出血热疫苗** 接种 3 剂次，受种者接种第 1 剂次后 14d 接种第 2 剂次，第 3 剂次在第 1 剂次接种后 6 个月接种。

11. **炭疽疫苗** 接种 1 剂次，在发生炭疽疫情时接种，病例或病畜的直接接触者和患者不能接种。

12. **钩体疫苗** 接种 2 剂次，受种者接种第 1 剂次后 7～10d 接种第 2 剂次。

（三）接种对象

1. 现行的国家免疫规划疫苗按照免疫程序，所有达到应种月（年）龄的适龄儿童，均为接种对象。

2. 新纳入国家免疫规划的疫苗，其接种对象为规定实施时间起达到免疫程序规定各剂次月（年）龄的儿童。

3. 强化免疫的接种对象按照强化免疫实施方案确定。

4. 出血热疫苗接种为重点地区 16～60 岁的目标人群。

5. 炭疽疫苗接种对象为炭疽病例或病畜的间接接触者及疫点周边高危人群。

6. 钩体疫苗接种对象为流行地区可能接触疫水的 7～60 岁高危人群。

四、应对新发传染病的策略

为有效防控新发传染病，必须建立以政府为主导，海关口岸、疾病预防控制中心、医疗机构及其他社会部门各司其职、共同参与的联防联控策略。

1. **政府部门** 需要继续加大公共卫生领域的财政投入，完善公共卫生服务体系。继续完善新发传染病的监测，提高对新发传染病的监测和预警能力，建立针对新发传染病早期预警的监测网络体系，进一步提高疫情的识别能力。

2. **海关口岸** 作为新发传染病进入或输出国门的第一道防线，必须加强应对新发传染病的信息化建设，形成"预警 - 发现 - 追踪 - 处理"的综合一体化平台，提高对新发传染病的防控效率。

3. **疾病预防控制中心** 应加强对新发传染病的监测和完善相关报告系统，密切关注国内外新发传染病的流行态势，掌握新发传染病的流行特征及影响环节，并提出合理的防控措施；同时定期培训临床医生对新发传染病的早识别及诊断能力。

4. **医疗机构** 医院是发现、隔离和诊治患者，切断传播途径的主要场所。医疗机构应做好日常感染防控工作，提高医护人员的早发现、早诊断水平，及时更新各种应急预案，做好人员防护和物资储备。疫情一旦发生，应严格按照预案进行患者隔离、治疗和医学观察。

5. **加强科学研究** 要加强对新发传染病的流行病学研究，阐明新发传染病的发病机制及影响因素，制订科学的防控对策。建立基于第二代测序技术的病毒宏基因组学、病原体高通量测序筛查体系，尽早明确病原学诊断。加快针对新发传染病的疫苗研究开发，从而控制新发传染病。

6. **加强国际合作和交流** 加强国际合作，实现信息共享。对于有潜在大流行可能的传染病，按国际卫生条例应及时向邻国、周边地区及世界卫生组织通报疫情以防止全球扩散。同时加强国际间的交流与合作，及时追踪疫情变化的最新信息，进行科学的流行判断和风险评估。

Note:

五、传染病防治的健康教育

1. 疾病知识宣教 充分利用各种传播媒介，采取多种宣传形式，开展健康教育，提高群众的预防意识。宣传传染病的预防知识，使群众了解疾病的特征与预防方法，消除不必要的紧张、恐惧心理。保持室内经常通风换气，保持环境卫生；养成良好的个人卫生习惯；流行期间避免前往空气流通不畅、人口密集的公共场所。

2. 出院指导 根据疾病特点，对出院患者做好健康指导和随访。例如，出院后在家继续休息1～2周，保证充足的睡眠，避免过度疲劳，休息期间避免与他人密切接触；注意个人卫生，不共用毛巾，勤洗手，洗手后用清洁的毛巾和纸巾擦干；保持乐观情绪；注意营养，应给予高热量、高蛋白、高维生素、清淡易消化的食物，避免刺激性食物；每天上午、下午各测量体温一次，发现体温异常时须及时到指定医院发热门（急）诊就诊。

3. 社区疫情的预防指导 为防止疾病在人群的传播，须强化公共社区健康政策和隔离措施，对出现的疑似感染患者或疑似患者的家庭成员或其他密切接触者，进行医学观察，对疫点要及时采取消毒措施。

4. 心理护理 根据患者的心理特点，耐心细致地讲述相关传染病的病程规律，使其安心并积极配合治疗。对被隔离的传染病患者，因其与社会交往减少，更要重视其心理状态，可采用解释、支持、认知调整等心理护理措施，耐心指导其如何适应隔离的生活。

知 识 链 接

一般疫情流行病学个案调查表的设计

流行病学调查研究，必须收集与调查研究内容有关的数据，其中流行病学个案调查表（简称流调表）就是准备收集数据的工具之一。一份完整、全面的流调表应包含以下几点：

1. 流行病学个案调查表的名称、编号。

2. 一般项目，如姓名、性别、年龄、职业、文化程度、家庭住址、电话号码等。

3. 主要临床表现，如发病日期、就诊日期、隔离日期、隔离方式、转归与临床表现等。

4. 流行病学史、预防接种史、居住条件、个人卫生状况、饮食卫生状况、有害因素暴露史（含接触史）。

5. 小结。

6. 调查日期、调查人、审查人。

（宁传艺）

思 考 题

1. 请阐述传染病发生的流行过程及影响因素。

2. 公共卫生护士在传染病公共卫生护理中扮演什么角色？

3. 作为一名公共卫生护士，如何针对新发、突发传染病开展风险评估和个案调查？

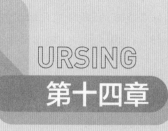

URSING

第十四章

环境卫生、营养与食品卫生

14章 数字内容

学 习 目 标

知识目标：

1. 掌握环境污染对健康的影响；介水传染病、富营养化、生物地球化学性疾病的概念；合理营养、食品安全、食源性疾病和食物中毒的概念；合理膳食和《中国居民膳食指南（2022）》的要求。

2. 熟悉特定人群的膳食指南；营养相关性疾病及食源性疾病的预防。

3. 了解生活环境与健康的关系；食品安全与健康的关系；食品卫生的监督及管理。

能力目标：

1. 能运用环境卫生的知识体系，分析生活中环境污染事件的原因。

2. 能运用营养学的基础知识以及评估营养相关性疾病患者膳食结构的技能，指导社区人群合理营养与平衡膳食，维持能量平衡和健康体重，预防营养不足和营养过剩。

3. 能运用食品卫生学的相关知识，预防和控制食源性疾病的发生，具备应对突发性或者群发性食品安全事件的基本能力。

素质目标：

在公共卫生护理工作中树立大卫生观念。

―――――――― 导入情境与思考 ――――――――

　　2013 年 11 月 4 日,中国社会科学院、中国气象局联合发布的《气候变化绿皮书:应对气候变化报告(2013)》指出,近 50 年来中国雾霾天气总体呈增加趋势。2013 年 11 月,世界卫生组织宣布空气污染物是地球上"最危险的环境致癌物质之一"。

　　请思考:
　　1. 造成雾霾天气的主要原因有哪些?它对人群的健康有什么样的影响?
　　2. 作为公共卫生护士,应如何应对环境因素对居民健康的影响?

　　公共卫生护理关注影响人群健康的一切因素。环境与食物是人类赖以生存的基本条件,人类的一切活动无时无刻不受到环境的影响,人体也不断从外界环境中获取养分来保持人体与外界环境的能量平衡和物质代谢平衡,不断从食物中获取营养成分,满足生存、健康和长寿的需求。环境卫生、营养与食品卫生是公共卫生护理关注的重大课题。

第一节　环 境 卫 生

　　人类生存的外部环境通过物质、能量和信息这三个基本要素,与机体内环境之间发生联系,决定着机体的状态,机体也通过调整内环境平衡与外部环境之间的关系,适应外部环境的各种变化。

一、环境与健康

(一)环境的定义
　　环境(environment)指人类赖以生存的外部条件的总和。人类环境泛指人类生活的环境,主要指环绕于地球上的人类空间及其中可以直接、间接影响人类生活和发展的各种物质因素及社会因素的总体。世界卫生组织公共卫生专家委员会认为:环境指在特定的时刻由物理、化学、生物及社会各种因素构成的整体状态,这些因素可能对生命机体或人类活动直接或间接地产生现时或远期作用。

　　人类的生活环境是一个由自然环境和社会环境组成的综合体系。人类的生活环境人为成分较多,是人群密集、人际交往频繁的地方,是一个活跃的社会;各种社会因素对人的行为,甚至对自然环境和社会环境均会产生影响。人类的生活环境与人的关系最密切,对人类健康的影响也最为直接。

(二)环境健康问题
　　1. 人类与环境的统一性　　人体与环境的关系是生物发展史上长期形成的一种既相互对立、相互制约,又相互依存、相互转化的辩证统一关系。人类自诞生起,就与周围环境发生着密切的关系。人与环境息息相通密不可分,环境的变化可以直接或间接影响人类。人类既是环境的产物,在一定意义上也是环境的塑造者。

　　人类生存环境中的各种物质由化学元素组成。人类通过新陈代谢与外界环境不断地进行着物质交换和能量流动,使得机体的结构组分与环境的物质成分不断保持着动态平衡,并形成生物与环境之间的相互依存、相互联系的复杂的统一整体,这是人与环境之间最本质的联系。英国地球化学家哈密尔通(Hamilton)研究了 220 名英国人血液中 60 多种元素与地壳岩石、海水中的化学组分及其含量之间的关系,发现除去两者构成各自的基本元素之外,其他化学元素含量呈现明显的相关性(图 14-1),这充分反映了环境和人体的关系及其在物质上的统一性。

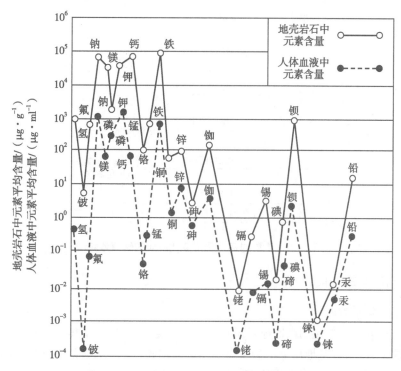

图 14-1 地壳和人体血液中化学元素相关图

　　2. 环境污染与健康　　环境污染(environment pollution)指由于自然或人为的原因,使环境的组成与性质发生改变,扰乱和破坏了生态系统和人类正常的生活和生产条件,对人类健康造成直接的、间接的或潜在的损害。

　　环境污染一旦形成,很难及时消除,会对人体健康产生较长时间的损害作用,其损害往往范围大、人口多、对象广、多种多样。环境污染物在短时间内大量进入环境,可使暴露人群在短时间内出现不良反应、急性中毒甚至死亡的危害。环境污染物长期少量进入人体,会造成慢性危害。另外,环境污染物还具有致癌、致畸、致突变等远期危害效应。目前认为人类肿瘤的 80%~90% 与环境因素有关,其中环境污染是最主要的因素。已证明的主要相关因素包括:放射线与白血病、肺癌,紫外线与皮肤癌,EB 病毒与鼻咽癌,HPV 与子宫颈癌,肝吸虫与肝癌,血吸虫与直肠癌等。

　　在环境有害因素作用下产生的人群健康效应,由人体负荷增加到患病、死亡的金字塔型的人群健康效应谱组成(图 14-2)。

　　从人群健康效应谱可以看出,人群对环境有害因素作用的反应是存在差异的,尽管多数人在环境有害因素作用下,呈现出轻度的生理负荷增加和代偿功能状态,但仍有少数人处于病理性变化即疾病状态,甚至出现死亡。通常把易受环境损伤的人群称为敏感人群或易感人群,如婴幼儿、老年人、呼吸和循环系统疾病患者对空气污染物要更为敏感。

Note:

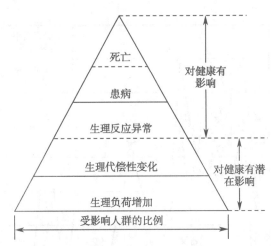

图 14-2　人群对环境异常变化反应的健康效应谱

二、生活环境与健康

(一)大气环境与健康

大气圈(atmosphere)指包围在地球表面并随着地球旋转的空气层,其厚度为 2 000~3 000km 以上,没有明显的上界,大气是地球上一切生命体的必需物质。由于大气的理化性状随其高度不同有很大变化,通常按照气温的垂直变化特点,从下至上将大气圈分为对流层、平流层、中间层(上界为 85km 左右)、热层(上界为 500km 左右)和逸散层(没有明显的上界)。其中对流层是最靠近地表且密度最大的一层,平均厚度 12km,与人类生命活动最为密切。

自然状态下的空气是无色、无臭、无味的混合气体,其中水汽和气溶胶含量一般在 4% 以下。空气的组成成分可分为恒定组分和可变组分两类。恒定组分包括氮(占 78.09%)、氧(占 20.95%),以及氩、氖、氦、氪、氙等稀有气体(占 0.93%);可变组分包括二氧化碳、甲烷、臭氧等。空气中的氧是维持生物呼吸作用和物质代谢不可缺少的物质。当空气中氧降低至 12% 时,人体可发生呼吸困难。人体安静状态下,当氧气含量降至 10% 时,可发生恶心、呕吐、智力活动减退;降至 8% 以下时,可危及生命。

大气的物理性状如太阳辐射、气象因素和空气离子等均与健康息息相关。紫外线具有抗佝偻病和致红斑作用;红外线具有消炎镇痛作用和致白内障效应;空气阴离子对机体具有镇静、催眠、镇痛、镇咳、降压、提高工作效率等良好作用,而阳离子则相反,可引起失眠、头痛、烦躁和血压升高等不良作用。海滨、森林和瀑布等附近环境中阴离子含量较多,有利于机体健康。

(二)水体环境与健康

水是自然界一切生命过程必需的基本物质,在人类生活和生产活动中具有极其重要的作用。水资源(water resources)指全球水量中对人类生存发展可用的水量,主要指逐年可以得到更新的部分淡水量。地球表面约有 70% 以上被水所覆盖,其中淡水储量为总储量的 2.53%。真正与人类生产生活关系密切且比较容易利用的水资源约占全球淡水总储量的 0.34%。地球上的天然水资源分为降水、地表水和地下水三大类。降水指雨、雪、雹水,水质较好、矿物质含量较低,但水量无保证。地表水是降水在地表径流和汇集后形成的水体,包括江河水、湖泊水、水库水等。地下水是由于降水和地表水经土壤地层渗透到地表以下而形成,可分为浅层地下水、深层地下水和泉水。

水体环境易受到外界因素影响,如果超出其自净能力,易导致环境污染,并可通过食物链和生物富集作用危害人类健康,如水俣病、介水传染病、水体富营养化等。

介水传染病(water-borne communicable disease),指通过饮用或接触受病原体污染的水,或食用被水污染的食物而传播的疾病,如伤寒杆菌、副伤寒杆菌、霍乱弧菌、痢疾杆菌、甲型肝炎病毒、脊髓灰质炎病毒、腺病毒、蓝氏贾第鞭毛虫和溶组织内阿米巴原虫等。

富营养化(eutrophication)指含有大量氮、磷等营养物质的污水进入湖泊、河流、海湾等水体,引起藻类及其他浮游生物迅速繁殖，水体溶解氧量下降，水质恶化，鱼类及其他生物大量死亡的现象。由于占优势藻类的颜色不同，故水面上可呈现绿色、红色、棕色、乳白色等。这种现象出现在江河湖泊中称为水华（water bloom）；出现在海湾中称为赤潮（red tide）。在富营养化水体中藻类大量繁殖聚集在一起，浮于水面可影响水的感观性状，使水质出现异臭。藻类的黏液可黏附于水生动物的腮上导致水生动物窒息死亡。有些藻类能产生毒素如麻痹性贝毒、腹泻性贝毒、神经性贝毒等，而贝类（蛤、蚶、蚌等）能富集此类毒素，人食用有毒贝类后可发生中毒甚至死亡。

（三）土壤环境与健康

土壤指地壳表面的岩石经过长期风化和生物学作用而形成的由矿物质、有机质、水分和空气等组成的地球陆地表面的疏松部分，是陆地生态系统的核心及食物链的首端，是生物圈的重要组成部分，与人类的日常生活密切相关。天然土壤自上而下可分为覆盖层、淋溶层、淀积层、母质层和风化层。构成土壤的化学元素主要与地壳成土母岩成分有密切的关系。人类在生产和生活过程中将有害物质排放到土壤中，使土壤中原有的背景化学元素成分发生改变，造成土壤污染，从而影响农作物生长发育，直接或间接危害人畜健康。如土壤受人畜排泄物和尸体等污染则可能含有病原菌，如炭疽杆菌、破伤风梭菌、肉毒梭菌等，有芽孢的病原菌可在土壤中存活数年。

（四）生物地球化学性疾病

生物地球化学性疾病（biogeochemical disease）也称为地方病（endemic disease），是由于地壳表面化学元素分布的不均匀性，使某些地区的水和/或土壤中某些元素过多或过少，当地居民通过饮水、食物等途径摄入这些元素过多或过少而引起某些特异性疾病。我国常见的生物地球化学性疾病有碘缺乏病、地方性氟中毒和地方性砷中毒。此外，克山病、大骨节病等病因虽尚未完全肯定，但都有明显的地区性，也列入生物地球化学性疾病的范围。

碘缺乏病（iodine deficiency disorder，IDD）是由于摄碘量不足而引起的一系列疾病，包括在缺碘地区出现的相当数量的胎儿早产、死产、先天畸形、亚临床克汀病、智力发育障碍、单纯性聋哑、甲状腺肿及克汀病等。这些病症实际上是不同程度碘缺乏在人类不同发育时期所造成的损伤，而甲状腺肿和克汀病则是碘缺乏最明显的表现形式。

地方性氟中毒（endemic fluorosis），指由于一定地区的环境中氟含量过多，人体经饮水、食物和/或空气等途径长期暴露于高氟环境，摄氟量超过其生理饱和度而导致的一种以氟斑牙（dental fluorosis）和氟骨症（skeletal fluorosis）为主要特征的一种全身慢性中毒性疾病。

三、公共卫生护士在环境卫生中的角色和功能

公共卫生护士在卫生工作中更加关注人群的健康效应，采取有效措施提升人群对环境危害健康因素的识别能力；通过环境保护相关法律法规的宣传，提高全人群的环境保护意识和可持续发展意识；充分利用健康大数据平台、各类环境监测平台和医学监测平台，开展环境相关健康效应预测等。

1. 环境保护相关法律法规的宣传者 1989年，《中华人民共和国环境保护法》正式颁布，确定了"全面规划，合理布局，综合利用，化害为利，依靠群众，大家动手，保护环境，造福人民"的环境保护方针。2014年，重新修订《中华人民共和国环境保护法》，并于2015年1月1日开始实施。我国分别于2013年9月、2015年4月、2016年5月和10月，先后发布了《大气污染防治行动计划》《水污染防治行动计划》《土壤污染防治行动计划》《"健康中国2030"规划纲要》，以保护民众健康为出发点，大力推进生态文明建设，改善生态环境条件，促进社会经济健康发展。作为公共卫生护士，应该加强环境保护相关法律法规的宣传，扩大环境保护宣传教育层面，不断提高全民族的环境保护意识和可持续发展意识。

2. 环境与健康相关知识的健康促进者 作为公共卫生护士，应结合当地地理环境特征、居民的生活习俗、经济文化特点等，有针对性地开展环境健康知识的宣教，让居民掌握地方病的特征，空气、水、土壤和居住环境与健康之间的关系；改变不良生活行为方式。

Note:

3. 环境监测及医学监测的前哨和反馈者　环境监测包括物理性指标监测(噪声、振动、电磁波、热能、放射性等)、化学性指标监测(各种化学物质在空气、水体、土壤和生物体内的水平)和生态系统监测(包括由于人类生产和生活引起的生态系统变化,如污染物在食物链中的作用、引起生物群落的改变等)。医学监测,即监测环境污染对人类健康的影响,观察人群健康水平和人体对环境污染物的生物学效应。作为公共卫生护士,应注重各种疾病登记报告、收集疾病和死亡信息,如肿瘤患者登记、出生缺陷登记等;具备对资料进行汇总反馈,开展环境相关健康效应预测的能力。

第二节　营养与食品卫生

食物是维持人类生命体征和生理平衡、促进生长发育的必备外来物质。公共卫生护理旨在研究食物与人体健康之间的关系,通过合理膳食,利用食物中的营养成分,提升居民健康,预防疾病,并促进疾病的康复。营养(nutrition)指机体摄取、消化、吸收和利用食物中的营养物质,满足机体生理需要,维持生命活动的生物学过程。

一、合理营养与膳食平衡

营养是人类的摄食过程,食物中为机体提供能量、参与构成组织器官、参与组织修复及调节生理功能的化学物质称为营养素(nutrients)。人体所需的营养素种类很多,主要有蛋白质、脂类、碳水化合物、无机盐、维生素、和水。人体维持生命和一切体力活动所需的能量称为热能。人体能量消耗主要用于基础代谢、体力活动、食物热效应、生长发育和新组织的增加。机体消耗的能量和摄入的能量大体相等,营养学上称为能量平衡。体重为能量平衡的常用观察指标。能量摄入不足会导致体重减轻,能量摄入过剩会引起体重超重或肥胖。

(一)合理营养

合理营养指通过不同种类的食物合理搭配,能量及各种营养素能充分满足机体的正常生理需要并达到相互之间的平衡。经过加工、烹调后形成的含有多种营养素的多种食物的混合体称为膳食。合理膳食又称平衡膳食,指能够给机体提供种类齐全、数量充足、比例适宜的能量和营养素,并与机体需要保持平衡,全面达到营养需求的膳食。合理膳食是合理营养的基础,是实现合理营养的唯一途径。合理膳食的要求:营养素种类齐全、数量充足、比例合适;科学的烹调加工;合理的膳食制度和良好的饮食习惯;保证食物安全。

(二)膳食平衡

1. 膳食结构　又称食物构成,指一定时期内特定人群日常膳食中各类食物的种类、数量及其在膳食中所占的比重,表示各类食物间的组成关系。世界不同地区的膳食结构分为以下四种类型:

(1)动植物食物平衡的膳食结构:以日本人的膳食为代表。此类膳食结构的动、植物性食物消费量比较均衡,营养素的摄入量基本符合营养要求,膳食结构比较合理。

(2)以植物性食物为主的膳食结构:以发展中国家的膳食为代表。此类膳食结构以植物性食物为主,动物性食物较少,膳食质量不高,蛋白质、脂肪摄入量都低,属于营养缺乏型结构。

(3)以动物性食物为主的膳食结构:以欧美发达国家膳食为代表。此类膳食结构以动物性食物为主,能量、蛋白质、脂肪等摄入量过高,属于营养过剩型结构;植物性食物摄入量少,维生素、无机盐、膳食纤维摄入量不足;形成高能量、高脂肪、高蛋白、低膳食纤维的"三高一低"膳食模式。

(4)地中海膳食结构:为居住在地中海地区的居民所特有的膳食结构,突出特点是饱和脂肪酸摄入量低,不饱和脂肪酸摄入量高,膳食含大量碳水化合物,蔬菜水果摄入量较高,心脑血管疾病发生率很低。

2. 膳食指南　是根据营养学原理和科学证据,借鉴国外经验,结合我国国情制订的一个通俗易懂、简明扼要的合理膳食指导性意见,目的是指导人们合理选择与搭配食物,达到合理营养,预防膳食相关疾病,促进健康。《中国居民膳食指南(2022)》提出:①食物多样,合理搭配。建议平均每天摄入 12 种以上食物,每周 25 种以上。②吃动平衡,健康体重。坚持日常身体活动,每周至少进行 5d 中等强度身体活动,累计 150min 以上;主动身体活动最好每天 6 000 步。③多吃蔬果、奶类、全谷、大豆。④适量吃鱼、禽、蛋、瘦肉。⑤少盐少油,控糖限酒。⑥规律进餐,足量饮水。⑦会烹会选,会看标签。⑧公筷分餐,杜绝浪费。

3. 中国居民平衡膳食宝塔 中国居民平衡膳食宝塔是根据《中国居民膳食指南(2022)》,结合中国居民的膳食结构特点而设计的食物定量指导方案,平衡膳食宝塔共分五层。宝塔建议的各类食物的摄入量一般指食物的可食部分的生重。宝塔各层位置和面积反映各类食物在膳食中的地位和应占的比重,见彩图 14-3。

二、特定人群膳食指南

(一)备孕和孕期妇女膳食指南

备孕妇女膳食指南在一般人群膳食指南基础上关键推荐:①调整孕前体重至正常范围,使 BMI 达到 18.5~23.9kg/m² 范围。保证孕期体重适宜增长。②常吃含铁丰富的食物,选用碘盐,合理补充叶酸和维生素 D。③孕吐严重者,可少量多餐,保证摄入含必需量碳水化合物的食物。④孕中晚期适量增加奶、鱼、禽、蛋、瘦肉的摄入。⑤经常户外活动,禁烟酒,愉快孕育新生命,积极准备母乳喂养。⑥愉快孕育新生命,积极准备母乳喂养。

(二)哺乳期妇女膳食指南

WHO 建议婴儿 6 个月内应纯母乳喂养,并在添加辅食的基础上持续母乳喂养到 2 岁甚至更长时间。乳母的营养状况是泌乳的基础,如果哺乳期营养不足,将会减少乳汁分泌量,降低乳汁质量,并影响母体健康。因此,哺乳期妇女膳食指南在一般人群膳食指南基础上增加 5 条关键推荐内容:①产褥期食物多样不过量,坚持整个哺乳期营养均衡。②适量增加富含优质蛋白及维生素 A 的动物性食物和海产品,选用碘盐,合理补充维生素 D。③家庭支持,愉悦心情,充足睡眠,坚持母乳喂养。④增加身体活动,促进产后恢复健康体重。⑤多喝汤和水,限制浓茶和咖啡,忌烟酒。

(三)0~6 月龄婴儿母乳喂养指南

0~6 月龄是一生中生长发育的第一个高峰,对能量和营养素的需求高于其他任何时期,针对我国 6 月龄内婴儿的喂养需求和可能出现的问题,提出 6 月龄内婴儿喂养指南:①母乳是婴儿最理想的食物,坚持 6 月龄内纯母乳喂养。②出生后 1h 内开奶,重视尽早吸吮。③回应式喂养,建立良好的生活规律。④适当补充维生素 D,母乳喂养无需补钙。⑤一旦有任何动摇母乳喂养的想法和举动,都必须咨询医生或其他专业人员,并由他们帮助做出决定。⑥定期监测婴儿体格指标,保持健康生长。

(四)7~24 月龄婴幼儿喂养指南

对于 7~24 月龄婴幼儿,母乳仍然是重要的营养来源,但单一的母乳喂养已经不能完全满足其对能量以及营养素的需求,必须引入其他营养丰富的食物。父母及喂养者的喂养行为对其营养和饮食行为有显著的影响,顺应婴幼儿需求喂养,有助于健康饮食习惯的形成。喂养指南:①从富含铁的泥糊状食物开始。②及时引入多样化食物,重视动物性食物的添加。③尽量减少加糖盐,油脂适当,保持食物原味。④提倡回应式喂养,鼓励但不强迫进食。⑤注重饮食卫生和进食安全。⑥定期监测体格指标,追求健康生长。

(五)学龄前儿童膳食指南

学龄前儿童摄入的食物种类和膳食结构已开始接近成人。学龄前期是饮食行为和生活方式形成的关键时期,基于学龄前儿童生理和营养特点,其膳食指南应在一般人群膳食指南基础上增加以下 5 条:①食物多样,规律就餐,自主进食,培养健康饮食行为。②每天饮奶,足量饮水,合理选择零食。③合理烹调,少调料少油炸。④参与食物选择与制作,增进对食物的认知与喜爱。⑤经常户外活动,定期体格测量,保障健康生长。

Note:

（六）学龄儿童膳食指南

学龄儿童正处于在校学习阶段，生长发育迅速，对能量和营养素的需要量相对高于成年人。同时，学龄期也是行为和生活方式形成的关键时期，在一般人群膳食指南的基础上，培养他们从小养成健康的饮食行为，经常进行多样性的身体活动，保持适宜的体重增长，以促进身心健康。推荐其膳食指南：①主动参与食物选择和制作，提高营养科学素养。②吃好早餐，合理选择零食，培养健康饮食行为。③天天喝奶，足量饮水，不喝含糖饮料，禁止饮酒。④多户外活动，少视屏时间，每天 60min 以上的中强度身体活动。⑤定期监测体格发育，保持体重适宜增长。

（七）素食人群膳食指南

素食人群指以不食肉、家禽、海鲜等动物性食品为饮食方式的人群。推荐其膳食指南：①食物多样，谷类为主。②增加大豆及其制品的摄入，经常食用发酵豆制品。③常吃坚果、海藻和菌菇。④蔬菜、水果摄入应充足。⑤合理选择烹调油，如紫苏油、亚麻籽油、菜籽油、豆油等富含 ω-3 多不饱和脂肪酸的食物油。⑥定期监测营养状况。

（八）一般老年人膳食指南

随着年龄的增加，老年人的器官功能出现渐进性的衰退，如牙齿脱落、消化液分泌减少、消化吸收能力下降、心脑功能衰退、视觉和听觉及味觉等感官反应迟钝、肌肉萎缩、瘦体组织数量减少等，这些均可明显影响老年人食物摄取、消化和吸收的能力，使得老年人营养缺乏和慢性病发生的风险增加。在普通人群膳食指南的基础上，增加适应老年人特点的膳食指导内容：①食物品种丰富，动物性食物充足，常吃大豆制品。②鼓励共同进餐，保持良好食欲，享受食物美味。③积极户外活动，延缓肌肉衰减，保持适宜体重。④定期健康体检，测评营养状况，预防营养缺乏。

（九）高龄老年人膳食指南

高龄老年人常指 80 岁及以上的老年人。高龄、衰弱老年人往往存在进食受限，味觉、嗅觉、消化吸收能力降低，营养摄入不足，推荐其膳食指南：①食物多样，鼓励多种方式进食。②选择质地细软，能量和营养素密度高的食物。③多吃鱼禽肉蛋奶和豆，适量蔬菜配水果。④关注体重丢失，定期营养筛查评估，预防营养不良。⑤适时合理补充营养，提高生活质量。⑥坚持健身与益智活动，促进身心健康。

三、营养相关性疾病

合理营养是维持身体健康的基本条件之一，平衡膳食除了满足人体的生理需要外，还能提供机体用于应激的营养储备，对疾病的预防起重要作用。单一或多种营养素不足或过剩可以导致机体营养失调甚至疾病。在各种疾病状态下，充分的营养支持对疾病的临床治疗起协同作用。

（一）蛋白质 - 能量营养不良

蛋白质 - 能量营养不良（protein-energy malnutrition，PEM）是由于能量和 / 或蛋白质摄入不足引起的营养缺乏病，常见于儿童，往往同时伴有其他营养素的缺乏。严重者可影响智力和体格发育。患儿常表现为抵抗力低下，易合并感染。据 WHO 估计，目前世界上大约有 50 万儿童患有 PEM。

公共卫生护士应针对 PEM 的发生原因，从健康教育、食品生产与供应、人群营养监测等方面着手。向公众大力宣传营养学科普知识，以膳食指南为参照，以食物多样化为原则，保持平衡膳食。保障孕妇和乳母的营养，提倡婴儿母乳喂养，适时添加辅食。建立合理的膳食制度，养成良好的饮食习惯，不挑食、偏食。加强食品卫生与食品安全教育。加强人群特别是生长发育人群如婴幼儿、儿童青少年等的营养监测，尽早发现并纠正可能存在的营养不良。如有肠道寄生虫或其他感染性疾病，应及时治疗。

（二）营养与心脑血管疾病

1. 原发性高血压　高血压是脑卒中、冠心病、心力衰竭、肾衰竭等的危险因素。公共卫生护士在开展健康宣传教育中，应提升大众对高血压的认识，促使其改变生活方式以起到预防疾病的作用。

（1）控制体重：控制体重可使高血压发生率降低28%～40%，最有效的减重措施是控制能量摄入和增加体力活动。在饮食方面遵循平衡膳食的原则，控制高能量食物的摄入，适当控制主食量。每天进行约30min的体力活动，每周应有一次以上的有氧体育锻炼，如慢跑、骑车、游泳、跳舞等。

（2）限制钠盐摄入量：2021年新修订的《中国高血压防治指南》提出，控制食盐摄入量的主要措施包括如下四条：①尽可能减少烹调用盐，建议使用可定量的盐勺。②减少味精、酱油等含钠盐的调味品用量。③少食或不食含钠盐量较高的各类加工食品，如咸菜、火腿、香肠以及各类炒货。④肾功能良好者，使用含钾的烹调用盐。

（3）增加钾、钙、镁的摄入量：高血压患者宜多进食含钾丰富的食物。含钾食物种类很多，其中水果、蔬菜是最好的来源。含钾量较高的食物有赤豆、杏干、蚕豆、扁豆、冬菇、竹笋、紫菜等。中国营养学会提出成人预防慢性病的钾的建议摄入量为3 600mg/d。提倡多摄入富含钙的食品，如奶和奶制品，以及富含镁的食品，如各种干豆、鲜豆、蘑菇、桂圆、豆芽等。

（4）减少膳食脂肪摄入量，增加优质蛋白的摄入：脂肪摄入量控制在总能量的25%以下，保持良好的脂肪酸比例，减少饱和脂肪酸的摄入量，控制多不饱和脂肪酸与饱和脂肪酸的比例在（1～1.5）:1。蛋白质占能量的15%以上，动物性蛋白质以禽类、鱼类、牛肉等为主，多食大豆蛋白。

（5）高血压治疗膳食（dietary approaches to stop hypertension，DASH）：该膳食特点为富含水果、蔬菜，包括全谷类、家禽、鱼类、坚果；其富含钾、镁、钙、蛋白质和膳食纤维，而总脂肪、饱和脂肪酸、胆固醇含量较低。有研究发现，DASH模式可以使轻度高血压者的收缩压和舒张压均降低，与单独使用降压药的效果类似。

（6）限制饮酒：限制饮酒量可显著降低高血压的发病风险。每天酒精摄入量男性不应超过25g；女性不应超过15g。不提倡高血压患者饮酒。

（7）克服不良饮食习惯：减少高能量密度食物的摄入，如肥肉、动物油脂、油炸食品、糖、甜点、含糖饮料等。进餐应细嚼慢咽，避免进食过快、暴饮暴食。

2. 冠心病 已经明确的冠心病的危险因素包括吸烟、血脂紊乱、超重和肥胖、高血压、糖尿病等，通过生活方式行为干预可以在一定程度上降低其危险因素。

（1）限制总能量摄入，保持理想体重：肥胖是动脉粥样硬化的重要危险因素，故应控制总能量的摄入，保持能量摄入与消耗平衡，适当增加运动，保持理想体重，预防超重与肥胖。

（2）限制脂肪和胆固醇摄入：限制总脂肪、饱和脂肪酸、胆固醇和反式脂肪酸的摄入量是防治高胆固醇血症和冠心病的重要措施。脂肪摄入以占总能量20%～25%为宜，饱和脂肪酸摄入量应少于总能量的10%，反式脂肪酸每天摄入量应不超过2.0g。适当摄入富含 ω-3 多不饱和脂肪酸的深海鱼类及富含单不饱和脂肪酸的坚果类、橄榄油、茶油等。

（3）提高植物性蛋白质的摄入，少吃甜食：蛋白质摄入量应占总能量的15%左右。提高植物性蛋白质的摄入，如大豆及其制品。大豆蛋白富含异黄酮，多吃大豆蛋白有利于调节血脂，从而达到防治动脉粥样硬化的目的。

（4）摄入充足的膳食纤维：膳食纤维的摄入可以通过增加饱腹感而起到控制能量摄入的作用。另外，膳食纤维还有降低血胆固醇和提高人体胰岛素敏感性的作用。因此，应提倡多摄入含膳食纤维丰富的食物，如燕麦、玉米、蔬菜等。

（5）保证充足的维生素和微量元素：维生素E、维生素C、β-胡萝卜素、硒、铬等具有改善心血管功能的作用，特别是维生素E和维生素C具有抗氧化作用，应多食用新鲜蔬菜和水果。

（6）饮食清淡，少盐限酒：高血压是动脉粥样硬化的重要危险因素，为预防高血压，每天食盐的摄入应限制在5g以下。可少量饮酒，但切勿酗酒。

（7）适当多吃富含植物化学物的食品：植物化学物有利于心血管的健康，鼓励多吃深色食物，如大豆、黑色和绿色食物、洋葱、香菇等。

3. 高血脂症 高血脂对健康的损害主要在心血管系统，血清总胆固醇（TC）或低密度脂蛋白胆固醇（LDL-C）升高是冠心病和缺血性脑卒中的独立危险因素之一，可导致冠心病及其他动脉粥样硬化性疾病。因此，对血脂异常的防治必须及早给予重视。

（1）控制能量：总能量以保持理想体重为原则，适当开展中等强度的耐力有氧运动或保持适度体力劳动。

（2）限制脂肪和胆固醇的摄入：严格限制富含饱和脂肪酸和胆固醇的动物性脂肪，如猪油、肥猪肉、奶油等的摄入。以植物油为主，如大豆油、麦胚油、玉米油等，并减少烹调油用量。大豆油含较多卵磷脂，有利于胆固醇的代谢。深海鱼油等含有丰富的二十二碳六烯酸（DHA）、二十碳五烯酸（EPA）等不饱和脂肪酸，应适当增加其摄入量。建议膳食中饱和脂肪酸、单不饱和脂肪酸和多不饱和脂肪酸的摄入比例以 3：4：3 为宜，脂肪供能比为 20%～25%，少吃动物内脏、猪脑、禽类肉皮、肥肉、猪油等含胆固醇高的食物，多摄入芹菜、香菇、木耳、海带、山楂、大蒜、洋葱、苹果等富膳食纤维的食物，增加饱腹感，同时有效减少脂肪和胆固醇的摄入。

（3）保证优质蛋白：高血脂症患者多数会主动选择控制动物肉类摄入量，但优质蛋白的摄入也容易因此受到限制，故应在其限制畜禽肉类时，相应增加鱼类和大豆蛋白等的摄入。

（4）适量碳水化合物和膳食纤维：单糖和双糖类的过多摄入，除了可导致能量过剩引起肥胖以外，还可促进多余的碳水化合物合成甘油三酯，造成血浆极低密度脂蛋白（VLDL）和甘油三酯升高，降低高密度脂蛋白（HDL）。相反，谷类、粗杂粮等富含的膳食纤维可降低胆固醇和胆酸的吸收。此外，植物类食物中含有的植物固醇，可竞争性抑制胆固醇的吸收。

（5）充足的维生素和矿物质：B 族维生素，如叶酸、烟酸、维生素 B_6 和维生素 B_{12} 以及维生素 C、维生素 E、钙、镁、铬、硒、较低的锌 / 铜比值等均有利于降低血胆固醇、减少动脉硬化的形成。建议多摄入新鲜蔬菜及瓜果类，适当摄入瘦肉类以供给足够的矿物质和维生素。

（三）营养与代谢性疾病

1. 糖尿病 糖尿病的危险因素比较复杂，主要有遗传因素、肥胖、体力活动缺乏、年龄因素、吸烟、酗酒等。糖尿病的治疗措施主要是健康教育、营养治疗、合理运动、药物治疗、血糖监测等综合方法，其中营养治疗是控制血糖最有效的治疗措施之一。

（1）合理控制总能量：能量摄入量以达到或维持理想体重为宜。肥胖者应减少能量摄入，使体重下降至理想体重 5% 左右的范围。孕妇、乳母、营养不良及消瘦者、伴消耗性疾病且体重低于标准体重者，能量摄入可增加 10%～20%，从而满足生理需要并适当增加体重。

（2）适量碳水化合物：在合理控制总热能的基础上，摄入适量的碳水化合物，有利于提高组织细胞对胰岛素的敏感性并改善葡萄糖耐量。结合我国居民的膳食特点，碳水化合物供给量应占总热能的 45%～60%。提倡糖尿病患者的膳食中宜增加膳食纤维量，每天 25～30g 为宜。

（3）限制脂肪摄入量：长期摄入高脂肪饮食可影响糖耐量，因此，必须限制脂肪尤其是饱和脂肪酸的摄入量。脂肪供热占总能量摄入的 20%～25% 为宜，肥胖者不宜超过 30%。应以不饱和脂肪酸为主，控制饱和脂肪酸的摄入，使其不超过总脂肪量的 10%～15%。花生油、橄榄油等富含单不饱和脂肪酸的烹调油是较为理想的脂肪来源。

（4）适量选择优质蛋白：糖尿病患者每天蛋白质消耗量大，易出现负氮平衡，因此应保证蛋白质的摄入量，占总能量的 15%～20%，其中至少 1/3 来自优质蛋白，如奶、蛋、瘦肉和大豆制品。但是蛋白质的过多摄入会加重患者的肾脏负担，一般为 0.6～0.8g/（kg·d）。

（5）维生素、矿物质要合理充足：调整矿物质和维生素的平衡有助于纠正糖尿病患者代谢紊乱，防治并发症。由于糖尿病患者糖异生作用旺盛，B 族维生素消耗增多，因此需要适当补充 B 族维生素。维生素 C 的补充可防止因缺乏维生素 C 而引起的微血管病变。由于糖尿病患者尿量增大，组织失水及细胞外液的高渗，引起机体失水导致低钾 / 低钠血症。糖尿病酮症酸中毒时要注意钠、钾、镁的补充以纠正电解质的紊乱。三价铬是葡萄糖耐量因子的组成成分，有利于改善糖耐量。锌能协助葡萄糖在细胞膜上转运，每一分子胰岛素含有 2 个锌原子。

Note：

（6）饮酒：酒精代谢虽然不需要胰岛素，但是含热量高而且长期饮用容易引起高脂血症。注射胰岛素和口服磺脲类降糖药的患者空腹饮酒容易引起低血糖，因此血糖控制不佳的患者不应饮酒，血糖控制良好的患者在严格设计饮食计划的基础上，可适量饮酒。

（7）餐次安排要合理：为减轻胰岛负担，糖尿病患者应合理分配餐次，至少保证一日三餐。尽量定时、定量，能量按早、中、晚餐分别 25%、40%、35% 的比例分配。注射胰岛素或容易出现低血糖者应在三餐之间加餐 2～3 次，加餐能量应从正餐中扣除，做到加餐不加量。

2. 痛风　是一组与遗传有关的嘌呤代谢紊乱和 / 或尿酸排泄障碍所导致的疾病。限制过量嘌呤的摄入可有效降低痛风患者的血尿酸水平，减少急性痛风性关节炎反复发作的次数、缓解疼痛相应症状。公共卫生护士在制订痛风营养治疗方案时可采取以下措施：

（1）控制能量摄入：痛风患者多伴有超重或肥胖，应控制能量摄入，维持正常体重，体重最好能低于理想体重 10%～15%。超重者在减少能量摄入时应循序渐进，否则会引起体脂分解过快导致酮血症，进一步抑制尿酸的排泄，使血尿酸水平升高。

（2）限制蛋白质和脂肪的摄入：痛风患者约 70% 伴有高脂血症，而高脂饮食同样可导致尿酸排泄减少，故应低脂饮食，每天脂肪供能占总能量的 20%～25%。痛风患者应通过限制蛋白质的摄入量控制嘌呤的摄取，蛋白质供给量可以按照 0.8～1.0g/（kg·d）计算，宜选择乳类、蛋类等嘌呤含量较少的蛋白质。

（3）低盐饮食：痛风患者多伴有高血压，宜采用低盐饮食。另外，过量食盐的摄入还会增加尿钠，在肾内和尿酸结合为尿酸钠，沉积于肾脏，造成肾脏损伤。

（4）严格限制嘌呤摄入：急性期应严格限制嘌呤摄入量在 150mg/d，缓解期可有限制地选用中等嘌呤含量的食物，自由摄取低嘌呤含量的食物。

（5）增加蔬菜摄入：多摄入蔬菜，可增加机体多种微量元素、B 族维生素、维生素 C、膳食纤维的摄入，促进尿酸盐溶解和排泄。

（6）足量饮水：每天摄入充足的水有利于尿酸的排出。痛风患者只要肾功能正常，每天须摄入2 000ml 以上的水。睡前或夜间应及时补水，防止尿液浓缩。饮水主要以白开水、淡茶水、矿泉水以及新鲜果汁等为主。

（7）限酒：酒精不仅能够促进嘌呤分解使尿酸升高，而且能使血乳酸浓度升高，抑制肾脏对尿酸排泄。因此酗酒常为急性痛风发作的诱因。痛风与饮酒的相关性不仅与酒量有关，还与酒的种类有关。啤酒中因含有大量的嘌呤而与痛风相关性最大。

3. 肥胖　肥胖在全球范围内快速增长、蔓延，已成为世界性的公共卫生问题。公共卫生护士制订肥胖人群干预措施时，需要在确保机体蛋白质及其他各种营养素需要的前提下，维持能量摄入与消耗之间的负平衡状态，促使体重逐渐下降，达到减轻体重的目的。

（1）控制总能量的摄入：肥胖患者的能量供给须尽可能根据肥胖程度来考虑每天供给的最低能量。对于轻度肥胖患者，一般在正常供给能量的基础上按照每天减少供给能量 125～150kcal 的标准来确定，保持每月稳步减重 0.5～1kg；对于中度肥胖患者，按照每天减少供给能量 150～500kcal 的标准来确定；对于重度肥胖患者，按照每天减少供给能量 500～1 000kcal 的标准，每周减重 0.5～1kg；对少数极度肥胖者，可给予每天低于 800kcal 的极低能量饮食进行短时间治疗，但需在严密的医学监测下进行。

（2）调整宏量营养素的构成比和来源：在能量摄入一定的前提下，宏量营养素之间的比例不同，对机体能量代谢及健康效应也不同。目前比较公认的是高蛋白（供能比占 20%～25%）、低脂肪（供能比占 20%～25%）、低碳水化合物（供能比占 45%～50%）膳食。蛋白质的摄入建议多摄入优质蛋白，含嘌呤高的内脏应加以限制；脂肪的摄入可选用含单不饱和脂肪酸和多不饱和脂肪酸丰富的油脂和食物；碳水化合物的摄入应选择谷类食物，多选择粗杂粮，严格限制糖、巧克力、含糖饮料等。

（3）保证维生素和矿物质的摄入：在节食减肥时，保证充足的维生素和矿物质摄入，不仅有助于减肥,还能改善代谢紊乱。新鲜蔬菜和水果含能量很低,营养丰富且饱腹感明显,所以在节食减肥时不宜过分限制。食盐能引起口渴并刺激食欲和增加体重,故每天食盐摄入 3～5g 为宜。

(4)增加膳食纤维的摄入:适当地增加膳食纤维的摄入不仅有助于预防便秘,还可以减少脂肪的吸收。因此应选择高膳食纤维的食物,每天膳食纤维的供给量以 25～30g 为宜,相当于 500～750g 绿叶蔬菜和粗杂粮中的膳食纤维。

(5)补充某些植物化学物:异黄酮、皂苷等植物化学物在减肥和治疗代谢综合征方面具有一定的效果,因此可以适当补充这些植物化学物,作为辅助减肥的手段。

(6)三餐合理分配,注意烹调方法:进食餐次通常为一日三餐,鼓励少食多餐。在分配一日三餐比例时,应体现两点:一是将动物性蛋白和脂肪含量多的食物尽量安排在早餐和午餐吃,晚上以清淡为主,利于消化;二是在三餐能量分配方面遵循午餐 > 早餐 > 晚餐的标准。膳食烹调方法宜采用蒸、煮、烧、汆的方法,忌用煎、炸的方法。

四、食品安全与食源性疾病

"民以食为天,食以安为先"。食品安全关系着广大人民群众的身体健康和生命安全,关系着社会经济发展及和谐稳定。《中华人民共和国食品安全法》中对食品安全的定义:指食品无毒、无害,符合应当有的营养要求,对人体健康不造成任何急性、亚急性或者慢性危害。

> ### 知 识 链 接
>
> #### 《中华人民共和国食品安全法》
>
> 《中华人民共和国食品安全法》,2009 年 2 月 28 日第十一届全国人民代表大会常务委员会第七次会议通过,2015 年 4 月 24 日第十二届全国人民代表大会常务委员会第十四次会议修订,共十章。第一章总则、第二章食品安全风险监测和评估、第三章食品安全标准、第四章食品生产经营、第五章食品检验、第六章食品进出口、第七章食品安全事故处置、第八章监督管理、第九章法律责任、第十章附则。修订后的《中华人民共和国食品安全法》自 2015 年 10 月 1 日起施行,在中华人民共和国境内从事食品生产和加工,食品销售和餐饮服务等活动,应当遵守《中华人民共和国食品安全法》。

(一)食品安全

1. 食品污染　指在各种条件下,导致外源性有毒有害物质进入食品,或食物成分本身发生化学反应而产生有毒有害物质,从而造成食品安全性、营养性和 / 或感官性状发生改变的过程。食品污染物按其性质可分为生物性、化学性和物理性污染三类。

(1)生物性污染:包括细菌与细菌毒素、真菌与真菌毒素、病毒、寄生虫及虫卵、昆虫等对食品造成的污染。

(2)化学性污染:包括生产、生活和环境中的污染物,如有害金属、N- 亚硝基化合物等,食品容器包装材料及涂料等,食品添加剂滥用及食品加工贮存中产生的有害物质等。

(3)物理性污染:包括放射性核素、杂质污染等。

2. 食品的腐败变质　指食品在以微生物为主的各种因素作用下,其原有的理化性质发生变化,降低或失去其营养价值的过程,如鱼、肉、禽、蛋的腐臭,粮谷霉变、蔬菜水果腐烂和油脂酸败等。食品腐败变质由微生物作用、环境因素和食物自身组成和性质三方面综合作用引起,三者互为条件,相互影响。微生物是引起食品腐败变质的重要原因,主要包括细菌、酵母和真菌,一般情况下细菌更占优势。

3. 食品添加剂及其安全性　食品添加剂指为改善食品品质、色、香、味以及因防腐和加工工艺的需要而加入食品中的化学合成物质或天然物质。《食品安全国家标准　食品添加剂使用标准》（GB 2760—2014）中明确规定营养强化剂也属于食品添加剂的范围。食品添加剂按用途可分为防腐剂、抗氧化剂、漂白剂、酸度调节剂、甜味剂、着色剂、乳化剂、增味剂、水分保持剂、酶制剂、香料、营养强化剂等，且要符合以下卫生学要求：

（1）经过规定的食品毒理学安全性评价程序和方法的评价，证明在规定的使用限量内长期使用对人安全无害。

（2）不影响食品的感官和理化性质，对食品营养成分不应有破坏作用，有害杂质不得超过允许限量。

（3）不得由于使用食品添加剂而降低食品良好的加工措施和卫生要求。

（4）不得使用食品添加剂掩盖食品的缺陷或作为生产假冒伪劣食品的手段；不得使用非定点厂生产、无生产许可证或污染、变质的食品添加剂。

（5）未经卫生行政部门的允许，婴儿及儿童食品不得加入食品添加剂。

（6）在达到相应的使用目的后，经加工、烹调、贮存能被破坏或排除。

4. 转基因食品及其安全性　转基因食品也称为基因修饰食品，指利用基因工程技术改变基因组构成的动物、植物和微生物生产的食品和食品添加剂，包括转基因动植物、微生物产品；转基因动植物、微生物直接加工品；以转基因动植物、微生物或以其直接加工品为原料生产的食品和食品添加剂。

转基因食品对人体健康的潜在危害：①转基因食品可能引起人体过敏反应。②抗生素标记基因可能使感染人类的细菌产生抗药性。③转基因食品营养成分的改变。④转基因食品的毒性作用。

（二）食源性疾病

食源性疾病（food origin disease）指食品中致病因素进入人体后而引起的感染性、中毒性等疾病，包括食物中毒。广义的食源性疾病指与摄食有关的一切疾病（包括传染性和非传染性疾病），既包括传统的食物中毒，还包括经食物而感染的肠道传染病、食源性寄生虫病、人兽共患传染病、食物过敏及由食物中毒、有害污染物引起的慢性中毒性疾病。

2010 年，我国开始建立全国食源性疾病监测报告系统（包括食物中毒）和疑似食源性异常病例/异常健康事件报告系统。食源性疾病监测报告系统的报告对象是所有处置完毕的发病人数在 2 人及以上或死亡人数为 1 人及以上的食源性疾病事件。疑似食源性异常病例/异常健康事件报告系统针对的是一组用目前的知识难以解释的可能与食品有关的疾病或事件。

1. 食物中毒　指摄入含有生物性、化学性有毒有害物质的食品或者把有毒有害物质当作食品摄入后出现的非传染性急性、亚急性疾病。食物中毒是最常见的食源性疾病。食物中毒不包括因暴饮暴食而引起的急性胃肠炎、食源性肠道传染病和寄生虫病，也不包括因一次大量或长期少量摄入某些有毒、有害物质而引起的以慢性危害为主要特征（如致癌、致畸、致突变）的疾病。一般按照发病原因，将食物中毒分为细菌性食物中毒、真菌及真菌毒素食物中毒、有毒动物食物中毒、有毒植物食物中毒和化学性食物中毒。

食物中毒是目前食品安全事故中较为常见的一种，其调查处理根据《中华人民共和国突发事件应对法》《中华人民共和国食品安全法》《中华人民共和国食品安全法实施条例》《突发公共卫生事件应急条例》《国家突发公共事件总体应急预案》《国家食品安全事故应急预案》等的要求进行。公共卫生护士应该根据不同地区食物分布的特征和居民的饮食习俗，了解并掌握食物中毒发生的规律，有效开展防控工作。

2. 食物过敏　指摄入体内的食物中的某成分，作为抗原诱导机体产生免疫应答而发生的一种变态反应性疾病。存在于食品中可以引发人体食品过敏的成分称为食品致敏原。已知结构的过敏原都是蛋白质或糖蛋白。引起食物过敏的食物约有 160 多种，但常见的致敏食品主要有 8 类：牛乳及乳制品（干酪、酪蛋白、乳糖等）；蛋及蛋制品；花生及其制品；大豆和其他豆类以及各种豆制品；小麦、大

Note：

麦、燕麦等谷物及其制品；鱼类及其制品；甲壳类及其制品；坚果类（核桃、芝麻等）及其制品。

预防食物过敏易感者发生食物过敏的唯一办法是避免食用含有致敏原的食物。一旦确定了致敏原，应严格避免再进食，并从食物中排除该食品致敏原。同时，公共卫生护士应该指导大众认知致敏食物标签，食品致敏原的标识已经成为许多国家法规的强制性要求。

五、食品卫生的监督与管理

食品卫生的监督与管理是保证食品卫生的一种手段，世界各国也都将其纳入国家公共卫生事务管理的职能之中，运用科学技术、道德规范、法律规范等手段来保证食品的卫生安全。

（一）食品卫生监督

食品卫生监督指国家卫生行政部门为保护消费者的健康，根据法律法规的规定，对食品生产经营活动实施强制性卫生行政管理，督促检查食品生产经营者执行食品卫生法律、法规和规章的情况，并对其违法行为追究行政法律责任的过程。它具有强制性、规范性、权威性、技术性和普遍性等特点。

（二）食品卫生管理

食品卫生管理指国家卫生管理部门、工商行政管理部门、国家进出口商品检验部门和海关等部门对一切生产、经营食品的单位和个人、允许上市出售的食品及进出口的食品的卫生状况进行的监督管理，即贯彻执行食品卫生法律、法规和规章的全过程。

（三）食品卫生监督与管理的内容

食品卫生是为防止食品污染和有害因素危害人体健康而采取的综合措施。世界卫生组织对食品卫生的定义：在食品的培育、生产、制造直至被人摄食为止的各个阶段中，为保证其安全性、有益性和完好性而采取的全部措施。食品卫生是公共卫生的组成部分，也是食品科学的内容之一。

1. **食品卫生监督的内容** 主要包括：①进行食品卫生监测、检验和技术指导。②协助培训食品生产经营人员，监督食品生产经营人员的健康检查。③宣传食品卫生、营养知识，进行食品卫生评价，公布食品卫生状况。④对食品生产经营企业的新建、改建、扩建工程的选址和设计进行卫生审查，并参加工程验收。⑤对食物中毒和食品污染事故进行调查，并采取控制措施。⑥进行日常巡回监督检查。⑦对违反《中华人民共和国食品安全法》的行为追查责任，依法进行行政处罚等。

2. **食品卫生管理的内容** 食品卫生管理广义上还应包括对种植业和养殖业过程中的管理，即"从田间到餐桌"全过程的食品卫生管理。主要包括：①加强各级政府对食品卫生的管理工作。②加强食品生产经营企业内部的管理。③履行法律规定的各项管理义务。

六、公共卫生护士在营养与食品卫生中的角色和功能

公共卫生护士具有健康评估者、健康照护者、健康咨询者、健康意识唤醒者、情感支持者、教育者、观察者、研究者、患者权益维护者、谈判协商者、合作者、和谐关系维护者、不同单位部门联络者、卫生资源提供者、个案管理者、病例发现者等多角色的特征。在营养与食品卫生领域，公共卫生护士的角色和功能主要包括：

1. **健康教育者** 目前在全社会开展的营养教育、食品安全教育并不全是理论宣传，大多数都是鲜活的事实、可操作的要领或具体工作，如食物的选择、搭配、科学加工与烹饪、食用、储存等。健康教育是一种有计划、有目的开展的活动，除了提高公众的知识水平外，其根本目的在于改变公众的行为，改善公众的健康状况，如饭前洗手，在吃瓜果的时候要清洗干净，防止细菌和残留的农药杀虫剂；不要随便吃野菜、野果和野蘑菇等，防止野生食物中有害毒素对人体的伤害；不吃腐烂变质的食物，防止食物中毒。由此可见，公共卫生护士在进行营养与食品安全教育时，需要进行科学知识、正确行为的指导，倡导健康行为，以达到提高健康水平、预防相关疾病的目的。

2. **慢性病管理者** 合理膳食、均衡营养、体重管理和良好的生活方式可有效预防慢性病的发生发展。公共卫生护士应在社区深入普及营养教育，倡导"每个人是自己健康的第一责任人"理

念,做好慢性病的一级预防和二级预防。例如,在高血压的防治工作中,持续性开展社区健康教育与健康促进,改变群众不良生活和饮食方式,减少原发性高血压的发生;定期进行健康查体,做到原发性高血压的早期发现、早期诊断;定期开展血压监测、体重管理、膳食指导、心理疏导、合理用药等行为干预,减少并发症。

3. 营养相关性疾病和食源性疾病防控的前哨 WHO 提出护士提供基本卫生服务,是实现人人享有卫生保健的关键;公共卫生护士往往是社区人群接触卫生服务的首要对象,也可能是唯一的站点。公共卫生护士应该具备早期识别营养相关性疾病的能力,尤其在判别突发性或群发性食源性疾病的防控中起到前哨作用。

（王文军）

------------------------ 思 考 题 ------------------------

1. 针对可持续发展,公共卫生护士如何从环境与健康领域思考,开展公共卫生服务?

2. 针对《健康中国行动(2019—2030 年)》中的十五项重大行动,公共卫生护士如何从营养与健康领域思考,开展卫生工作?

Note：

第十五章

职业卫生护理

15章　数字内容

学 习 目 标

- 知识目标：

  1. 掌握职业卫生及职业卫生护理的概念；职业性病损及其三级预防的内容；职业伤害、职业病与工作相关疾病以及早期健康损害的区别与联系。

  2. 熟悉职业卫生护理的目的与意义。

  3. 了解国内外职业卫生护理的现状。

- 能力目标：

  1. 能正确识别职业性有害因素。

  2. 能根据不同职业环境，合理运用职业性病损的三级预防。

  3. 能根据不同的职业病损，提出合适的防治策略和相应措施。

- 素质目标：

  1. 具有较高的公共卫生素养。

  2. 在职业卫生护理实施过程中，秉承敬佑生命的职业精神。

2003年起，某县先后有70余名工人到某石英砂干粉厂务工，不少工人返乡后出现一种症状相同的疾病，表现为咳嗽、咳痰、气喘、胸闷、乏力、消瘦、全身浮肿等症状。该县所在省职业病诊断专家组对这些返乡工人进行了职业病诊断。结果显示：受检的63名返乡工人中，30人患肺尘埃沉着病。

请思考：

1. 这些工人患肺尘埃沉着病是因为接触了什么职业性有害因素？

2. 在以后的生产过程中，可以采取哪些措施预防职业病？

3. 从公共卫生视角，作为护士/职业卫生护理工作人员，可在此案例中发挥什么作用？

职业是人类生存、社会发展的需要和必然，伴随大众对健康意识的不断重视，作为公共卫生护理重要组成部分的职业卫生护理愈发凸显其作用。作为公共卫生护士，如何更好地帮助大众了解职业卫生与健康的关系，正确识别职业性有害因素，及早采取合适的预防措施，对于职业群体身心健康的维护、和谐社会的构建和促进国民经济快速可持续发展非常重要。

第一节　职业卫生与职业卫生护理

职业人群是推动健康中国建设最富有生命力、创造力和生产力的宝贵资源，职业人群的健康直接影响社会经济的发展和进步。实施健康中国行动，发展我国职业卫生事业，保护职业群体的健康权益，是构建和谐社会的基础。在职业群体的健康促进和职业卫生护理实施过程中，公共卫生护士扮演着重要角色。

一、职业卫生的起源与发展

职业卫生的发展，是人类生存、社会发展和美好生活追求的需要和必然，其经历了很长的历史时期。早在公元10世纪，我国学者就开始了对职业性有害因素的探索。北宋孔平仲在《孔氏谈苑》中写道："贾谷山采石人，石末伤肺，肺焦多死。"此处提到了我国古代有"采石"这一职业，还指出"石末"为职业性有害因素，这里谈及的"石末伤肺"就是石末沉着病。他还写道："后苑银作镀金，为水银所熏，头手俱颤。卖饼家窥炉，目皆早昏。"，他把汞中毒的典型症状和红外线辐射对眼睛的损害进行了具体的描述。这些是人类历史上最早的对职业病的描述。李时珍在所著的《本草纲目》中，描述了职业性铅中毒的症状，而宋应星在所著的《天工开物》中，系统总结了前人在生产劳动中保护工人免受职业性有害因素损害的经验与方法，如采用粗大竹筒凿去中节排除煤矿毒气的通风办法等。

公元1700年，意大利医学家拉马奇尼（Ramazzini）在其所著的《论手工业者疾病》一书中，记述了包含矿工、石匠、铁匠等52种不同职业的从事者的健康与疾病状况，并论述了职业病的病因与职业的关系。18世纪因蒸汽机的应用引发的第一次工业革命和19世纪电力的广泛使用引发的第二次工业革命，加速了工业化的进程，如大规模的采矿和冶炼、机械制造、化工合成等。但当时因劳动条件简陋，导致职业病和传染病流行，严重制约了行业的发展。工业化国家于19世纪末开始重视职业性危害，主要依靠科学技术的进步，改善劳动条件，防治职业危害。在20世纪，随着欧美国家工业的迅速发展，多种合成化合物得到应用的同时，出现了多种急、慢性化学中毒和职业肿瘤等问题。从事职业医学的美国医生汉密尔顿（Hamilton）于1925年出版了《美国的工业中毒》，主要描述了有关铅中毒、表盘上涂镭工患癌症等的研究。随着以原子能、高分子化合物和计算机为标志的第三次工业革命的到来，又出现了新的职业卫生问题。随着工业现代化的加速和自然科学的快速发展，一些发达国家的职业卫生水平在20世纪后期得到了显著提高，通过立法严格限制有害物质和有害工艺，使严重的职业病得到有效控制，同时职业卫生与职业医学学科也得到迅速发展。

Note：

近半个世纪以来，各国先后建立了专门从事职业卫生研究与职业病研究的机构，将基础医学、临床医学、预防医学和相关工程技术进行整合，从而形成了现有多学科交叉融合的职业卫生与职业医学学科。学科的名称在各国有所不同，在英美等国称为工业卫生学或劳动医学，日本称为职业医学或产业卫生学，中国称为劳动卫生与职业病学。近年来，随着科研范围的扩大和认识的深入，大多数国家和地区均称为职业卫生和职业医学。

二、职业卫生与职业卫生护理的概念

职业卫生护理围绕职业群体的健康问题和职业环境开展护理实践，是公共卫生护理中的一项重要内容，也是促进职业卫生发展的一个重要手段。

（一）职业卫生的概念

职业卫生（occupational health）最早来源于劳动卫生（labor hygiene），亦称工业卫生（industrial hygiene），是以职业群体为主要对象，主要研究劳动条件对职业人群健康的影响，主要任务是识别、评价、预测、控制和研究不良劳动条件，为保护从业者健康、提高作业能力、改善劳动条件所应采取的措施提供科学依据。

（二）职业卫生护理的概念

职业卫生护理（occupational health nursing）最早源于工业护理（industrial nursing），在工业革命期间得到快速发展。它最早是为工人提供临床服务和改善工作环境的护理实践，同时还提供健康教育、疾病管理及安全项目等服务，旨在促进预防疾病与伤害、恢复健康以及防止与工作相关的危害。美国职业卫生护理学会（American Association of Occupational Health Nurses，AAOHN）对职业卫生护理的定义：应用护理原理来维护各行业劳动者的健康，包括预防、认识及治疗疾病和伤害，并需要健康教育及卫生指导、环境卫生、健康恢复及人际沟通等多方面的知识和技能。

职业卫生护理是科学与艺术的结合，研究从业者在劳动过程中所面临的各种健康问题，旨在防止从业者在劳动过程中遭受职业性有害因素的侵害，主要包括劳动环境对从业者健康的影响以及用于预防和控制职业性有害因素的策略。

三、职业卫生护理的目的与意义

"健康中国行动"15 个专项行动将职业健康纳为其中一项，并指出劳动者依法享有职业健康保护的权利。这里提到的健康不仅指一个人的身体没有出现疾病或虚弱现象，还包括生理上、心理上和社会适应上的完好状态。针对不同职业人群，要倡导不同的健康工作方式，从而预防和控制职业病危害。因此，职业卫生护理的目的在于通过学习公共卫生护理的基本理论和方法，应用专业护理知识与技能，评估所照护的劳动者的生理、心理及社会多方面的需要，计划并实施针对性的护理措施，从而维护和促进职业人群的健康。

2021 年 12 月，《国家职业病防治规划（2021—2025 年）》提出规划目标，到 2025 年，职业健康治理体系更加完善，职业病危害状况明显好转，工作场所劳动条件显著改善，劳动用工和劳动工时管理进一步规范，尘肺病等重点职业病得到有效控制，职业健康服务能力和保障水平不断提升，全社会职业健康意识显著增强，劳动者健康水平进一步提高。

作为一名即将从事公共卫生护理领域工作的学生，应积极响应职业群体的健康需求和健康中国行动的号召，识别职业群体面临的职业性有害因素以及职业性病损，并运用循证护理的方法，为职业群体提供健康服务和制订职业安全计划，从而实现科学有序保障劳动者健康意识与健康水平稳步提高的目标。

第二节 职业性病损及其三级预防

职业安全是职业人群生产和劳动过程中的第一要务和需求。在职业生产过程中，为避免人身或设备事故，须努力创造安全、有序、健康的职业环境，以维护职业人群健康和提升职业生命质量。

一、职业性有害因素的类型与识别

在生产工作和劳动过程中，良好的职业环境、劳动条件可促进从业者的健康。相反，不良职业环境和条件，将损害从业者的健康，导致不同程度的职业性病损，甚至死亡。从公共卫生角度来看，改善从业者的职业环境或劳动条件，采取不同措施预防职业性病损，是职业卫生护理工作的核心。

（一）职业性有害因素的概念与类型

生产工作和职业环境中所有可能对从业者健康、安全及其劳动能力产生不良影响的因素统称为职业性有害因素（occupational hazard factor），也称职业病危害因素。职业性有害因素种类众多，根据其性质大体上可划分为四类。①化学性有害因素（chemical hazards）：包括毒物（poison）和粉尘。②物理性有害因素（physical hazards）：主要包括异常气象条件、噪声、振动、电离辐射（ionizing radiation）以及非电离辐射（non-ionizing radiation）。③生物性有害因素（biological hazards）：包括生物源性变应原、细菌、病毒等。④负性社会、生理及心理因素（social, physical and psychological hazards）：包含人体工效学问题、工作过度紧张、职业心理焦虑等。

在实际生产劳动场所中，根据来源，职业性有害因素又可分为以下三类：

1. 生产过程中的有害因素

（1）化学因素：在生产工艺过程中所接触的生产原料、半成品、成品及生产过程中产生的废水、废气、废渣等化学物质都对人体产生一定危害。化学有害物质存在的形式多种多样，如粉尘、烟雾、蒸汽、气体、微粒等，可经呼吸道、皮肤及消化道等途径进入人体。生产过程中常见的化学有害因素包括生产性毒物和生产性粉尘等，包含有害气体，如氮气、甲烷、一氧化碳、二氧化碳、氰化物、二氧化硫、光气、氨、氟化氢、硫化氢等；有害金属及类金属，如铅、铬、汞、锰、砷、硒等；苯的氨基及硝基化合物，如苯二胺、二硝基苯、联苯胺、硝基甲苯等；高分子化合物，如聚苯乙烯、聚乙烯、聚丙乙烯、聚氯乙烯、聚丙烯腈、聚酯及含氟的橡胶和塑料等；有机溶剂，如酯类、芳香烃类、醇类等；有害粉尘，如硅尘、石棉尘、水泥尘、石英、合成纤维等；农药，如含磷、氯的有机农药，氨基甲酸酯、酰胺类化合物、拟除虫菊酯等。

（2）物理因素：主要包括电离辐射（X射线、γ射线或中子流等）、非电离辐射（如紫外线、红外线、微波及无线电波等）、异常气象条件及异常气压（热辐射、高温、高湿、高压、高原低气压等），以及其他噪声、振动、超声、次声、工频电磁场、超重或失重等都会对人体健康造成明显的损害。其中，有部分物理因素在生产过程中虽然有所接触，但由于接触时间短、接触的量（浓度或强度）不足，暂时对人体健康不产生明显的损害，因而经常会被忽视。

（3）生物因素：在接触的生产原料和工作环境中存在病原微生物，如森林脑炎病毒、人类免疫缺陷病毒、炭疽杆菌等病原微生物；寄生虫，如钩虫、螨类、蜱类；其他蚊类及松毛虫等，可能对医疗卫生人员的健康造成危害。

2. 劳动过程中的有害因素

劳动过程是从业者运用劳动资料对劳动对象进行加工，生产使用价值的过程，涉及劳动时间、组织、强度及方式等，这一过程中的有害因素包括：

（1）工作时间过长、劳动强度大。

（2）工作方式、劳动工具及设备不合理，需要采取强迫体位。例如，长期站立、步行、搬运重物、从事重体力劳动以及需要用力脚踩开关的作业，容易发生扁平足、下肢静脉曲张、腰肌劳损、扭伤等。

（3）劳动组织及制度不合理，休息制度不健全或不合理。

（4）长期处于高度紧张的工作状态，易产生精神疲劳。

（5）个别身体器官因频繁使用、处于过度紧张不利于身心健康，如指、掌迅速活动或前臂用力活动的作业，以及伴有不良气象因素的手臂用力作业均可发生腱鞘炎；神经肌肉长期过度紧张，可致职业性神经肌肉痛；频繁精细的小动作可引起职业性痉挛；腕、肘关节动作频繁且负重极大的工人，可患上髁炎等。

3. 生产环境中的有害因素

（1）自然环境中的因素、不良气象条件，如高温、高湿、干热的季节，高原地区、太阳辐射及各种电离辐射等。

（2）生产过程中产生的有害因素，如各种刺激性气体、高分子化合物等弥散在空气中。

（3）工作环境封闭，通风不畅，光线不充足。

（4）生产环境中的设计、生产布局、设备布置不合理，空间狭小，有毒和无毒区域划分不合理，职业卫生不达标等。

（5）生产过程中产生的工业三废不合理排放，导致环境污染问题严重。

（6）安全防护设备及个人防护用品配备不足，从业者人身安全得不到保障。

（二）职业性有害因素的识别

对职业性有害因素的识别，需要借助流行病学调查研究中的因果关系判断。职业性有害因素是因，造成的职业性病损是果。职业性有害因素的筛选、识别，是一个科学、系统的判断过程，是一个动态进行和不断完善的过程，贯穿了职业卫生护理工作的始终。

目前，按照职业性有害因素的性质，识别职业性有害因素可使用的基本方法包括：

1. 对未知职业性有害因素的识别　判定某一因素是否为职业性有害因素的方法和依据有临床病例观察、实验研究和职业流行病学研究。

（1）临床病例观察：从职业群体的特定病例或一系列发病集丛中分析找出职业与疾病的联系，作为职业性有害因素识别和判定的起点和线索。

（2）实验研究：从动物体内实验和体外测试（器官水平、细胞水平、分子水平）阳性结果中寻找线索，是识别和判定职业性有害因素的有效手段。但动物实验在模拟人接触职业性有害因素时，存在种属差异、样本数量不足、剂量推导差异以及接触方式、环境差别等局限性，在利用其结果外推及人时应持谨慎态度。

（3）职业流行病学研究：以职业人群为研究对象，运用有关流行病学的理论和方法研究职业性有害因素及其对健康的影响在人群、时间及空间的分布，分析接触职业性有害因素与职业性病损的因果关系，可提供识别和判定职业性有害因素最有力的证据。

2. 对已知职业性有害因素的识别　常用的有类比法、检查表法、工程分析法、经验法和检验、检测法等。在实际工作过程中，通常要根据实际情况综合运用。

（1）类比法：利用相同或相似作业条件工程的职业卫生调查结果，工作场所职业性有害因素检测、监测数据以及统计资料进行类推的识别方法。采用此法时，应重点关注识别对象与类比对象之间的相似性。主要考虑生产规模、生产工艺、生产设备、工程技术、安全卫生防护设施、环境特征的相似性。

（2）检查表法：针对工厂、车间、工段或装置、设备以及生产环境和劳动过程中产生的职业性有害因素，事先将要检查的内容以提问方式编制成表，随后进行系统检查，识别可能存在职业性有害因素的方法。对于不同行业、不同工艺的项目需要编制不同内容的检查表。这是一种基础、简单、应用广泛的识别方法。

（3）工程分析法：对生产工艺流程、生产设备布局、化学反应原理、所选原辅材料及其所含有毒杂质的名称、含量等进行分析，推测可能存在的职业性有害因素的方法。在应用新技术、新工艺的建设项目，找不到类比对象与类比资料时，通常利用工程分析法来识别职业性有害因素。

（4）经验法：依据识别人员实际工作经验和掌握的相关专业知识，借助自身职业卫生工作经验和判断能力对工作场所可能存在的职业性有害因素进行识别的方法。该方法主要适用于一些传统行业中采用成熟工艺的工作场所的识别。其优点是简便易行。

（5）检验、检测法：对工作场所可能存在的职业性有害因素进行现场采样，通过仪器设备进行测定分析的方法。该方法有利于职业性有害因素的定量识别。

二、职业性病损

由于职业群体劳动的场所和物理环境的局限性和预防工作疏忽，长期接触职业性有害因素，常引起职业人群发生职业性病损，包含职业伤害（occupational injury）、职业病（occupational disease）、工作相关疾病（work-related disease）和早期健康损害（early health injury）。

（一）职业伤害

职业伤害（occupational injury），又称工作伤害（简称工伤），属于职业性病损中的一种，指生产劳动过程中，由于外部因素直接作用而引起机体组织的突发性意外损伤，如因职业性意外事故导致的伤亡以及急性化学物中毒。此外，上下班时间往返于固定路线的途中发生的交通事故也属于职业性意外事故。目前，职业性意外事故的发生主要有以下原因：

1. 不合理的管理　主要是由于工作场所的管理人员缺乏对工作状况的了解，管理者缺乏组织力、领导力和规划能力；或是由于计划执行不当而造成的事故。

2. 不安全的工作条件　职业人群处于不良的生产环境中，如存在职业性有害因素、机械或设备过旧、电路老化等事故隐患。

3. 不安全的动作和行为　由于职业人群自身安全意识不强，生产过程中的不良作业习惯和不安全的动作可能导致意外事故的发生。

（二）职业病

职业病有广义和狭义之分。广义上的职业病（occupational disease）指职业性有害因素作用于人体的强度和时间超过所能承受的限度，造成机体的功能性和器质性病理改变 - 而出现相应临床症状，劳动能力下降。

狭义上的职业病是法律规定的，指企业、事业单位及个体经济组织的劳动者在生产过程中，因接触粉尘、放射性物质及其他有毒有害因素而引起的疾病。简而言之，就是在职业活动中主要由职业性有害因素直接引起的疾病。我国 2013 版《职业病分类和目录》将职业病分为 10 类 132 种；其特点是有明确的病因，职业性有害因素和职业病之间有明确的因果关系，病因和临床表现均有特异性。

知 识 链 接

中国 2013 年《职业病分类和目录》

1. 职业性尘肺病及其他呼吸系统疾病　如硅沉着病、过敏性肺炎等 19 种。

2. 职业性皮肤病　如接触性皮炎、电光性皮炎等 9 种。

3. 职业性眼病　如化学性眼部灼伤、白内障等 3 种。

4. 职业性耳鼻喉口腔疾病　如铬鼻病、噪声聋等 4 种。

5. 职业性化学中毒　铅、镉及其化合物、氯气中毒等 60 种。

6. 物理因素所致职业病　如中暑、高原病等 7 种。

7. 职业性放射性疾病　如外照射急性放射病、内照射放射病等 11 种。

8. 职业性传染病　如炭疽、森林脑炎等 5 种。

9. 职业性肿瘤　如石棉所致肺癌、苯所致白血病等 11 种。

10. 其他职业病　如金属烟热、井下从业者滑囊炎等 3 种。

Note:

1. 职业病发病的三个主要条件

（1）有毒有害因素本身的性质：有害因素的理化性质、基本结构和作用部位与职业病是否发病有着密切的关系，而且从某种程度上决定了职业病的严重程度。例如，电磁辐射的波长决定了其透入人体的深度及其危害性；不同结构的石英，导致肺部纤维化和硅沉着病的能力大小的顺序为结晶型 > 隐晶型 > 无定型；气态化学物在空气中更容易扩散，其扩散程度主要取决于化学物的初始浓度，另外还受本身的比重及空气流速等因素的影响，如二硫化碳蒸汽的比重为 2.60，重于空气，较易下沉，在空间的分布呈现梯度状态，因而处于低处的劳动者更容易发生中毒，但当二硫化碳的初始浓度小于 1mg/L，该现象则不显著；职业性有害因素的理化性质及其与组织的亲和力大小和毒性作用有直接关系，如汽油和二氧化硫有明显的脂溶性，对人体的神经组织有密切的亲和作用，故而神经系统首先受到损害。

（2）有毒有害因素作用于人体的量：物理因素和化学因素都会对人体造成损害，但是生物因素对人体造成的损害尚且无法准确估计，有害因素的量和浓度直接关系到职业病的发生。因此，在对职业病进行确诊时，有害因素的量和浓度也是重要的参考依据。接触浓度或强度（concentration，C）乘以接触时间（time，T）等于一般作用剂量（dose，D），表达式为 $D = C \times T$。《工作场所有害因素职业接触限值》（GBZ 2.1—2019）明确指出某些化学物质在空气中的限值。即便如此，有些有害因素少量、长期接触使毒素在体内积累也会引起职业性病损，最终导致职业病。虽然许多物质不会在体内积累，但会造成机体功能性的改变，如长期接触物理有害因素有可能产生健康损害。当遇到无法估计有害因素的量时，可以根据从业者接触相关有害因素的时间长短进行粗略估计。虽然生产环境中的不同有害因素在空气中的含量相同或者类似，但是如果长期接触也会表现出不同的症状，对人体健康造成的损害程度也会有所不同。由此可见，进行职业病确诊时，对从业者接触职业性有害因素的途径及从业者的工龄进行调查，有很大的参考价值。

（3）劳动者个体易感性：虽然职业性有害因素的性质及作用于人体有害因素的量与职业病的发生有直接关系，但是从业者的个体差异会造成在相同工作环境中所受到的损害程度存在较大的差异。当机体停止与有害因素接触后，部分生理功能随着时间的推移是能够逐步恢复的，但是抵御功能差的从业者后期恢复慢，甚至不能恢复到健康状态。

人体的某些组织器官或系统对特定的化学物质具有敏感性，更容易引起职业性病损，从而导致职业病。例如，谷胱甘肽 S- 转移酶的多态性影响溶剂的神经毒性，即谷胱甘肽硫转移酶 T1 可以防止运动和感觉不适，而谷胱甘肽硫转移酶 M1 减少了与溶剂暴露相关的持续注意力和短期记忆问题；不同个体的肝脏和肺内细胞色素 P450 亚酶 CYP1A1 的活性可有 20~50 倍的差异。再如，接触苯的从业者造血系统会出现问题；苯的氨基和硝基化合物对肝脏及红细胞具有特定的伤害。通过掌握这些化学物的特定敏感性，为职业禁忌证的制订提供了参考依据。

不同性别的职业人群对职业性有害因素的反应有所差异，如在相同的生产环境中，女性个体对化学物的敏感性程度要高于男性，如金属类物质（汞、锰、铅）及其他有机物（氯乙烯、苯乙烯等）。当男性职业人群的二溴氯丙烷的累计接触水平达 $500(mg \cdot h)/m^3$ 时，则会出现精子显著减少的现象，甚至严重到患无精子症的地步。此外，还应该考虑不同机体的健康状况、生活方式、年龄、体育锻炼等，这些都会影响个体对职业性有害因素的敏感性。

2. 职业病的特点

（1）有明确的病因：职业病的病因源于职业性有害因素。因此，在进行职业病的诊断过程中需要仔细排查从业者的职业史和接触史，并且改进生产过程中的工艺和设备，以此来控制职业性有害因素对人体的伤害。

（2）病因大多可检测：由于职业病的致病条件中包含职业性有害因素，因此可对生产环境中的职业性有害因素进行检测。

（3）职业病具有群发性：在同一工作环境中的从业者发生职业病常表现为发病集丛，很少是个别人发生职业病。由于接触职业性有害因素和个体差异的存在,不同群体的发病特征也有所不同。

（4）早期诊断、合理处理、预后较好:仅限于接受治疗的患者,坚持预防为主,重点抓好一级预防和二级预防。

（5）缺乏职业病的特效治疗,需要加强健康人群的健康保护和预防措施:目前许多职业病仍然没有特效的治疗方案,如硅沉着病患者的肺部组织发生不可逆转的纤维化,只能采取综合对症处理。要想减少或消除硅沉着病的发生,关键在于防尘,不仅要做好个人防护工作,还要定期监测生产环境中的粉尘浓度;定期开展职业病防护的讲座,增强职业群体的职业防护意识;定期健康体检,早期发现职业性有害因素对人体的损害。

3. 职业病的诊断原则

（1）职业史:进行职业病诊断前,首先需要详细地询问从业者的职业史,包括接触的职业性有害因素的种类、工种、工龄、工作方式、工作特点、生产工艺,接触职业性有害因素的时间长短,生产环境、防护设备及个人防护用品等;既往工作史,包括既往工作单位及工作时间、工种、岗位、兼职、服役等。通过对职业史的了解,可以对职业病发生的可能性及严重程度有初步的概念。

（2）现场调查:通过现场职业卫生学调查来了解工作环境中的职业性有害因素、职业性有害的接触方式、劳动过程、预防措施、同一环境接触条件下的发病情况。《中华人民共和国职业病防治法》中明确指出,职业病诊断、鉴定机构需要了解工作场所职业病危害因素情况时,可以对工作场所进行现场调查,也可以向安全生产监督管理部门提出,安全生产监督管理部门应当在十日内组织现场调查。

（3）症状与体征:相同或类似的职业性有害因素在不同致病条件下有不同特点的临床表现,不同种类的职业性有害因素在相同致病条件下可能表现为相同的临床症状和体征。因此,在职业病诊断过程中要综合分析职业病所表现的临床症状与体征的共同点及差异性,以防将职业病和非职业病混淆,尤其要注意临床症状和体征与所接触的职业性有害因素的致病特点是否相符,还应重视接触职业性有害因素与各种症状和体征发生时间顺序之间的规律。

（4）实验室检查:生物标志物是能够反映生物体系中与环境因子(生物、物理、化学)相互作用而产生生理、生化及免疫、遗传等方面改变的分子水平物质,主要分为接触生物标志物(exposure biomarker)、效应生物标志物(effect biomarker)及易感性生物标志物(susceptibility biomarker)。①接触生物标志物:是机体生物材料中外源性物质及代谢产物(内剂量),或外源性物质与某些靶分子之间相互作用的产物(生物有效剂量)。接触生物标志物主要有蛋白质加合物、DNA 加合物、DNA- 蛋白质交联物;尿中 1- 羟基芘、1- 羟基萘、2- 羟基萘可作为指标反映机体接触煤焦油沥青的含量。②效应生物标志物:指机体内可检测出的生理、生化或其他改变的指标,且可进一步反映早期生物效应、结构功能改变及疾病,如二苯基甲烷二异氰酸酯(MDI)可引起骨髓嗜多染红细胞微核率呈剂量依赖性增高。③易感性生物标志物:是机体受职业性有害因素影响时所产生的反应能力的指标,包括代谢酶及 DNA 损伤修复的基因及基因的多态性。

进行职业病诊断时,需要全面考虑职业病的诊断原则,综合分析,做出准确判断。

（三）工作相关疾病

广义地说,职业病也属于工作相关疾病,但一般所称工作相关疾病,与法定的职业病有所区别。职业病指某一特定职业性有害因素所致的疾病,有立法意义;而工作相关疾病(work-related disease)则指多因素相关的疾病,与工作有联系,但也见于非职业人群中,因而不是每一病种和每一病例都必须具备该项职业史或接触史。当这一类疾病发生于从业者时,由于接触职业性有害因素,会使原有的疾病加剧、加速或复发,或者劳动能力明显减退。工作相关疾病的范围比职业病更为广泛,导致的疾病经济负担更大。常见的工作相关疾病如下:

1. 行为(精神)和心身疾病　如神经衰弱综合征,常由于工作繁重、各种类型的职业紧张、夜班工作、饮食失调、过量饮酒、吸烟等因素引起。在绝大多数工业毒物急性中毒或恢复期,特别是在许多慢性中毒病例中,职业群体经常出现大脑皮层功能紊乱引发的神经衰弱综合征。在某种条件下,

Note:

客观需求与个人适应能力失衡带来的职业紧张也很常见，而紧张反应主要表现在心理、生理和行为的变化，严重者可能发生精疲力竭症，也称为职业倦怠。

2. 非特异性呼吸系统疾病　包括慢性支气管炎、肺气肿和支气管哮喘等，是多因素引起的疾病；吸烟、空气污染、呼吸道反复感染常是主要病因。因生产环境中的化学、生物有害因素主要由呼吸道进入，而许多物理因素又可影响呼吸系统的功能，所以在许多行业中，急性和慢性呼吸系统疾病高发，如慢性阻塞性肺疾病、肺癌、下呼吸道感染等。

3. 心脑血管疾病与代谢性疾病　心脑血管疾病是导致我国居民预期寿命下降的重要疾病，糖尿病是我国发病率上升最快的疾病之一，生产环境中的各种有害因素能影响血压、心率、血脂和血糖等，进而加快上述疾病的发生、发展，并可能导致死亡。越来越多的研究表明，不合理的轮班作业导致糖尿病和冠心病发生风险显著增加。

4. 其他　如消化性溃疡、腰背痛等疾病，常与某些工作有关，如高温作业可引起和加剧消化性溃疡的发生和进展。骨骼肌肉系统疾病在许多职业中高发，不仅严重降低职业生命质量和劳动效率，而且也降低退休后的生活质量和增加疾病的经济负担。

（四）早期健康损害

职业性有害因素对人体的作用可以在分子、细胞、组织、器官、个体及人群水平上表现出来，而职业性有害因素与机体内的各种分子（如 DNA、蛋白质等）的交互作用导致了健康损害的早期效应。职业性有害因素大都经呼吸道进入人体，直接和 / 或代谢后，引起一系列反应，主要包括氧化应激、炎性反应和免疫应答反应。这些反应是机体积极的、重要的防御反应，但如果机体产生过低或过强的反应，就可能对机体不利，甚至可能是早期健康损害的危险信号。更重要的是，如果有害因素过强或机体反应异常，就会出现各种早期健康损害，如血压、血脂和血糖的不良改变、遗传损伤增加（微核率、DNA 损伤和基因突变等）、肺功能下降、动脉粥样硬化加剧、心率变异性下降等。职业性有害因素所导致的早期健康损害可发展成两种完全相反的结局：健康或疾病。如果采取积极的、正确的职业健康监护和干预治疗等，其早期健康损害则多恢复为健康。反之，则可能发展为职业性病损。因此，定期检测职业性有害因素所致早期健康损害，制订科学预防策略，在我国和谐社会的构建和促进经济可持续性发展等方面具有战略意义和前瞻性。

三、职业性病损的三级预防

采取可行、有效的措施，科学预防因职业环境和劳动过程中存在的职业性有害因素引发的职业性病损，维护从业者的健康，更好地促进其从事职业工作，是目前职业卫生护理工作的核心，也是公共卫生护理中的重要内容。

（一）职业性病损的一级预防

一级预防，指从根源上消除或控制职业性有害因素对从业者的作用和损害。从疾病防控角度来说，进行一级预防，在职业性有害因素还没进入机体前，通过职业风险预测和早期预警，应用一系列预防措施来预防职业性病损发生。从公共卫生护理的工作内容来看，在这一预防阶段，主要是帮助服务对象认识影响从业者健康的因素，具体措施包括改革生产工艺及生产装置，合理应用防护设施及个人防护用品的配置，尽可能减少或避免从业者以直接或间接方式接触到职业性有害因素。

1. 职业环境中改进生产工艺、设备，减少接触有害因素　根据《中华人民共和国职业病防治法》，企业项目的设计，强调"预防为主，防治结合"的方针，保证生产过程中的工艺及设备都要符合我国最新版《工业企业设计卫生标准》（GBZ 1—2010）；职业卫生法律法规的制定及颁布，如《中华人民共和国国家职业卫生标准》规定了工作场所有害因素职业接触限值。

2. 从业过程中采用有效防护用品和防护设施　早期发现职业性病损以及职业禁忌证，并采用有效的防护设施和个人防护用品。

3. 监测职业环境中的有害因素　定期监测职业环境中化学、物理、生物等方面的有害因素。

Note:

4. 从业者本身干预　识别和控制能对人体造成健康威胁的社会经济因素、不良生活方式，如吸烟、嗜酒、缺乏锻炼、长期熬夜等。

（二）职业性病损的二级预防

二级预防，指早期发现、早期检测和诊断职业性有害因素所致的健康损害，并进行早期治疗。二级预防在防治职业性病损过程中扮演着重要的角色，尤其是慢性病的防治。慢性病大多是致病因素长期作用的结果，可采取普查、筛检、定期健康体检等措施早期发现疾病、早期诊断疾病、早期治疗干预疾病。早期健康损害的早发现、早检查和早诊断是二级预防中很重要的一环。从公共卫生的视角来看，制订和采取积极、正确和有效的干预措施和方案对于职业群体健康的维护非常重要。在这一环节中，职业卫生护理工作人员扮演着重要角色，需要积极参与干预措施的制订和推动相应措施实施。

（三）职业性病损的三级预防

三级预防，指患病后，采取积极的治疗措施以防止疾病恶化，防止残疾；促进功能恢复，延长生存时间，降低病死率。三级预防的主要原则包括：

1. 对早期经历职业性病损的从业者应及时调离原来的工作环境，并采取积极治疗。

2. 分析从业者发生职业性病损的原因，及时对生产过程和环境中存在的问题进行妥善处理，治疗和环境改善同时进行。

3. 对已确诊职业性病损的从业者，进行积极有效的治疗，助其恢复健康，预防并发症发生。目前大多数职业病的治疗多采取对症治疗；发生或可能发生急性职业病危害等时要立即采取应急救援和控制措施，这具有非常重要的公共卫生意义。目前，接触工业粉尘导致的肺组织纤维化尚无特效治疗方案。

做到及时预防、早期检测和处理职业性有害因素，帮助职业人群健康促进、预防并发症，全面实施三级预防的措施对职业性病损的防治，以及职业卫生护理工作的发展具有重要意义。

第三节　职业卫生护理的现状

一、国外职业卫生护理的现状

随全球公共卫生的发展，国外大多数国家职业卫生护理的范围不断扩展，目前几乎涉及所有的工作场所、职业环境和任何职业。

（一）职业人群老龄化，年龄跨度广

全球人口老龄化已被认为是 21 世纪的主要问题之一，其中职业人群老龄化也日益凸现。根据 WHO 在 1991 年公布的定义，45 岁以上的职业人群称为老年就业人群。通常，老年就业人群的人体功能会出现与年龄相关的一系列生理和心理的变化，而这些改变将会影响工作能力；其对工作能力的影响大小，不同的职业间存在差异。为了做好老龄职业人群的健康服务，职业卫生应该和社区初级卫生护理保健结合起来，共同解决职业人群老龄化的生理和心理趋变问题。

知 识 链 接

职业人群老龄化相关健康调查

许多国家从 20 世纪 90 年代初就开展了对人口老龄化相关的健康状况调查，如美国的健康与退休研究（health and retirement study, HRS），英国老龄化纵向研究（English longitudinal study of aging, ELSA）以及欧洲健康、老龄化和退休调查（survey of health, aging and retirement in Europe,

SHARE）。参考国际老龄化问题调查经验，中国健康与养老追踪调查（China health and retirement longitudinal study，CHARLS）对中国中老年人进行了包含社会经济状况和个人健康状况的信息收集。

通过这些健康调查，职业卫生护理工作人员可了解人口老龄化对社会的影响，同时，这些调查数据可帮助政策制定者了解老龄化对公共财政、劳动力市场以及收入对群体的影响，以更有效地准备应对人口老龄化带来的挑战。

（二）职业安全未得到充分保障

国际劳工组织（International Labour Organization，ILO）和 WHO 职业健康和安全联合委员会1995 年指出，不论何种职业环境，都需要促进和维护该职业环境中所有从业者的健康和安全。尽管职业健康和安全的概念对企业和社会来说并不新鲜，但迄今为止，其范围仅限于被认为对从业者造成更大危险和破坏的制造业和加工业，包括卫生服务在内的服务行业仅居次要地位，发展中国家尤其突出。

（三）管理者健康安全意识须加强，维护从业者健康投入少

在职业健康的二级预防过程中，管理者的职业安全意识起到非常重要的作用。例如，金属冶炼企业管理者职业安全意识不强，缺乏对从业者血铅水平的监控；因长期过度暴露于高水平的铅浓度中，导致冶炼从业者不同程度的神经损伤。此外，预防职业性病损是企业领导者的责任，管理者必须遵守国家条例，为职业人群提供安全的工作场所和环境、必要的防护设备和衣物；对职业性有害因素、职业健康风险开展教育和干预活动；加强安全意识，改进生产工艺和生产设备，加大对从业者健康维护的投资力度。

（四）职业卫生相关法律法规及标准要进一步明确，其执行须得到政府的监管

当前各国职业卫生发展水平虽不尽相同，但职业卫生相关法律法规以及标准的制定面临着需要进一步根据实际情况明确的共性问题。政府对职业健康和安全具有重要的责任，对职业卫生相关法律法规及标准制定和执行过程的监管仍需加强。

（五）职业卫生护理工作人员应积极参与职业安全相关的交流和协商情境

随着健康概念的发展，职业群体的职业安全问题也逐渐得到用人单位的重视。职业卫生护理工作人员应积极加入职业安全相关交流会议中，指出职业群体在工作场所中可能遇到的健康相关问题，如职业环境中存在的职业性有害因素，生产工艺、生产设备、个人安全防护设施等不利于维护人体健康的因素，进而采取针对性的改进措施。

二、我国职业卫生护理的现状

（一）职业病防治形势严峻

我国职业人群数量庞大，大约占全国总人口的三分之二。2019 年健康中国行动推进委员会办公室公布的数据显示，目前至少有 2 000 多万家企业的职业环境中存在职业性有害因素，受不同强度职业性有害因素影响的从业者人数已超过 2 亿。2021 年我国卫生健康事业发展统计公报（以下简称《公报》）报道，截至 2021 年底全国共报告各类职业病新病例 15 407 例，其中职业性尘肺病及其他呼吸系统疾病 11 877 例（其中职业性尘肺病 11 809 例），职业性传染病 339 例，职业性化学中毒 567 例，物理因素所致职业病 283 例，职业性皮肤病 83 例，职业性肿瘤 79 例，职业性眼病 43 例（含 5 例放射性白内障），职业性放射性疾病 5 例，其他职业病 8 例。当前职业病危害日益交织叠加，职业病及工作相关疾病防控难度增加，工作压力及肌肉骨骼疾病问题凸显，职业性有害因素在危害人类健康的同时，也给社会造成了巨大的经济损失和医疗卫生资源的负担。

（二）职业卫生护理工作人员短缺

我国职业群体队伍十分庞大，从业者的职业健康需求日益增长，与职业健康工作发展不平衡、不

Note:

充分的矛盾突出，主要表现在提供职业卫生护理的专业人员非常短缺。2021年公报发布的数据显示：截至2021年底，全国共有职业卫生技术服务机构1 022家，放射卫生技术服务机构605家，化学品毒性鉴定中心23家，职业健康检查机构5 067家，职业病诊断机构588家。据中国疾病预防控制中心职业卫生与中毒控制所统计，目前我国职业病防治工作者仅有3万人左右，远不能满足职业健康和公共卫生事业发展的需要。在职业群体健康维护和健康促进的过程中，公共卫生护士扮演着重要角色，被期待着作为专业职业防护的咨询者、教育者和协调者，以填补我国职业卫生护理工作人员缺乏的空白。但是，目前我国提供职业卫生护理工作人员仍局限为来自职业病防治院所、疾病预防控制中心和厂矿医院的护士，其工作重点主要是提供简单的医疗护理服务，如预防接种、意外职业伤害和疾病的紧急治疗、企业职工的健康体检等，缺乏全面的职业卫生护理功能，并且这些人员大多仅接受了护理及医学相关专业的教育，并未接受专业的培训与认定，缺乏专业、系统化的公共卫生理念和职业卫生护理知识。

（三）职业卫生护理工作人员职责、角色与功能不明确

目前，国内尚无针对职业卫生护理工作人员特定的立法，现存劳动者相关法律也尚未明确指出职业卫生护理工作人员的职责、角色和功能，因此国内职业卫生护理工作人员存在对自身所承担的责任不清楚、角色混淆等问题。

知 识 链 接

职业卫生护理实践的功能

美国职业卫生护理学会定义了7个特定功能，用以指导职业卫生护理的实践范围，帮助相关专业人员明确其在职业卫生护理工作中扮演的角色。

1. 健康评估　通过建立健康档案、健康风险评估、检测和身体评估、动态监测等手段，获取特定职业环境中从业者的职业健康相关信息，评估职业群体的健康变化。

2. 个案管理　帮助从业者通过适当途径获得医疗保险服务；促进从业者们按时返工并根据需要申请适当合理的住宿。

3. 健康促进和健康教育　为帮助生产劳动组织（如企业、厂矿等）实现维护和促进职业群体健康的目标，制订综合、多层次的健康促进计划；针对从业者面临的职业性有害因素、职业健康风险开展教育和干预活动。

4. 咨询和危机干预　为从业者提供个人咨询和指导。通过参与企业等生产劳动组织的管理职员援助计划，以满足从业者的社会心理需求，并制订与健康行为和药物滥用相关的组织规定、程序和教育计划。

5. 健康与危害监测　为从业者提供定期健康评估，并根据从业者面临的健康风险、职业性有害因素等为该人群提供预防服务。这包括但不限于实施预防接种、感染控制、旅行卫生服务以及适当的医疗检测。

6. 伤害预防和损失控制　定期评估工作场所和生产劳动过程，与劳动卫生和环境卫生、预防医学以及职业安全相关专业人员协作，共同确定职业环境中潜在的健康和安全危害。

7. 与职业有关的伤害和疾病管理　与其他卫生专业人员合作以诊断和治疗职业病，从而帮助从业者恢复最佳的健康状况。

（四）职业卫生护理教育匮乏

我国职业卫生护理起步较晚，国内有关职业卫生护理教育的培训较少。国内的护理本科教育主要侧重于临床护理人才的教育，目前职业卫生护理的师资队伍尚未建立。一方面，我国职业卫生护理教育的内容缺乏统一的标准，职业卫生护理专业的硕士、博士学位课程缺失，缺乏专业的相关知识

Note:

和技能的培训；另一方面，目前从事职业卫生护理的工作人员"门槛过低"，未设置职业卫生护理专业人才的职业资格证书或执业证书，职业卫生护理工作人员的角色功能和专业能力标准尚未明确，职业卫生护理的执业范围、相关配套支持或资源以及医疗专业团队的支援和预算不足，无法为职业卫生护理工作人员提供充分的保障。此外，为帮助从事职业卫生护理工作者树立积极的工作态度和专业信心，协助解决职业卫生护理工作中遇到的问题，国内相关教材和实践课程亟待完善。

（王　琴）

思 考 题

1. 作为一名将来从事公共卫生护理的学生，请思考，随着经济社会发展以及职业群体对健康的重视，应如何增强职业卫生护理的能力？

2. 查阅相关文献，了解各国职业卫生护理教育现状，请思考，目前应该采取哪些措施促进我国职业卫生护理教育的发展？

Note：

第十六章

公共卫生护理在社区中的运用

16章 数字内容

———— 学 习 目 标 ————

知识目标：

1. 掌握社区公共卫生护理的基本概念及原则；明尼苏达公共卫生干预模式；公共卫生护士在社区中的职责及作用。

2. 熟悉国家基本公共卫生服务项目；明尼苏达公共卫生干预模式的十个基本假设。

3. 了解公共卫生护士的执业标准。

能力目标：

1. 能将公共卫生干预措施应用于社区护理实践。

2. 能运用所学知识对社区重点人群进行管理。

素质目标：

具有在社区中履行公共卫生护士责任的职业精神和责任感。

小王，护生，大学四年级，在某社区医院实习。通过实习评估，他发现该社区是一个位于市区的居民住宅小区，人口 5 641 人，其中老年人口 1 773 人。社区内老年人口多，大多患有慢性病，因此社区为老年人定期开展居家健康照护讲座，为患有慢性病的社区居民举办病友会，分享疾病预防及预后知识，社区居民参与热情高；为社区儿童开展预防接种，预防接种率率在全市居于前列。社区居民还存在抑郁、睡眠障碍等问题，因此小王同社区护士为社区居民开通了心理援助热线，以满足社区居民的心理健康需求。各项社区公共卫生管理工作开展顺利。

　　请思考：

　　1. 公共卫生护士如何在社区中针对不同人群实施干预？

　　2. 公共卫生护士在社区中应发挥什么职责和作用？

　　社区公共卫生护理在公共卫生事业发展中发挥着不可替代的作用。社区公共卫生护理是将公共卫生学和护理学结合在一起，由经过培训的专业人员为社区内个人、家庭及社区提供护理服务和帮助。社区公共卫生护理既是社区卫生服务方面的主要力量，也是社区护理方面的重要组成部分，对我国医疗改革和社会发展发挥着不可或缺的作用。

第一节　社区公共卫生护理概述

　　随着护理服务模式从以疾病为中心转换到以人的健康为中心，公共卫生护理的概念逐步被提出并被人们所接受，这对社区的护理工作者提出了新的挑战，护理的重点从个人和家庭扩大到社区以及影响人群健康状况的因素。因此，了解社区公共卫生护理，有利于进一步开展护理工作，实现全民健康。

一、社区公共卫生护理的基本概念

　　社区公共卫生护理是社区护理的重要组成部分。社区公共卫生护理的概念及特点依据社区护理而界定。在社区护理中，社区护士为任务主要承担者，承担全社区、全人群、全方位的预防疾病，促进健康、恢复健康和减轻痛苦的任务；在公共卫生护理中，社区公共卫生护士为任务主要承担者，承担全社区、全人群在公共卫生及基层卫生方面的任务。因此将社区公共卫生护理定义为以社区为导向，以人群为基础，以促进公共卫生为中心，以预防疾病和促进健康为目的，实现人群健康为最终目的所提供的护理服务。

二、社区公共卫生护理的原则

　　1. **以社区为导向**　社区公共卫生护理是一个由社区独特的经验、知识、关注点、价值观和文化积极塑造的过程，如社区公共卫生护士向西南某农村的老年人群提供营养咨询，需要考虑该社区所在地区最常食用的食物类型以及常用的烹饪方法。

　　2. **以人群为基础**　社区公共卫生护理需要关注人群的特征，如社区居民的年龄、性别、收入水平、所在地区的特定危险因素等。社区人群包括社区的患病人群与未患病人群。

　　3. **关注人际关系**　在社区护理中，关注点是个别患者，在社区公共卫生护理中，关注点是社区全体人群，更注重人口群体及人与人之间的人际关系，强调人人参与。但在社区公共卫生护理中，关注点扩大到家庭、集体、社区方面，社区公共卫生护理更注重人口群体及人与人之间的人际关系。

　　以社区为导向、以人群为基础的社区公共卫生护理采用以人口为基础的方式，并由特定社区的特征和需求最终建立一个高健康水平的社区，实现全民健康。

第二节　社区公共卫生服务项目概述

实施国家基本公共卫生服务项目是促进基本公共卫生服务逐步均等化的重要内容，是我国公共卫生制度建设的重要组成部分。我国社区公共卫生服务项目包括基本公共卫生服务项目和社区重点人群的公共卫生项目。

一、基本公共卫生服务项目

基本公共卫生服务项目是我国政府针对当前居民存在的主要健康问题，面向全体居民免费提供的最基本的公共卫生服务。

（一）国家基本公共卫生服务的变化趋势

2009 年，卫生部发布《国家基本公共卫生服务规范（2009 年版）》，明确提出了健康教育、计划免疫、儿童保健、孕产妇保健、慢性病管理、传染病预防、精神疾病患者管理、60 岁以上老年人管理以及建立健康档案的 9 大类 21 项社区卫生服务内容。

2011 年，在第一版的基础上新增卫生监督管理规范，形成了《国家基本公共卫生服务规范（2011 年版）》。

2017 年，进一步修订增加了中医药健康管理服务和结核病患者健康管理服务，形成了《国家基本公共卫生服务规范（第三版）》，包括 12 项内容。

从服务经费方面来看，人均基本公共卫生服务经费补助标准由 2009 年的 15 元增加至 2020 年 74 元，新增经费主要用于社区和村的基层卫生建设。

（二）国家基本公共卫生服务项目

国家基本公共卫生服务项目自 2009 年启动，在基层医疗卫生机构普遍开展，取得一定成效。国家基本公共卫生服务项目是我国政府针对当前城乡居民存在的主要健康问题，以 0～6 岁儿童、孕产妇、老年人、慢性病患者、严重精神障碍患者和肺结核患者等人群为重点人群，面向全体居民免费提供的最基本的公共卫生服务。

1. 城乡居民健康档案管理　对辖区内常住居民中的重点人群进行健康档案管理。居民健康档案内容包括个人基本信息、健康体检、重点人群健康管理记录和其他医疗卫生服务记录；居民建立健康档案通过入户服务、疾病筛查、健康体检等多种方式；开展医疗卫生服务时，使用居民健康档案并更新。居民健康档案的终止缘由包括死亡、迁出、失访等。纸质和电子健康档案，由健康档案管理单位参照现有规定中病历的保存年限、方式负责保存。

2. 健康教育　对辖区内常住居民通过提供健康教育资料、设置健康教育宣传栏、开展公众健康咨询活动、举办健康知识讲座、开展个体化健康教育等形式，进行健康生活方式、可干预危险因素、重点慢性病、重点传染病、公共卫生问题、突发公共卫生事件、医疗卫生法律法规及相关政策的健康教育。

3. 预防接种　对辖区内 0～6 岁儿童建立预防接种证和预防接种卡（簿）等儿童预防接种档案。部分省份对重点人群接种出血热疫苗。在重点地区，对高危人群实施炭疽疫苗、钩端螺旋体疫苗应急接种。如发现疑似预防接种异常反应，接种人员应按照《全国疑似预防接种异常反应监测方案》的要求进行处理和报告。

4.0～6 岁儿童健康管理　对辖区内常住的 0～6 岁儿童健康管理，包括新生儿出院后 1 周内进行新生儿家庭访视；新生儿出生后 28～30d 进行新生儿满月健康管理；婴幼儿健康管理是满月后在乡镇卫生院、社区卫生服务中心进行 8 次随访服务；学龄前儿童健康管理是为 4～6 岁儿童每年提供一次健康管理。

5. **孕产妇健康管理**　孕 13 周前为孕妇建立《母子健康手册》，并进行第一次产前检查；孕 16～40 周每 4 周进行一次健康教育和指导；产妇出院后 1 周内到产妇家中进行产后访视，进行产褥期健康管理，加强母乳喂养和新生儿护理指导；乡镇卫生院、社区卫生服务中心在产后 42d 为正常产妇做产后健康检查，异常产妇到原分娩医疗卫生机构检查。

6. **老年人健康管理**　每年对辖区内 65 岁及以上常住居民提供一次健康管理服务，包括生活方式和健康状况评估、体格检查、辅助检查，告知评价结果并进行相应健康指导。

7. **慢性病患者健康管理**

（1）高血压患者健康管理：对辖区内 35 岁及以上常住居民中原发性高血压患者进行健康管理。对已确诊的原发性高血压患者纳入高血压患者健康管理；对可疑继发性高血压患者，及时转诊；对具有高危因素的患者进行生活方式指导；对原发性高血压患者，每年要提供至少 4 次面对面的随访。

（2）2 型糖尿病患者健康管理：对 2 型糖尿病高危人群进行有针对性的健康教育，建议其每年至少测量一次空腹血糖；对确诊的 2 型糖尿病患者，每年提供 4 次免费空腹血糖检测，至少进行 4 次面对面随访。对血糖控制满意者预约下一次随访；对第一次出现空腹血糖控制不满意者，进行指导，2周后再次随访；对多次出现空腹血糖控制不满意者，建议其转诊，2 周内主动随访。

8. **严重精神障碍患者管理**　对患者进行全面评估，为患者建立信息档案，每年至少随访 4 次，每次随访检查患者的精神状况，进行危险性评估；根据患者的危险性评估分级、社会功能状况、精神症状评估、自知力判断以及是否存在药物不良反应或躯体疾病情况，对患者进行分类干预。在患者病情许可的条件下，每年进行一次健康体检。

9. **传染病及突发公共卫生事件报告和处理**　在疾病预防控制机构和其他专业机构指导下，开展传染病疫情和突发公共卫生事件风险排查，收集和提供风险信息，参与风险评估和应急预案制（修）订；若发现传染病患者及疑似患者，按要求填写上报，采取隔离、医学观察等措施，对密切接触者和健康危害暴露人员，提供必要的基本医疗和预防服务。

10. **中医药健康管理**　对不同年龄的重点人群采取不同的管理方式，每年为 65 岁及以上老年人提供一次中医药健康管理服务，内容包括中医体质辨识和中医药保健指导；在儿童 6、12 月龄给家长传授摩腹和捏脊方法；在 18、24 月龄传授按揉迎香穴、足三里穴的方法；在 30、36 月龄传授按揉四神聪穴的方法；向家长提供儿童中医饮食调养、起居活动指导。

11. **肺结核患者健康管理**　如发现辖区居民有慢性咳嗽、咳痰≥2 周，咯血、血痰，或发热、盗汗、胸痛，或不明原因消瘦等肺结核可疑症状，及时双向转诊，并在 1 周内进行随访。对于确诊患者，应在 72h 内访视患者，进行服药督导和健康宣教。在患者的强化期或注射期内每 10d 随访一次，继续期或非注射期内每个月随访一次。评估患者的服药情况，进行分类干预。

12. **卫生计生监督协管**　发现或怀疑有食源性疾病、食品污染等对人体健康造成危害或可能造成危害的线索和事件，及时报告；协助卫生计生监督执法机构对辖区内机构用水、供水进行巡查，协助开展饮用水水质抽检服务；协助卫生计生监督执法机构定期对学校传染病防控开展巡访，指导学校设立卫生宣传栏，协助开展学生健康教育；协助定期对辖区内非法行医、非法采供血开展巡访；协助对辖区内与计划生育相关的活动开展巡访，发现问题及时报告。

13. **免费提供避孕药具**　对 31 个省（自治区、直辖市）和新疆生产建设兵团内的育龄夫妻免费提供基本避孕药具和免费实施基本避孕手术。鼓励通过社区、单位、高校、自助发放机等多种渠道、多种形式免费发放基本避孕药具，方便育龄群众获得避孕药具，提高可及性。

14. **健康素养促进**　结合"健康中国行"主题宣传活动，开展"健康教育进学校""健康教育进乡村""健康教育进家庭"和健康教育阵地建设、基层健康教育骨干培养等工作；组织开展省级健康促进县（区）技术评估工作；采取查阅资料、现场调研、座谈会等形式开展国家级技术评估并通报结果；组织开展健康促进医院、学校等健康促进场所建设；各省份针对本省重点健康问题，开发健康科普材料，为基层提供支持。

Note:

2018 年，国务院办公厅印发《关于印发医疗卫生领域中央与地方财政事权和支出责任划分改革方案的通知》，明确将国家基本公共卫生服务项目和新划入的原重大公共卫生服务和计划生育项目中的妇幼卫生、老年健康服务、医养结合、卫生应急、孕前检查等内容合并为基本公共卫生服务。2019年，新划入的基本公共卫生服务相关工作共包括 19 项工作，包括地方病防治、职业病防治、重大疾病及健康危害因素监测，人感染高致病性禽流感、SARS 防控项目管理，鼠疫防治项目管理、国家卫生应急队伍运维保障管理、农村妇女"两癌"检查项目管理、基本避孕服务项目管理、贫困地区儿童营养改善项目管理、贫困地区新生儿疾病筛查项目管理、增补叶酸预防神经管缺陷项目管理、国家免费孕前优生健康检查项目管理、地中海贫血防控项目管理、食品安全标准跟踪评价项目、健康素养促进项目管理、国家随机监督抽查项目管理、老年健康与医养结合服务管理、人口监测项目、卫生健康项目监督管理。

（三）实施基本公共卫生服务的意义

2017 年，习近平总书记在党的十九大报告中提出实施健康中国战略，强调将健康融入所有政策中，保证人人都能享有基本卫生服务，实现全民健康。基本公共卫生服务是实现公共卫生服务有序发展的重要指引和重要载体。基本公共卫生服务是健康中国战略的重要组成部分，促进基本公共卫生服务不断发展，是提高公共卫生护理服务水平，改善人民身心健康的重要举措。

二、社区重点人群的公共卫生服务项目

随着基本公共卫生项目的不断完善推进以及我国《健康中国行动（2019—2030 年）》的要求，为加强基层公共卫生建设以及重点人群的监管，在社区层面为重点人群提供服务，满足不同人群多方面公共卫生需求，实现资源整合，加强心理卫生层面建设，协助社区人群正确对待精神问题及其他可能出现的影响个人生活质量及群体公共卫生健康的问题。

（一）抑郁人群

1. 抑郁障碍（depressive disorder）　是最常见的精神障碍之一，是由各种原因引起的以显著而持久的心境低落为主要临床特征的一类心境障碍，伴有不同程度的认知和行为改变，部分患者存在自伤、自杀行为，甚至因此死亡。

知 识 链 接

抑郁障碍的流行病学调查

2019 年中国精神卫生调查（CMHS）的数据提示，我国大陆地区抑郁障碍的终生患病率为6.8%。抑郁障碍多数为急性或亚急性起病，平均发病年龄为 20～30 岁，几乎每个年龄段都有罹患抑郁障碍的可能，女性多于男性（1.5∶1～2∶1）。抑郁障碍单次发作至少持续 2 周以上，有反复发作的可能。单次抑郁发作的平均病程约 16 周，发作后痊愈平均需要 20 周左右。经过规范抗抑郁治疗，多数患者的病情可以缓解，患者一般可恢复到病前功能水平，但 20%～35% 的患者会有残留症状，社会功能受损。

2. 社区抑郁人群管理　为贯彻落实《健康中国行动（2019—2030 年）》心理健康促进行动有关要求，加大抑郁症防治工作力度，鼓励社会心理服务体系建设试点地区探索开展抑郁症防治特色服务，国家卫健委办公厅印发《探索抑郁症防治特色服务工作方案》。

（1）工作目标：到 2022 年，在试点地区初步形成全民关注精神健康、支持和参与抑郁症防治工作的社会氛围。公众对抑郁症防治知识的知晓率达 80%，学生对防治知识的知晓率达 85%。抑郁症就诊率在现有基础上提升 50%，治疗率提高 30%，年复发率降低 30%。非精神专科医院的医师对抑郁症的识别率在现有基础上提升 50%，规范治疗率在现有基础上提升 20%。

Note：

（2）重点任务

1）加强防治知识宣教：在试点地区各级政府领导下，卫生健康、宣传等部门加强协作，采用多种宣传手段，利用影视、媒体等多种渠道，广泛开展抑郁症科普知识宣传。医疗卫生机构加大抑郁症防治科普宣教力度，拍摄制作专业权威且通俗易懂的抑郁防治科普宣传片，普遍提升公众对抑郁症的认识，减少偏见与歧视。充分发挥专家队伍作用，深入学校、企业、社区、机关等，开展抑郁症相关公益讲座。在公共场所设立或播放抑郁症公益宣传广告，各社区健康教育活动室（卫生服务中心）向居民提供科普宣传资料。

2）开展筛查评估：医疗卫生机构使用患者健康问卷-9（PHQ-9），开展抑郁症筛查，通过建立公众号、应用程序等形式，为公众提供线上线下抑郁症状况测评及评分说明和诊疗建议等。各类体检中心在体检项目中纳入情绪状态评估，供体检人员选用。基层医疗卫生机构结合实际工作开展重点人群心理健康评估。对发现疑似抑郁症患者，建议其到精神卫生医疗机构就诊。精神专科医院结合各类主题日、传统节日宣传活动等，组织开展抑郁症筛查。综合医院提供自助式抑郁症测评设备或公布测评公众号，供就诊患者开展自助式心理健康状况测评。各高中及高等院校将抑郁症筛查纳入学生健康体检内容，建立学生心理健康档案，评估学生心理健康状况，对测评结果异常的学生给予重点关注。

3）提高早期诊断和规范治疗能力：各级医疗卫生机构规范、持续开展抑郁症防治等相关知识培训。加大对非精神专科医院医师的培训，提高其识别抑郁症的能力，并及时转诊。推动综合医院与精神卫生医疗机构开展联合门诊或远程会诊。妇幼保健院、中医院要开设精神（心理）科。基层医疗卫生机构借助医联体等服务形式，与精神卫生医疗机构建立紧密的协作机制。基层医疗卫生机构要将抑郁症防治知识纳入社区医生继续教育必修课程，使社区卫生服务站（乡镇卫生院）全科医生有筛查识别抑郁症的能力。精神卫生医疗机构依托医联体，将专家服务下沉至基层，为社区（村）抑郁症患者提供科学诊断，制订治疗方案。精神卫生医疗机构开辟疑难抑郁症患者诊疗绿色通道，及时收治疑难患者。对社工和护理人员开展抑郁症照护与家属辅导技能培训。

4）加大重点人群干预力度：儿童青少年抑郁障碍、女性抑郁障碍、老年人群、高压职业人群。

知 识 链 接

抑郁障碍

女性抑郁障碍的患病率为男性的 1.5～2 倍。由于神经内分泌以及其他因素的影响，女性的发病率自青春期开始升高，持续到生育期，之后缓慢下降，到围绝经期再次呈上升趋势。《精神障碍诊断与统计手册（第 5 版）》（DSM-5）将经前期烦躁障碍、孕产期抑郁障碍（妊娠期抑郁障碍、产后抑郁障碍）、围绝经期抑郁障碍也列为独立的疾病诊断。

经前期烦躁障碍：轻度经前期烦躁障碍患者的治疗以非药物干预为主，如疾病知识教育、生活方式的改变、支持性心理治疗和认知行为治疗等。无效的患者或中重度患者可以给予抗抑郁药治疗，如 SSRI 类药物。

妊娠期及产后抑郁障碍：妊娠期高达 70% 的女性可出现抑郁症状，10%～16% 符合重度抑郁障碍的诊断标准。将抑郁症防治知识作为孕妇学校必备的科普宣教内容，提高孕产妇及家属防治意识。将孕产期抑郁症筛查纳入常规孕检和产后访视流程中，由经过培训的医务人员或社工进行孕期和产后抑郁的筛查追踪。鼓励精神专科医院、综合医院精神科与妇产科及妇幼保健院等医疗机构以联合门诊或远程会诊的形式，为孕产期妇女提供专业支持。

围绝经期抑郁障碍：女性围绝经期（通常 45～55 岁）是发生抑郁障碍的高危时期，大部分患者既往有抑郁发作史。治疗上应遵循抑郁障碍的一般原则，包括药物治疗、心理治疗和疾病知识教育。

Note:

5）强化心理热线服务：依托精神卫生医疗机构或公共卫生公益热线、社会心理健康服务机构等专业力量，以市为单位至少建立一条 24h 提供公益服务的心理援助热线。通过报纸、电视、广播、网络等多种形式，加大心理援助热线服务的宣传，扩大热线服务的社会影响力。将心理援助热线建设成为公众进行心理健康咨询、求助、疏导、危机干预、转介的便捷平台。定期组织对热线接线员的培训和检查，每名接线员每年至少接受 2 次培训，每月至少接受 1 次检查。

6）及时开展心理干预：建立健全包括精神科医师、心理治疗师、心理咨询师、社工等在内的专业化心理危机干预队伍，每年开展不少于 2d 的专项培训和演练。在重大传染病、自然灾害等突发事件发生时，组织开展心理疏导和心理干预，及时处理急性应激反应，识别高危人群，预防和减少极端行为的发生。

试点地区卫生健康部门要牵头成立专家工作组，对特色服务工作提供技术支持和指导，开展多层次的抑郁症防治。

（二）睡眠障碍人群

1. 失眠障碍（insomnia disorders）　指尽管有适宜的睡眠机会和环境，依然对睡眠时间和 / 或睡眠质量感到不满足，并引起相关的日间功能损害的一种主观体验，可单独诊断，也可与精神障碍、躯体疾病或物质滥用共病。失眠障碍的患病率为 10%～20%，其可能的危险因素包括高龄、女性和失眠障碍家族史等。

2. 社区睡眠障碍人群管理　2019 年，国务院印发《健康中国行动（2019—2030 年）》，将普及健康知识、参与健康行动作为行动的基本路径，专门设置健康知识普及行动等 15 个专项行动，饮食有节、起居有常等健康文明生活方式是健康知识普及行动的重要内容之一。其中，睡眠作为消除疲劳、恢复功能、维护健康的重要途径，关注群众睡眠健康，预防失眠等睡眠障碍的发生，同时对睡眠障碍人群进行及时的干预和管理同样成为社区公共卫生管理工作的重要内容。

（1）普及全民睡眠卫生教育，传播健康睡眠理念：积极推动睡眠相关健康教育工作。组织修订《中国公民健康素养——基本知识与技能（2015 年版）》《中国青少年健康教育核心信息及释义（2018 版）》，同时实施健康素养促进行动项目、国家基本公共卫生服务健康教育项目、重大卫生主题宣传日活动等健康促进活动，大力推动睡眠健康教育。通过多种形式普及健康知识和技能，引导群众形成自主自律的健康生活方式。利用世界睡眠日，通过组织现场活动，利用官方网站、公众号等多种途径开展健康科普活动。

（2）大力促进睡眠医学发展，构建标准化诊疗体系：社区卫生服务机构应重视睡眠障碍的发现及诊疗，可以通过设立睡眠障碍咨询门诊等方式及早发现并及时处理。

（3）睡眠卫生宣教：教会社区居民自我处理失眠的各种措施，重建规律、有质量的睡眠模式。例如，生活规律，三餐、睡眠、工作的时间尽量固定；睡前 2h 避免易兴奋的活动，如看刺激紧张的电视节目、长久谈话、进食等，避免饮用浓茶、咖啡、巧克力、可乐等；白天多在户外活动，接受太阳光照；用熟悉的物品或习惯帮助入睡，如听音乐、用固定的被褥等；建立规律性睡眠 - 觉醒模式，把床当作睡眠的专用场所，不在床上从事与睡眠无关的活动，无论夜间睡眠质量如何，都必须按时起床；避免白天睡觉。提高对睡眠呼吸暂停综合征的预防、筛查、诊断、治疗相关临床研究的支持保障。

社区居民由于各种客观或主观因素往往不能完全做到保持良好的睡眠习惯，因此需要社区护士有规律的随访、督促和指导，达到使社区居民养成良好睡眠习惯的最终目标。

第三节　公共卫生干预模式

公共卫生干预措施是以预防医学的基本观点和理论为基础，根据公共卫生的宗旨和功能所采取的社会性实践的总称。目前，国外多采用明尼苏达公共卫生干预模式。我国国内尚未形成成熟的公共卫生护理干预模式。

Note:

一、明尼苏达公共卫生干预模式

1982 年，怀特（White）提出社区护理的明尼苏达模式（Minnesota model）。经过多年的发展，1998 年 Keller 首次提出明尼苏达干预模式，作为以人群为基础的公共卫生护理实践模式。它将公共卫生护理作为护理领域的一种专业实践，应用于公共卫生实践、护理教育和护理管理等领域。同时作为概念框架，明尼苏达干预模式通过对社区、家庭、个人及系统的公共卫生干预来提高人群的健康，其基于人群的实践和解释改善人群健康的作用已被证明有效。该干预模式源自于公共卫生护士的工作实践，它确定了公共卫生护理实践的广度和深度，为公共卫生护士的工作提供实践方法，另外该干预模式也适用于公共卫生团队的其他成员，如营养师、医生、教育工作者和流行病学专家。

（一）明尼苏达公共卫生干预模式的十个基本假设

假设 1：界定公共卫生护理实践。

公共卫生护理是应用护理学、社会学和公共卫生学的知识来促进和维护人群健康的实践。公共卫生护士应具有护理学和公共卫生学教育背景的注册护士，公共卫生护理的首要任务是通过与个人、家庭、社区和 / 或系统合作达到促进整个人群的健康和预防疾病的目的。

假设 2：公共卫生护理实践关注人群。

关注于人群而不是个人是公共卫生护理区别于其他护理实践的一个重要特征。人群可分为两类，第一类为高危人群，即人群存在确定的威胁健康的危险因素。如超重和高血压的成人面临患有心血管疾病的风险。第二类是利益人群，即人群基本健康，但需要采取措施以改善或维持健康。如新生儿的父母，无论其家境如何，都享有公共卫生护士定期家庭访视的服务，对母婴进行保健指导，从而保证新生儿健康成长。

假设 3：公共卫生护理实践相关健康的决定因素。

健康不平等定义为不同群体健康状况的差异或在不同的人群之间健康决定因素的分布，强调社会决定因素对健康状况的影响。健康决定因素是作用于人群健康的多种因素的集合，包括收入、社会地位、社会支持网络、教育、就业和工作环境、社会环境、物理环境、个人卫生行为和应激技能、健康的儿童发展、卫生服务、性别、文化、生物和遗传。解决健康不平等和解决健康的决定因素是公共卫生护理的关键特征。

假设 4：公共卫生护理实践以社区卫生评估所确定的优先事项为指导。

社区卫生评估需要不断收集和分析有关社区人群健康状况的定量和定性数据，并且要数据全面。通过评估可发现社区人群现存的诸多健康问题，但因社区资源有限，同一时间并不能解决所有问题，这就需要经验丰富的社区公共卫生护士从诸多问题中确定优先需要解决的事项。

假设 5：公共卫生护理实践强调预防。

预防是为防止事件发生或在事件发生后尽可能减少其负面影响而采取的预期行动。公共卫生预防分为一级、二级和三级预防。公共卫生护理实践强调人群的健康促进和疾病预防，其中重点要加强一级预防。

假设 6：公共卫生护士可在社区、系统、个人实践层面上进行干预。

为了改善人群健康，公共卫生护士的工作通常在三个预防层面依次和 / 或同时进行。

社区层面的实践通过改变社区认知、社区态度和社区行为等实现。如社区建立规范，禁止营销组织时向未成年高中生售卖烟酒。

系统层面的实践通过改变组织、政策、法律等来实现。如有关部门对酒吧进行定期检查以确保其不接待未成年人。

个人层面的实践通过改变个人的知识、态度、信念和行为来实现。如向青少年传授如何有效拒绝的技巧。

Note:

假设 7：以护理程序指导公共卫生护理实践。

护理程序包括评估、诊断、计划、实施和评价，它贯穿于所有的护理实践中。公共卫生护士必须学会应用护理程序指导社区、系统、个人三个层面的实践。

假设 8：公共卫生护理实践使用一套通用的干预措施。

干预措施包括在社区、系统、个人和家庭为改善或维护健康状况而采取的行动。一套通用的干预措施包括监测、外联、筛查和健康教育等17项内容。

假设 9：公共卫生护理实践有助于实现基本公共卫生服务。

基本公共卫生服务阐述了公共卫生系统为维护和促进公众健康所采取的具体工作。干预是公共卫生人员实施基本公共卫生服务的手段，干预的有效落实有助于实现基本公共卫生服务。

假设 10：公共卫生护理实践基于价值观和理念。

明尼苏达干预模式确定了公共卫生护理实践的内容和实施方法。公共卫生护理实践的基础以公共卫生和护理的价值观和理念为指导，公共卫生的理念包括关注人群、社会公平、健康促进和疾病预防等，护理理念包括关注关系、整体、实践价值的尊重等。

（二）明尼苏达公共卫生护理干预模式的组成

公共卫生护理干预模式有三个组成部分：人群基础、三个层面的实践和十七种干预措施。

1. 人群基础　公共卫生护理在社区、系统和个人/家庭层面的实践都是基于人群。公共卫生护理实践以人群为中心，通过评估社区健康状况，确定利益群体或风险群体优先需要解决的问题。

2. 三个层面的实践　公共卫生护理实践可以对社区的个人和家庭，以及影响社区健康的系统实施干预，各层面的干预有助于实现改善人群健康的总体目标。三个层面的实践同等重要，公共卫生护士有责任依据确定的优先问题处理三个层面的工作。

社区层面的实践：社区实践的目标是提高整个社区对免疫接种的重要性和未接种后果的认识和态度。通过策略的实施以达到社区居民及其子女免疫接种人数增加的目的。这就需要社区公共卫生护士联合其他公共卫生人员深入到学校、市场等区域去教育、宣传和调查免疫接种的情况。

系统层面的实践：其目标是改变影响免疫接种率的法律、政策和实践，如促进基于人群的免疫登记和改善诊所和社区卫生工作人员的实践做法。

个人或家庭层面的实践：其目标是确定尚未接种疫苗的个人，并明确未免疫接种的原因，以确保个人及时地进行免疫接种。

3. 十七种干预措施　包括监测、疾病和其他健康事件调查、推广、筛查、病例发现、转诊和随访、病例管理、授权职能、健康教育、咨询、会诊、合作、联盟建设、社区组织、宣传、社会营销以及政策制定和执行。

二、明尼苏达公共卫生干预措施

公共卫生是关系到国家或地区人民大众健康的公共事业。公共卫生干预措施是解决通过社区评估而确定的公共卫生问题，实施公共卫生干预措施可以更好地实行基本公共卫生项目，促进公共卫生事业的健康发展。

1. 监测　通过持续和系统地收集、分析和解释卫生数据来报告和监测卫生事件。目的是规划、实施和评价公共卫生干预措施。类型包括主动、被动、常规和特殊监测。标准是事件的频率、严重程度、费用、可预见性、可沟通性及公共利益。特点是可接受性、灵活性、敏感性、典型性、简单性、稳定性、及时性及有效性。

监测的重点是传染病等重大健康威胁，以及慢性病、暴力伤害等健康事件。与疾病和其他健康事件调查类似，监测收集和分析健康数据。

2. 疾病和其他健康事件调查　系统地收集和分析威胁人群健康的数据，调查原因，识别病例和其他风险情况，并确定控制措施。疾病和其他健康事件调查过程包括确定和核实威胁的来源；确定

Note：

案件、联系人和其他有危险的人；确定控制措施；并根据需要与公众沟通。并非所有的健康事件都是可以预防的，如自然灾害无法预防，但计划中的公共卫生反应可以通过减轻或减少影响严重程度的预防措施来降低其影响的严重程度。

疾病和其他健康事件调查经常与监测相结合，这两种干预通常被当作一个过程来讨论。疾病和其他健康事件调查经常伴随病例发现、转诊和随访。

3. **推广**　定位利益人群或风险人群，并提供获得服务的途径。推广活动可以针对整个社区、社区内的目标人群和 / 或影响社区健康的系统。步骤包括确定推广的社区、确定健康问题、对健康问题进行研究、组织推广团队、在社区中建立信任关系、准备并实施推广、评估推广结果。

在社区层面的实践上，推广通常与社会营销同时进行，使用社会营销可以产生有效的推广信息。更普遍的做法是将推广工作与健康教育结合起来。

4. **筛查**　确定尚未察觉有健康风险的人群或无症状患病的人群。目的是发现健康风险和疾病，以减少不良后果、疾病传播和痛苦，改善预防和治疗结果。步骤包括评估、制订计划、确定风险组的优先级、使用循证的方法、实施、监测与评估。

社会营销和推广干预经常发生在筛查干预之前，特别是大规模筛查干预。健康教育和咨询通常与筛查同时发生，或作为筛查后进行访谈的一个特征。对于需要进一步评估风险或症状的人，往往会采取转诊和随访干预措施。

5. **病例发现**　定位和识别存在风险因素的个人和家庭，并将他们与社区卫生机构建立联系。病例发现是只在个人 / 家庭层面进行的一对一干预。病例发现作为个人 / 家庭层面的干预措施，用于监测、疾病和其他健康事件调查、推广和筛查。步骤包括确定高风险因素的个人和家庭、提供可能的解决方案和服务的信息、提供直接获得服务的途径。

病例发现与推广、筛查、监测以及疾病和其他健康事件调查有关。病例发现作为个人 / 家庭实践水平的监测、疾病和其他健康事件调查、推广和筛查，往往伴随转诊和随访。

6. **转诊和随访**　协助个人、家庭、团体、组织和 / 或社区识别和获取必要的医疗资源，以预防或解决健康问题。转诊包括为个人 / 家庭、社区或系统开发及与资源的联系。成功干预的关键是随访，不评估结果的转诊是无效或低效的。

转诊和随访通常是由另一种干预措施的实施开始的，如健康教育、咨询、授权职能、会诊、筛查和病例发现（涉及监测、疾病和其他健康事件调查或推广）。转诊和随访是病例管理的一个重要组成部分并且与宣传一起实施。

7. **病例管理**　优化个人和家庭的自我照顾能力，与系统和社区协调提高服务的能力。病例管理是一个协作过程，包括评估、规划、促进、护理协调和宣传各种选择和服务，以满足目标人群的需求。它利用通信和现有资源来提高护理的安全性、质量和成本效益。

病例管理通常与其他干预措施一起实施或按顺序实施，其中主要是转诊和随访。在病例管理之前，通常要进行监测、疾病和其他健康事件调查、推广、筛查和病例发现。实施病例管理经常依赖于健康教育、咨询、会诊、宣传和合作。

8. **授权职能**　是由法律允许的专业注册护士在卫生保健从业人员的授权下进行的直接护理工作。授权职能还包括注册护士委托其他人员执行的任何直接护理工作。步骤包括评估情况、制订计划、分析授权因素、沟通和明确期望值、评估患者的情况和反应、反馈。

公共卫生护士的授权职能主要是在个人 / 家庭层面上实践。每一项干预措施都可以授权给其他卫生人员。

9. **健康教育**　通过交流能够改变个人、家庭、系统和 / 或社区的知识、态度、价值观、信仰、行为和实践的事实、想法和技能。步骤包括评估目标人群、确定学习目标、选择健康教育的方法、利用材料、参与学习、评估和反馈。

健康教育可与几乎所有的干预措施结合使用。

10. **咨询**　与社区、系统、家庭或个人建立人际关系,目的是提高他们的自我照顾能力和应对能力。咨询是在情感层面上参与社区、系统、家庭或个人的干预。咨询的有效性取决于公共卫生护士与患者建立支持、信任关系的能力。

11. **会诊**　通过与社区、系统、家庭或个人的互动解决问题,获取信息并形成基于实际情况的适宜可行的解决方案。步骤包括确定资格、识别问题、确定方案、评估有效性、结束会诊。

健康教育、咨询和/或会诊经常一起实施,或者依次实施。

12. **合作**　通过多人合作提高一名或多名成员促进和维护健康的能力来实现共同目标。合作包括交换信息、协调活动和共享资源。步骤包括确定需求、评估潜在的合作伙伴、发展合作伙伴关系、正式合作、维持伙伴关系。

合作可以与政策制定和执行结合起来实施,以改变社区系统的运作方式,或改变社区持有的规范。合作也常常是一种与宣传相结合的协同干预,以及一种与授权职能相结合的首选协同干预。在个人/家庭层面的实践中,合作通常与健康教育、咨询、会诊和病例管理相结合。

13. **联盟建设**　为了共同目的在组织或团体之间建立和发展联盟。通过建立联系、解决问题、加强地方领导,以共同解决健康问题。步骤包括组建核心小组、确定潜在的联盟成员、招募成员加入联盟、计划并举行第一次会议、跟进第一次会议、继续执行、维持联盟直至目的达成。

联盟建设可与政策制定和执行相结合。联盟建设通过与推广和社会营销相结合联系目标人群。

14. **社区组织**　帮助社区团体确定共同问题或目标,调动资源,制订和执行策略,以达到其共同制订的目标。步骤包括鼓励人们参与社区组织、确定首要问题、制订策略、制订具体方案、选择具体行动、设定目标并完成、实施可持续性计划。

社区组织、联盟建设和合作都涉及伙伴关系。社区组织通常将宣传和社会营销相结合。社区组织的实施也与政策的制订和执行干预相结合。

15. **宣传**　为某人辩护或代表某人行动,专注于发展社区、系统、个人或家庭为自己辩护或代表自己行动的能力。步骤包括确定宣传意愿、明确宣传重点、与他人合作赢得支持、制订战略计划、执行计划。

宣传经常与其他干预措施一起实施,如社区组织、联盟建设和合作以及政策制定和执行。

16. **社会营销**　利用商业营销原则和技术来制订计划,以影响相关人群的知识、态度、价值观、信仰、行为和实践。步骤包括描述计划的背景和目的、进行情况分析、选择目标受众、设定行为目标、调查并调整策略、制订社会营销组合。

17. **政策制定和政策执行**　将卫生问题列入决策者的议程,制订决议计划,并确定所需资源。政策的发展最终产生法律、规则、条例等。同时,在政策执行中,强制他人遵守与政策制定相结合的法律、规则、条例和政策。步骤包括确定问题并设定政策议程、制定政策、采取政策、执行政策、评估政策的有效性。

政策制定和政策执行经常与其他干预措施相结合,如合作,联盟建设和社区组织。政策制定和政策执行还可以与监测、疾病和其他健康事件调查、筛查、推广、病例发现、转诊和随访以及病例管理相结合。在个人/家庭层面的实践,政策制定通常与健康教育、咨询、会诊、病例管理和/或宣传进行结合。

三、我国公共卫生干预展望

近年来,国家对公共卫生事业的重视日渐增强,投入不断加大,但总体来看,我国公共卫生干预开展时间较短,服务范围有限,尚未完全覆盖,未形成系统化的社区公共卫生护理干预模式以及基于模式形成的公共卫生护理干预措施。因此,建立相关干预体系,完善质量管理体制将是我国未来公共卫生发展的首要目标。

Note:

1. **建立公共卫生干预体系,形成具有我国特色的公共卫生干预模式** 随着社区公共卫生服务功能的不断拓展,以及社会对社区公共卫生服务需求的持续增加,根据市场需求开展研究并开发多元化公共卫生干预模式,借鉴国外公共卫生干预模式并结合中国国情做相应调整,如开发社区内重点人群干预模式,并纳入社区公共卫生服务体系管理范围。

2. **完善公共卫生干预质量管理体制,构建适合我国国情的公共卫生干预措施** 强化政府主导作用,构建社区公共卫生服务与社区公共卫生护理法律体系,制定社区公共卫生护理相关政策、法规及管理标准,加强在岗社区公共卫生护士规范化培训制度与人员准入制度建设,并逐步建立健全公共卫生干预质量管理及绩效考评制度,确保社区公共卫生护理服务的高效性、优质性、资源合理性,有效约束和激励社区公共卫生护理服务的发展。

第四节　公共卫生护士在社区中的职责和作用

社区发展是一个整体性的工作,需要各种专业人员或团体的协助,以及社区居民的配合方能顺利推行。社区卫生服务是社区建设的重要组成部分,公共卫生护士是社区卫生服务的重要成员,他们利用知识与技术解决社区内居民的公共卫生问题,从而促进和维护社区人群健康。

一、公共卫生护士的执业标准

公共卫生护士核心能力适用于各实践机构的不同层级水平,指导和改革所有级别的公共卫生护理实践、教育、研究和政策(表 16-1)。

表 16-1　公共卫生护士的执业标准

国家	机构	职业标准
挪威	挪威卫生保健机构	护理学校毕业并获得学士学位,部分公共卫生护士培养设置在硕士研究生阶段;有 1 年以上的临床实践经验;接受过公共卫生护理课程训练
日本	冈山大学	持有护理学学士学位的执业护士,需学习 450h 的公共卫生服务课程
美国	约翰霍普金斯大学	要求进行 18 个月的全日制学习,其中包括 3 个实习项目,学生必须完成护理学院 36 个学分的课程和公共卫生学院 60 个教学单元的课程,旨在将护士的执业临床实践与以人群为基础的公共卫生服务相结合
	拉什大学	以培养高级公共卫生护理专家为目标,提供评估和规划个人、家庭和总体护理干预措施的教育,课程内容包括基于证据的公共卫生护理实践、流行病学和生物统计学、领导力、卫生保健政策和财政、人口健康评估、规划和评价等,同时参加至少 1 000h 的临床实践
	伊利诺伊大学	设置研究生入学项目,支持从注册护士到公共卫生研究生教育的无缝衔接,该课程改革使公共卫生护理研究生的人数增加了 400%
	美国护理学院协会与美国疾病控制与预防中心	建立了"改善健康学术伙伴关系"的合作协议,该协议涵盖的主要研究领域包括社会科学、生物统计学和信息学、社区卫生、环境卫生、流行病学、全球健康、健康政策和管理、健康促进和沟通、妇幼卫生、少数民族人群健康和健康差异等

我国尚未有专职的社区公共卫生护士,社区公共卫生护士的工作基本由社区护士承担。目前,我国社区护士的职业标准如下:①具有国家护士执业资格并经注册。②通过地(市)以上卫生行政部门规定的社区护士岗位培训。③独立从事家庭访视护理工作的社区护士,应具有在医疗机构从事临床护理工作 5 年以上的工作经历。

目前我国社区护士承担大部分公共卫生护士的职责,社区护士与公共卫生护士界限尚显模糊,未来应进一步明确其界限及各自职责与作用。

二、公共卫生护士在社区中的职责和作用

公共卫生护士协助社区解决健康问题,在社区的发展、建设中承担着重要的职责,发挥着巨大的作用。

（一）公共卫生护士在社区中的职责

1. 协同其他医疗小组成员,在社区中建立医疗服务点。

2. 以社区为单位,进行社区评估与社区诊断。

3. 发现阻碍社区发展或居民健康的卫生问题,并谋求对策解决。

4. 利用社区居民聚会的时间,举办演讲会、展览等活动来进行群体卫生教育。

5. 协助推动社区发展计划中的卫生保健工作,担任策划者、启发教育者、协助执行者及评价者的角色。

（二）公共卫生护士在社区中的作用

1. **提供基础护理**　公共卫生护士在社区中不仅向个人和家庭提供卫生服务,而且向群体和全人口提供卫生服务。

2. **提供整体护理**　公共卫生护士在社区中提供整体护理,将影响社区内人群健康的所有因素作为一个系统来考虑,包括人的心理、生理和社会环境。

3. **关注健康**　公共卫生护士在社区中的作用是促进社区人群的健康。社区公共卫生护士提供的服务涵盖整个健康范围,特别强调促进健康和预防疾病。

4. **提供健康教育**　公共卫生护士在社区中进行的健康教育不是一对一的,而是面向整个社区,影响范围更广泛,能够有效提高公众的健康意识和促进社区居民的自我教育。

5. **倡导和宣传**　公共卫生护士在社区中积极倡导促进健康和预防疾病的方法,宣传国家公共卫生服务相关政策法规,引导社区居民对疾病早发现、早诊断、早治疗。

6. **社区人群管理**　公共卫生护士在社区中开展预防接种管理、重点人群管理、精神障碍人群管理、卫生计生管理等。

（张　静）

思 考 题

---

1. 结合本章所学知识,查阅相关文献,简述目前我国基本公共卫生服务的发展现状以及存在的不足。

2. 结合本章所学知识,阐述如何将公共卫生干预措施与社区实践结合,更好地发展社区公共卫生护理?

Note:

第十七章

公共卫生管理和循证实践

17章 数字内容

—— 学 习 目 标 ——

知识目标：

1. 掌握公共卫生管理、公共卫生体系、循证公共卫生的概念。

2. 熟悉公共卫生管理的特点和职能；循证公共卫生的框架。

3. 了解公共卫生绩效管理的主要方法；公共卫生人力资源管理的基本原理。

能力目标：

1. 能比较循证医学与循证公共卫生的区别。

2. 能依据循证公共卫生方法初步提供公共卫生决策。

素质目标：

具有基于循证的公共卫生护理决策素养。

公共卫生护士小李通过查阅社区居民健康档案发现，社区成年人高血压患病率为 29.2%，高于全国平均水平。目前，高血压运动干预备受重视，国内学者研究发现运动对降压有效，国外学者的研究也证实了保持定期运动对高血压发生风险及血压控制有效。然而，已发表的研究样本量较小，并且研究结果不一致。小李认为应该基于循证的方式，即结合科学证据制订干预方案，并有效实施。

请思考：

1. 循证医学与循证公共卫生有哪些区别？

2. 你认为影响小李做循证决策的因素有哪些？

3. 结合案例，说明公共卫生护士小李如何利用 Brownson 等构建的公共卫生循证框架制订并有效实施高血压运动干预方案？

21 世纪，由于新发传染病在全球范围内蔓延，生态环境恶化，以及慢性病患病率增高，人类面临着新的公共卫生问题的挑战。强化公共卫生管理，基于科学依据做出公共卫生护理决策，满足民众日益增长的公共卫生服务需求，对于社会的可持续发展有着积极作用。

第一节　公共卫生管理概述

在高度信息化、大数据共享的今天，管理学已越来越成为推动社会进步的主要动力。随着生产力的提高和社会分工的演进，基于行业特征的管理学分支学科——公共卫生管理应运而生，对公共卫生事业的发展起到了促进作用。公共卫生护士是公共卫生人力资源的重要组成部分，有效的公共卫生护理管理是促进人群健康的重要保证。

一、公共卫生管理的概念、特点及影响因素

公共卫生管理的主体是政府，其有效性依赖于社会各阶层的参与。完善的公共卫生体系是公共卫生管理的坚实基础，实施完善的公共卫生管理体制有利于促进国家的发展，维护社会的稳定。

（一）公共卫生管理的概念

公共卫生管理（public health management）即国家或地区民众健康的公共事业管理，指以健康促进、疾病预防、健康保护为主要目的，为公共卫生事业发展所进行的规划、组织、指挥、协调和控制的管理活动。

公共卫生护理管理（public health nursing management）是以提高公共卫生护理质量和工作效率为主要目的，为公共卫生护理事业发展所进行的规划、组织、指挥、协调和控制的管理活动。

（二）公共卫生管理的特点

公共卫生管理的目的在于保障社会每一个成员都能够维护健康的生活水准，主要包括以下五个特点：

1. **层次性**　公共卫生管理存在于社会体系中，从国家和社会层面上来看具有层次性的特点。例如，三级医院可跨地区或者为所在区、市、省乃至全国民众提供公共卫生护理服务，服务的人群范围大，而二级医院通常服务于县、区、市。

2. **复杂性**　公共卫生管理既是一种较完善、较规范的管理，同时亦具有较强的社会管理功能。其中，公共卫生护理涉及疾病预防、控制、照护、康复等，也涉及药品、环境安全，其复杂性较为明显，且管理难度与管理力度均较高。

3. **强制性**　公共卫生管理的主体通常是政府及有关部门，是公共权力部门，而强制性是公共卫生管理的基本特征，也是公共权力得以成立并运行的基本保证。

4. 非营利性　政府在履行具体的社会公共卫生职责时，不以直接的成本和效益为利益，其合法性来自立法机关的授权，其经费主要依赖财政拨款。

5. 服务性　公共卫生护理强调满足社会公共卫生服务需求，由单向度监管转向多方位服务，服务性突出。

（三）公共卫生管理的影响因素

公共卫生管理受多种因素制约，了解其影响程度及作用机制，有利于不断改善此类因素的限制，促进公共卫生管理的健康发展。

1. 社会制度　在不同的社会制度背景下，公共卫生管理发展的重点、方针、政策及管理方法有所不同。我国的公共卫生管理是政府实行福利政策的社会公益事业，其宗旨是为民众健康服务，为国家建设服务。

2. 经济基础　是各项社会事业发展的前提，公共卫生管理发展的速度和规模受经济基础的制约。随着我国社会经济的持续发展，国家、社会以及民众对公共卫生管理的投入持续增加，为提高全面健康水平提供了经济和物质保障。

3. 人口状况　包括人口数量、人口质量和人口构成。人口状况既受到公共卫生管理发展的影响，又影响公共卫生管理的进步。随着我国人口老龄化、高龄化、少子化等人口结构变化，公共卫生护理对不同人群提供的服务侧重点有不同。

4. 文化背景　文化是一定国家和地区民众价值观、伦理观、健康观的综合反映。文化主要从以下三个方面影响公共卫生管理的发展：

（1）公共卫生人力资源：培养的公共卫生技术和管理人员的质和量，如有些国家专门设有公共卫生护士，其在流行病学调查、健康促进、疾病监测和政策制定等方面发挥着重要作用。

（2）健康教育水平：民众接受健康教育，形成良好的生活方式与文化背景。

（3）公共卫生保健的可接受性：公共卫生保健措施在教育程度高的国家和地区，普及程度更高，推广效益更大。

5. 科技发展　生物医学科学与技术的发展为公共卫生管理的发展创造了条件。新技术、新设备、新药品在公共卫生领域的普及和应用，丰富了公共卫生服务的手段，可提高服务的效果和效益，也进一步加快了公共卫生护理管理的发展。

6. 管理水平　科学管理的目的在于利用有限的资源创造最大的效益。公共卫生管理需要依靠科学的管理解决资源的公平分配和卫生服务的有效提供。公共卫生体制改革、公共卫生政策设计、卫生资源配置、卫生组织管理、公共卫生护士人力资源开发、医疗机构经营等，都是科学管理在公共卫生管理改革与发展中的具体实践。

二、公共卫生管理的职能

只有进行科学的职能划分，落实各项工作的责任单位、责任人，以及相应的工作标准，才能确保公共卫生管理工作有序展开，推动各机构的专业化发展，从而全面提升公共卫生水平。

1. 计划职能　计划指对公共卫生事业的发展做出合理而具有前瞻性的安排，使之成为公共卫生管理活动、评价工作绩效的基本依据，以便合理配置社会有限的资源。

2. 组织职能　在公共卫生管理活动中占有重要的地位。建立管理主体和客体，明确权责，合理优化组织结构，将组织的总目标和总任务分解，保证系统内部过程的动态平衡；合理配置有限的人、财、物资源，以发挥最佳效益。

3. 协调职能　协调是公共卫生管理的主要职能之一，旨在保证组织工作的整体性和完整性。协调的手段可分为法律、经济、行政和思想文化等多种形式。

4. 控制职能　控制是对管理过程的调节，是对系统内容的各项活动和行为进行引导、约束、纠偏和限制，以确保公共卫生管理目标的实现。

知 识 链 接

公共卫生管理的职能在突发传染病护理管理中的体现

方舱医院以军队野战机动医疗系统为模板,在和平时期承担大型医学救援和军事演练的后勤保障部门,具有建设快、病床数多、灵活性强等优势。但是,短时间内如何实现方舱医院护理工作有序、高效开展成为管理的关键问题。

1. 计划职能——应急预案的制订　由医务处、护理部、医院感染等部门相互合作,参考疾病防治指南,制订方舱医院疾病防治的应急预案,如职业暴露的应急预案、患者药物过敏性休克的应急预案、用药错误的应急预案、停电停水的应急预案、火灾的应急预案等。

2. 组织职能——应急组织体系的建立　护理部门建立应急组织体系,机构设置领导机构、协同机构、执行机构和维稳机构。其中,领导机构主要负责制订应急预案、人员调配、组建护理专家组和护理应急队伍;执行机构的护理专家组负责提供护理技术咨询、指导以及人员培训;协同机构的后勤保障组则负责仪器设备、药品耗材的申领、运送与发放工作。

3. 协调职能——与其他部门协调合作　方舱医院的运行涉及人员、物资、药品、信息等诸多要素,需要与政府、消防、电力、后勤保障等合作与协调,以保证方舱医院的运行效率。

4. 控制职能——考核监督机制的构建　主要考核指标包括死亡率、卫生保健费用、灾害相关成本、健康状况、灾害护理知识的知晓率、患者满意度等。

三、公共卫生管理体制

公共卫生管理体制指公共卫生管理的组织制度,主要包括公共卫生服务体制、公共卫生危机管理体制、公共卫生人才培养体制、公共卫生医疗保障体制和公共卫生监督体制。

(一)公共卫生服务体制

公共卫生服务体制是公共卫生服务的载体和制度保障,可分为疾病预防控制体制和医疗救治体制。

1. 疾病预防控制体制　包括各级疾病预防控制机构和基层预防保健体制。其中,公共卫生护理活动主要涉及疾病的预防、免疫接种工作的计划与实施、常见病和慢性病日常保健知识的宣传与保健、传染病的防控等。

2. 医疗救治体制　我国的急救中心、医院的急诊科等就是重要的应急医疗救治机构,其工作本质要求护理工作者必须具备救死扶伤的高尚品德和精湛的护理技术等。

(二)公共卫生危机管理体制

公共卫生危机一般认为是突发公共卫生危机,应急管理指公共卫生应急管理部门对已被界定为突发公共卫生事件进行组织指挥、监测预警、医疗救治、报告信息等应急处理的全过程。

1. 公共卫生危机事件应急管理的要求

(1)事前要求:通过突发公共卫生事件的预警系统对各种信息进行收集与整理,对突发公共卫生事件的发生、发展趋势及其规模、危害等进行科学推断与预测,并向有关部门和公众通报。

(2)事发要求:通过突发公共卫生事件的监测系统迅速、全面地收集与事件有关的信息,并进行科学加工、分析和汇总,得出科学结论,以指导突发公共卫生事件的处理。

(3)事中要求:包括对调查处理机构的要求和执法监督机构的要求。调查处理机构要查清楚突发公共卫生事件的性质,采取相应措施防止蔓延、减少危害、保护人群。执法监督机构要求组织并规范公民在突发公共卫生事件中的行为,并规范其他应急处理机构的行为。

(4)事后要求:突发公共卫生事件结束后,运用科学的评估方法与适宜的指标对其进行评价,以

Note:

提高处理突发公共卫生事件的科学性和管理水平。

2. 詹宁斯灾难护理管理模式(the Jennings Disaster Nursing Management Model) 指导如放射性恐怖事件、突发传染病等公共卫生危机事件灾后护理工作有序展开的管理模式。由美国学者詹宁斯·桑德斯(Jennings Sanders)于2004年提出,将管理过程分为灾前期、灾难期、灾后期、评价期四个阶段。

(1)灾前期:公共卫生护士的工作重点是评估工作环境中存在的资源和风险。评估内容包括资金是否充足、避难所是否建立、与社区机构是否达成合作协议、民众是否接受过灾难教育、灾难管理应急方案和灾难评估工具是否完善等。其中,采取预防性干预措施是关键环节,如通过健康教育告知居民潜在的灾难问题及有效应对方式等。

(2)灾难期:公共卫生护士承担护理者、教育者、管理者等多种角色,如对伤员进行分检,严密监测患者病情变化,协助转运;及时发现患者存在的健康问题,使患者尽快接受治疗和护理;将受害者转交给社区健康或者社区服务组织,协调社会救助团体(如红十字会)与受害者家属之间的联络等。

(3)灾后期:公共卫生护理内容主要包括评估、计划、执行。在评估阶段,对已接受治疗与护理的受害者进行重新评估,判定其是否需要后续的治疗与护理,以减少损害的扩大;此外,还需要对现有的灾难管理计划的优缺点进行检查与评价。在计划阶段,针对现有的灾难管理计划的不足之处进行改进,修订或制订新的管理计划。在执行阶段,针对灾难管理计划的实施、评价结果,通过事故报告、论文等途径予以公开发布或者传播。

(4)评价期:采用詹宁斯灾难护理管理模式的目的在于能够产生积极的结果,如死亡率减少、卫生保健费用及灾难相关成本减少、民众健康状况改善、灾难护理相关知识增加、护理计划在应对灾难过程中效能得到提升,以及公共卫生护士与社区机构之间关系的增进等。

(三)公共卫生人才培养体制

公共卫生人才培养体制是整个公共卫生管理体制的基础。美国的加利福尼亚州、明尼苏达州等的护理本科课程包含经认证的公共卫生护理课程,学生毕业后可直接获得公共卫生护士资格证;有的州则要求护士执业考试后参加公共卫生护理课程培训,才能参加公共卫生护士执业考试。同时,美国还设有硕士、博士和高级公共卫生护理教育,使公共卫生护士成为美国基层卫生保健的主要人力资源。

(四)公共卫生医疗保障体制

公共卫生医疗保障体制一般包括免费医疗服务、医疗保险、医疗救助等内容。医疗保险在保障体系中占主体地位,是由国家或社会为生病或受到伤害的人提供的医疗服务或经济补偿的一种社会保障制度。由于人口老龄化的不断加剧,有些国家增加了另外一种保障制度,即长期护理保险制度,主要面向年老、疾病或伤残导致长期生活不能自理的参保人群,重点解决基本生活照料以及与之相关的护理等所需费用。

(五)公共卫生监督体制

公共卫生监督体制是有关公共卫生行政监督机构的设置、公共卫生监管职权的划分及其运行等各种制度的总称。在我国,卫生健康部门负责统筹协调医疗卫生与健康促进工作,对医疗卫生行业实行属地化、全行业监督管理;医保部门对纳入基本医保基金支付范围的医疗服务行为和医疗费用进行监督管理,以保障基金合理使用、安全可控。

第二节　公共卫生体系

公共卫生安全是民众生命安全、身体健康和幸福生活的基本保障,公共卫生治理是国家治理的重要组成部分,构建强大的公共卫生体系是保障公共卫生安全及实现公共卫生治理现代化的根本途径。

一、概述

公共卫生体系（public health system）指在辖区范围内提供公共卫生服务的所有公立、私立和志愿者机构、组织或团体。

（一）中国公共卫生体系

中国公共卫生体系不仅指卫生健康部门，还包括其他公安、消防、运输和慈善等机构，强调部分协作和社会参与。

1. **政府公共卫生机构**　疾病预防控制机构、卫生监督机构、传染病医院。

2. **预防和治疗服务机构**　医院、社区服务中心、社会团体。

3. **保障公共安全的机构**　公安、消防等。

4. **保障生存环境的机构**　环境劳动保护、质量监督等。

5. **促进精神健康的机构**　文化、教育、体育等。

6. **交通运输部门**　铁路、公路运输等。

7. **提供经济资源的商务机构**　商业贸易机构、物流总部机构等。

8. **救助弱势群体的民政慈善机构**　中国乡村发展基金会、中华慈善总会。

（二）美国公共卫生体系

美国公共卫生体系大致呈金字塔形（图17-1），包括联邦和地方层面的公共卫生机构、医疗保健提供者、公共安全机构、公共事业、教育与青少年发展组织、娱乐及艺术相关组织、慈善与公益组织等实体，由此构成公共卫生治理网络。美国联邦政府相关机构扮演"顶层设计者"角色，各州和地方公共卫生机构是提供公共卫生服务的核心部门，其他政府机构和私人组织发挥辅助支撑作用。美国公共卫生体系具有疾病控制与预防、卫生监督、突发公共卫生事件应急准备和响应等职能，注重体系运行的公平性和普惠性。

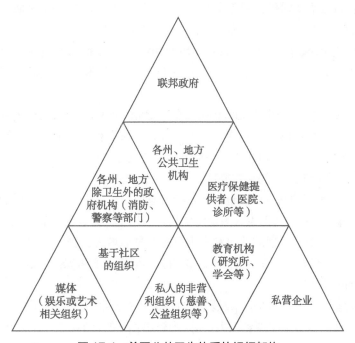

图 17-1　美国公共卫生体系的组织架构

（三）突发公共卫生事件护理应急管理体系

护理应急管理体系是应对突发公共卫生事件的护理流程和策略。提高护理应急管理体系的科学性、及时性和有效性是救援成功与否的重要保障。以突发传染病为例，护理应急管理体系包括：

Note：

1. 应急预案　应急预案准备程度是决定能否针对突发公共卫生事件做出积极、合理响应的重要保障。应急预案主要包括突发公共卫生事件应急预案、护理人力资源紧急调配应急预案、护理人员职业暴露应急预案、医护人员心理疏导应急预案、隔离病区突发紧急事件应急预案。

2. 应急机构　包括领导机构、协同机构、执行机构和维稳机构。

3. 应急流程　包括突发传染病启动流程、医务人员出入病区流程、患者死亡处置流程、住院患者生活必需品进入病区流程、患者出入院流程、传染病医用垃圾处理流程、传染病病区环境物品消毒流程、各级防护用品穿脱处置流程。

4. 应急事件动态监测　包括灾害脆弱性分析评估、数据分析整理、事件上报和应急决策。

二、公共卫生人力资源

公共卫生是消除和控制威胁人类生存环境质量和生命质量的危害因素，提高全民健康水平社会卫生活动。高质量人力资源管理可以不断优化公共卫生服务流程，提升服务品质。优质、充足的人力资源管理是完成公共卫生体系职能的决定因素，只有人力与资金、设备、技术等相互匹配，才能实现提高全民健康水平的目标。

（一）公共卫生人力资源的相关概念

公共卫生资源是公共卫生服务的基本要素，如何科学、合理地优化配置公共卫生资源，提高公共卫生资源配置的效率与公平性，已成为政府和社会关注的焦点问题之一。

1. 公共卫生资源（public health resources）　是公共卫生部门所拥有和使用的人、财、物、技术和信息等各种要素的总和，是投入到公共卫生部门的物化劳动和活劳动的表现，是公共卫生服务活动生产和再生产的物质基础。公共卫生资源包括硬资源和软资源两大类：硬资源指卫生人力、物力、财力等有形资源；软资源指医学科技、医学教育、卫生信息、卫生政策与法规、卫生管理等无形资源。

2. 公共卫生人力资源（public health human resources）　指受过不同公共卫生教育和职业训练，能够根据人们健康需要提供公共卫生服务，从事疾病预防和控制、卫生防疫、寄生虫及地方病防治、工业卫生、妇幼保健、计划生育等专业工作的专业技术人员。

3. 公共卫生人力资源管理（public health human resource management）　指对公共卫生人力资源的计划、组织、控制，使之更好地为社会提供卫生服务，保障民众健康、促进社会经济运行和发展的管理活动。

4. 公共卫生护理人力资源管理（public health human resource management of nursing）
指为实现组织或机构战略目标，运用现代人力资源管理原则和管理手段，对公共卫生护理人力资源进行规划、整合、调控、开发、培训和奖酬并加以利用的过程。

（二）公共卫生人力资源管理的基本原理

公共卫生人力资源管理的基本原理包括投资增值原理、互补合力原理和动态适应原理。

1. 投资增值原理　指对公共卫生人力资源的投资可以使人力资源增值，而人力资源增值指人力资源品位的提高，是人力资源管理的改善和人力资源存量的增大。例如，公共卫生护士在提供服务的过程中，通过培训和继续教育不断更新知识，认知新的健康现象和规律，反映了投资在公共卫生护理人力资源增值方面的作用。

2. 互补合力原理　公共卫生人力依赖群体的协作和卫生服务提供的环境。通过人力资源的管理与协调，使劳动个体能力的总和得到放大，是人力资源管理的目的。例如，公共卫生护士与政府部门及志愿者合作，开展健康促进活动，向大众宣传健康卫生知识、开展计划免疫项目等。互补合力原理主要包括特殊能力互补、能级互补、经验互补等。

3. 动态适应原理　指人力资源的供给需要通过不断调整才能求得相互适应。从人力资源供给与需求关系相适应的角度出发，包括两方面内容：数量方面的关系，即供应量与需求量相均衡，供求关系才能适应；质量方面的关系，即需求和供应的人力资源质量应相互适应。这里的质量既包括由各种专业能力构成的人力资源特质结构,也包括劳动者的平均能力水平和各种层次能力水平构成。只有在质和量两个方面都达到适应,人力资源的供求关系才能达到均衡。

人力资源供求关系的动态平衡可以通过管理者不断干预和调整达到。这种均衡是相对的,随着供求关系的不断发展而变化。因此,管理者应理解动态适应原理,及时分析、研究人力资源的供给与需求关系,并不断调整,以提高人力资源的使用效率。

(三)公共卫生护理人力资源

在国外,公共卫生护士与社区卫生护士在职能上虽然有一些交叉,但在定位和实践范畴上还是有不同。社区卫生护士职责在于为社区中的个体和家庭提供疾病预防和健康促进相关干预,公共卫生护士则更多地聚焦人群健康,在机构层面上开展疾病预防、监控、干预相关的政策变革、制度设计、系统改革、方案策划和项目实施。在韩国,公共卫生护士除了包括面向社区特殊群体(如儿童、老年人)的保健护士之外,还包括偏远地区、渔村的保健诊疗员,以及学校护士、产业护士和家庭访视护士等。

2001 年,WHO 提出的公共卫生护士的职责包括:

1. 家庭照护 评估社会、经济状况以及家庭居住环境,满足个人和家庭的照护、治疗需求。

2. 公共卫生行动 包括健康保护(health protection)和健康促进(health promotion)两个方面。其中,健康保护强调"保护民众,防止伤害,为应对威胁做好准备",健康促进则旨在增强民众对其自身健康及影响因素的控制,从而促进其健康水平。

3. 政策制定(policy making) 公共卫生护士须有影响决策的能力并能够管理变革,应具备策略思考能力,与不同群体磋商、合作的能力,尤其要关注卫生不平等议题。

三、公共卫生绩效管理

"绩效(performance)"一词最早应用于投资项目管理领域,后来在企业管理尤其是人力资源管理中得到广泛应用。从层次上看,绩效包括组织绩效、部门绩效和个人绩效。从内容上看,绩效包括行为和结果两方面,既要考虑投入(行为),也要考虑产出(结果)。

(一)公共卫生绩效管理的相关概念

绩效管理(performance management)指公共卫生部门在履行公共卫生责任过程中,对内部制度与外部效应、数量与质量、经济因素与伦理因素、刚性规范与柔性机制等方面,以公共产品范围的最大化和公共服务最优化为目标,实施的一种全面、系统的管理。公共部门的绩效评估主要强调"4E",即经济(economy)、效率(efficiency)和效益(effect)、平等(equality),这是评价公共卫生组织绩效管理的宗旨和价值取向。

公共卫生组织绩效管理(public health organizational performance management),又称为公共卫生部门绩效考核或绩效评估,指综合经济因素与政治伦理因素、组织的内部管理与外部效益等状况,采用经济效率与社会效益相统一、量化与定性评价相结合的方法,客观公正地对公共卫生组织履行职责的状况,以及组织工作效能状况进行评价和界定的过程。

(二)公共卫生绩效管理的主要方法

公共卫生组织方法和技术不仅为政府和其他公共卫生部门建立科学性和有效性的考核评价机制提供了必要的保障,而且还为提高公共卫生管理水平奠定了重要的理论和实践基础。

1. 目标管理(management by objective, MBO) 与传统的管理方法相比,目标管理具有重视目标在管理中的作用、结果导向、参与管理三个特征。从管理过程来看,目标管理一般可分为以下三个阶段:

第一阶段——目标设置:是制订组织总体目标、分解总目标,以及协调目标体系和组织体系的过程。上下级之间需要经过反复协商,对实现目标的资源分配、权力授予以及完成目标的奖惩机制形成共识,并签订目标协议。例如,出现突发公共卫生事件时,公共卫生护理管理的目标是通过科学

Note:

化、系统化、高效化管理,提高组织应对突发公共卫生事件的效率,减少对护理人员的伤害。

第二阶段——目标执行:是目标执行人依据自我控制,独立执行目标计划、完成工作目标的过程。在这个过程中,管理层定期检查,利用双方经常性的信息反馈及时了解目标执行状况;随时向下级通报进度,便于相互协商和沟通;当出现意外或者不测事件时,建立及时沟通渠道修改预定的目标执行方案。

第三阶段——目标评价和奖惩:目标实施的过程结束之后,下级进行自我评估,提交书面报告,然后由上、下级一起考核目标完成情况。通过目标设定与执行情况进行比较,确定目标执行人的绩效水平,并以此作为评价组织成员奖惩的依据。

目标管理有助于提高工作效率与管理绩效,有利于优化组织结构和职责分工、激励员工。

2. 360度绩效评估(360 dgree performance appraisal) 也称为全方位反馈评价法或多源绩效考核法,强调由与被评估者发生工作关系的多方主体提供评价信息,以此进行全方位和多维度的考核评估方法。

通常考核的主体包括组织内部的上级、下级、同事,与组织服务相关的外部对象,以及其他相关部门的人员。360度绩效评估注重从尽可能多的方面和角度收集员工的评估意见和信息,最后在综合考量所有相关人员的评价意见的基础上对员工进行全面评估。该法避免了长期以来由上级组织甚至个别上级意志来决定对组织员工的偏见和误差。360度绩效评估实施的一般程序包括:

第一阶段——准备阶段:目的在于建立所有涉及评估环节的参与者对考核方法的充分理解和信任。所有参与评估的人员,需要理解和认识实施360度绩效评估的目的和意义。

第二阶段——实施阶段:组建和培训评估队伍。首先,评估需事先要征得被评估者的同意;其次,评估的主体应该具有充分的代表性,所选拔的被评估者的同事、上下级和顾客均不能少于3人;最后,参与评估的主体需要接受考核和反馈方法的培训和指导,使其熟悉并正确地使用评估技术。

第三阶段——评估反馈阶段:向被评估者提供反馈和辅导是360度绩效评估一个非常重要的环节。英国由于老龄化严重,导致医疗护理服务的过程出现排队现象,因此英国在公共卫生护士绩效评价中更加注重服务的数量和效率;美国则更加注重公共卫生护理服务的均等化与可及性,在评价的过程中注重服务对象的满意度,绩效考核以满意度为导向。

3. 全面质量管理(total quality management, TQM) 以质量为中心,以全员参与为基础,通过让服务利用者满意和组织成员及社会受益而达到长期成功的管理途径。强调质量是"最经济的水平"和"充分满足服务利用者要求"的统一。

全面质量管理强调"三全",即全范围(包括全面的科学管理方法和全面的质量管理内容)、全体员工(全员参加的质量管理包括高层管理人员、技术人员以及普通员工)、全过程(全过程的质量管理指要在组织活动的每个环节都把好质量关)(图17-2)。全面质量管理的实施过程包括:

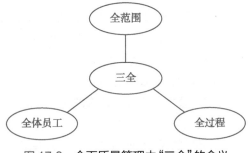

图17-2 全面质量管理中"三全"的含义

第一阶段——以服务利用者需求为导向:服务利用者是组织发展的重要决定因素,服务和满足需求是决策的基础。例如,我国社区老年人护理服务需求最多的是血压监测和血糖监测,这些需求受到年龄、文化程度、收入、患病种数等因素的影响。

第二阶段——高层管理者的领导与支持:高层管理者应该对质量保障体系的重要性有深刻认识,亲自参与,并在此基础上做出全面的部署和决策;其次,须负责和建立一个精干的质量控制领导小组,由小组来负责发动、组织、协调和控制质量管理过程。

第三阶段——计划、培训与反馈:质量控制小组要经过细致分析,制订出全面、明确的工作计划;落实计划的过程中需要深入开展质量控制的教育培训,加深组织内部员工对质量控制体系的认识,

Note:

并随时根据所掌握质量控制的实施状况,加强组织的信息沟通和协调工作,及时发现并纠正不符合质量管理体系要求的情况,对质量控制的实践和问题进行完善和处理。

四、公共卫生服务质量管理

公共卫生服务质量,狭义上指卫生服务的及时性、有效性和安全性;广义上还强调民众满意度、工作效率、成本效益以及卫生服务的连续性和系统性。

(一)公共卫生服务质量差距模型

服务质量差距模型(Service Quality Model),又称为5GAP模型,最初由美国学者帕拉休拉曼(Parasuraman)、赞瑟姆(Zeithamal)和贝利(Berry)等提出,用于分析质量问题的原因。该模型认为服务不满意由以下几种质量差距导致:

差距1(GAP1):认知差距,即管理者认识与顾客期望的差距。原因是管理者对顾客期望的质量把握不准确。

差距2(GAP2):标准差距,即管理者认识与质量标准的差距。原因是管理者对服务质量的期望与质量标准不一致。

差距3(GAP3):执行差距,即服务提供与质量标准的差距。原因是在服务生产和交易过程中员工的行为不符合质量标准。

差距4(GAP4):营销沟通差距,即服务提供与外部沟通之间的差距。原因是实际提供的服务与营销沟通时做出的承诺不一致。

差距5(GAP5):感知差距,即顾客感知的服务质量与顾客期望之间的差距。这一差距是差距模型的核心,受到前4个差距大小和方向的影响,与前4个差距具有函数关系 $GAP5 = f(GAP1, GAP2, GAP3, GAP4)$,弥合或消除前4个差距有利于缩小顾客的感知差距(图17-3)。

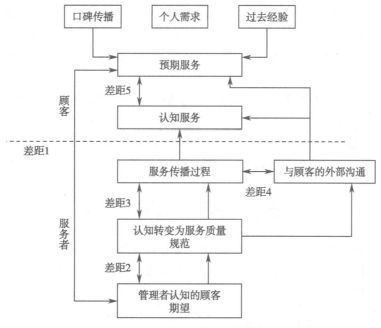

图 17-3　服务质量差距模型

依据此模式,公共卫生服务质量差距包括:

差距1:管理者认识与民众期望之间的差距。表现为管理者不了解民众的期望,导致民众想要什么和管理者认为民众想要什么之间形成差距。

差距2:管理者认识与公共卫生质量标准之间的差距。管理者未选择正确的服务规范和质量标准，或者管理者可能正确认识到了居民的需求，但没有建立特定的服务质量标准，没有赋予质量最高优先权。

差距3：服务提供与质量标准的差距。在提供公共卫生服务过程中，服务人员未按服务规范和质量标准提供服务。

差距4：服务提供与外部沟通之间的差距。表现为实际提供的公共卫生服务与对外承诺不相匹配。

差距5：民众感知的服务质量与居民期望之间的差距。指民众在接受公共卫生服务的经历中所形成的感知与其期望的服务不一样。这一差距可能使民众对基层卫生机构的服务质量产生负面评价，导致卫生机构形象不佳、业务受损。

（二）公共卫生服务质量管理模式

公共卫生服务质量管理模式主要包括服务生产模式、服务利用者满意模式、相互交往模式和卫生服务整体质量管理模式。

1. 服务生产模式 公共卫生护理服务作为一种特殊的服务，具有无形性、无法储存、生产消费同时性等特点。因此，制订质量评价标准可使公共卫生护理服务可视化、可测量化。家庭护理质量评价内容包括公共卫生护士的知识技能、居家等待时间长短、及时有效的健康管理相关建议等。随着信息化与数据化的迅速发展，还可以借助大数据监测家庭护理结局质量，如患者生活自理能力、跌倒发生率等。

2. 服务利用者满意模式 强调服务利用者对服务质量的主观看法。是否与服务人员合作，是否会再次购买服务，是否会向他人介绍服务，都由其主观评估确定。该模式认为卫生服务质量管理的关键在于影响服务利用者感知的服务质量，提高其满意程度。因此，管理者不仅要重视服务过程和服务结果，而且要了解、分析利用者的看法以及各种影响因素。公共卫生护士开展家庭访视活动，管理者可以通过居民的满意度、家庭照护者或亲属的满意度等了解护理服务质量情况。

3. 相互交往模式 公共卫生服务的核心是服务提供者与利用者之间的相互交往。该模式认为公共卫生服务质量受预先规定的服务程序、服务内容、消费者和服务人员的特点、机构特点和社会特点、环境和情绪等多种因素的影响。提高服务质量需要同时考虑服务人员和利用者的感受、反应和交往质量。例如，在公共卫生护理服务利用过程中护士对居民的尊重、个人需求的了解、给予的关心照护和个性化服务都是服务质量管理的要素。

4. 卫生服务整体质量管理模式 卫生服务机构是感情密集型机构，服务人员须为消费者提供正确的信息，使其对服务质量形成合理的期望。而消费者则应参与服务过程，提供必要的信息，配合服务人员才能够获得优质的服务。例如，公共卫生服务机构加强服务质量教育，使全体服务人员参与质量管理；增加消费者的信任感和忠诚感，与消费者建立、保持并发展长期的合作关系。

第三节 循证公共卫生实践

循证公共卫生能够保证公共卫生决策基于科学证据并有效实施，保证得到最新的、可靠的信息，及时了解哪些决策能解决所针对的公共卫生问题。针对专门的公共卫生问题，在单一时间内评估证据时能够有效地提供最好的信息。

一、循证公共卫生的相关概念

自20世纪90年代以来，随着循证医学的诞生与循证医学实践的发展，循证理念也随之被引入公共卫生决策领域，即循证公共卫生。循证公共卫生指遵循现有最好证据制订公共卫生项目和宏观卫生政策的决策模式，减少甚至消除无效的、不恰当的、昂贵的和可能有害的卫生实践，保证公共卫生决策基于科学证据并有效实施。循证作为公共卫生决策的依据，强调任何政策的制定都必须以事实作为依据，坚持循证理论，保证决策的科学性及合理性，已日益受到公共卫生领域的重视。

1. **循证医学(evidence-based medicine, EBM)**　又称"实证医学",指研究应严格遵循医学证据,医疗决策应在现有的、最佳的临床研究依据基础上,结合个人临床经验做出,强调合理用药、卫生管理和决策的科学性。

2. **循证公共卫生(evidence-based public health)**　循证公共卫生的定义首次公开发表于19世纪,由詹尼斯克(Jenicek)提出,定义为尽责地、明白地、明智地运用当前的最佳证据,对有关社区及人群的健康保护、疾病预防、健康促进做出决策。哈特苏(Kohatsu)认为,循证公共卫生是将以科学为基础的干预措施与当地习俗相结合,以改善人群健康的过程。

2004年,里赫特尼克(Rychetnik)等总结出许多关键概念词汇,如科学证据、价值观、资源和环境(图17-4)等,均属于影响循证决策的考虑因素。

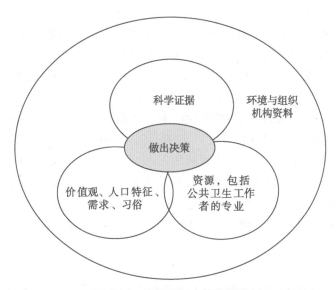

图 17-4　影响循证决策的因素

3. **循证公共卫生决策(evidence-based public health decision-making)**　指准确、慎重地运用已有的最佳研究证据,充分考虑当前环境因素,结合民众个人意愿制定出切实可行的公共卫生政策。循证公共卫生决策的关键在于证据获取,强调证据的评价,目的在于能够为科学决策提供依据。

二、循证公共卫生与循证医学的区别

循证公共卫生与循证医学主要有以下四点不同:

(一)循证方法不同

循证医学多采用临床随机对照试验,以及严格的、科学的流行病学研究。而公共卫生干预通常依赖于横截面研究、类实验设计及时间序列分析,研究有时缺乏对照组;研究结果不仅会受证据因素的影响,还会受决策者的个人能力以及周围环境因素的影响,局限了某些干预措施或项目的证据质量。

(二)决策过程不同

循证医学的决策是针对于患者个体,由医生个人结合临床经验和患者诉求做出最终决定。而循证公共卫生决策则是针对群体,由小组集体做出,在研究过程中不仅要考虑群体的结果,还要权衡好利益相关者之间的关系。

(三)应用领域不同

循证医学主要用于明确个体临床疾病的治疗措施及其效果,而循证公共卫生则是针对群体制订并执行公共卫生干预项目或措施,以及改善人群健康状况的效果,提高人的生命质量。因此,循证公共卫生应用领域相对于循证医学而言更为广泛。

Note：

（四）干预时间不同

与循证医学不同，循证公共卫生从采取干预措施到产生研究结果所需时间较长。例如，研究吸烟是否为肺癌的危险因素时，如对个体进行戒烟干预，从其吸烟进行干预，到最后产生效果，观察是否能降低肺癌发生率，整个研究过程可能需要几十年时间。

三、循证公共卫生的分析工具

循证公共卫生的分析工具主要包括公共卫生监测、系统性综述、经济评估。

（一）公共卫生监测

在确定国家或地区优先解决的重大疾病问题，并明确重点地区、重点人群时，公共卫生监测产生的证据是重要的参考。

1. 公共卫生监测（public health monitor） 指长期、连续、系统地收集有关健康事件、卫生问题的动态分布及其影响因素的资料，经过科学分析后获得有价值的、重要的公共卫生信息，及时反馈给需要这些信息的人员或机构，用以指导制订、实施和评价疾病和公共卫生事件预防控制措施和策略的过程。公共卫生监测的方法可以用来概括一个问题的严重程度。

2. 公共卫生监测在循证公共卫生中的应用 传染病信息学研究的主要目的是对传染病数据进行收集、共享、报告、分析以及可视化，对植物、动物以及人类传染病的预防、监测和管理提供决策支持。症状监测是传染病信息学的主要应用领域之一，由于其近于实时的速度，大大地提高了新发传染病和重大传染病暴发疫情发现的敏感性和公共卫生预警能力，在国内外得到高度的重视和推广。症状监测相关的数据源主要包括医院急诊室患者访问情况和主诉信息、药店非处方药销售情况、医疗用品（口罩、卫生纸等）销售量、企事业单位缺勤率、紧急医疗救助电话记录、公共卫生实验室监测结果等。

（二）系统性综述

1. 系统性综述（systematic review） 是基于综合分析所有搜集到的特定信息，了解当前公共卫生议题最先进的研究和实践的有效方法，是公共卫生决策的基础。系统性综述既可以利用专门的统计学技术，确定干预措施效应的性质，定量估计效应的大小，以及确定不同研究中的效应是否同质，即 Meta 分析；也可以采用定性的、叙述性的综合分析（narrative synthesis），撰写结构性摘要，讨论各个研究的特征和结果。

知 识 链 接

系统性综述方法质量的"检查要点"

利用明确的、有系统的方法进行系统性综述，可限制偏差，提供更可靠的结果作为公共卫生决策的基础。2019 年，布朗森（Brownson）等总结了多位学者的观点，提出了评估一个系统性综述方法质量的"检查要点"。

1. 方法怎么样？
 ◇ 系统性综述是否明确、透明和清晰地描述了决策规则？
 ◇ 方法学考虑到研究设计吗？
 ◇ 研究实施的可行性考虑了吗？
2. 结果是否有效可信？
 ◇ 不同研究的结果相似吗？
 ◇ 结果的精确度如何？
 ◇ 总体综合的结果可检验亚组的差异吗？

◇ 综述明确强调了一个有针对性的并可解答的问题吗?

◇ 在检索过程中,是否有可能忽略了重要的、相关的研究?

◇ 主要原始的研究采用了高质量的方法吗?

◇ 对研究的评估可以重复吗?

◇ 在现有数据中可以推断出因果关系吗?

3. 我如何将结果应用于人群健康和/或患者的治疗?

◇ 怎样才能最好地解释这一结果并将它们应用于我所服务的公共卫生机构所辖区域人群中或我所治疗的患者?

◇ 所有临床结果和公共健康的重要性都考虑了吗?

◇ 有值得付出成本和担负潜在风险的利益吗?

◇ 作者明确考虑了外部真实效应性吗?

2. 系统性综述在循证公共卫生中的应用　吸烟是影响健康的重要危险因素,2017 年全球近 630 万人死亡可归因于吸烟,占全球疾病经济负担的 6.3%。然而,戒烟与高血压的关系尚存在争议。有研究认为,戒烟会导致体重增加,而体重增加是高血压公认的危险因素,因此戒烟者高血压患病率高于目前吸烟者。有学者采用了 Meta 分析,力图评价戒烟与高血压发病风险的相关性。

(1)目的:通过对前瞻性队列研究进行 Meta 分析,探讨戒烟与高血压发病风险的相关性。

(2)方法:系统检索 2001—2016 年 PubMed、Embase、维普和中国知网等数据库关于戒烟、目前吸烟与高血压发病风险的前瞻性队列研究。使用随机效应模型计算 RR 值及其 95%CI,进一步做亚组分析。

(3)结果:共纳入 8 个研究,共计 70 130 名参加者和 21 238 例高血压新发病例。参与者年龄在 25~84 岁,其中男性占比 53.64%(37 618/70 130),随访时间 4~14.5 年。Meta 分析结果显示戒烟者与目前吸烟者相比,高血压发病风险为 1.08(95%CI:0.94~1.20),校正年龄、BMI 等混杂因素后,发病风险为 0.91(95%CI:0.33~2.50),均 $P > 0.05$。

(4)结论:戒烟不会增加高血压的发病率,对目前吸烟者要积极倡导戒烟,降低心血管病的发生率。

(三)经济评估

经济评估能够协助公共卫生决策者从经济学的角度鉴定项目的质量及优缺点。

1. 经济评估(economic evaluation)　是循证实践的一个重要组成部分,用于评估研发的替代性方案对公共卫生策划和政策的相对价值。成本 - 效益分析(cost-benefit analysis,CBA)是较常用的一种方法,通过对干预相关的经济投资与干预对健康的影响进行比较,评估干预措施的效益和成本,是公共卫生工作者和政策制定者日益重要的工具。

2. 经济评估在循证公共卫生中的应用　大肠癌筛查能够明显提高大肠癌的早诊率,提升患者的生活质量,远期效果来看可以降低大肠癌死亡率,是 WHO 推荐的适合进行筛查的癌症之一。有学者对某市社区大肠癌筛查项目进行了成本 - 效益分析。

(1)目的:对该市首轮大肠癌筛查项目(2015—2017 年)进行成本 - 效益分析。

(2)方法:本研究资料来源于 2015—2017 年该市首轮大肠癌筛查结果。总成本包括筛查总成本、腺瘤直接医疗成本及未来肠镜复查和腺瘤复发治疗成本。总效益包括因筛查而早期检出大肠癌所得效益以及因筛查检出腺瘤及癌前病变避免日后发生癌变所得效益。

(3)结果:2015—2017 年,该市首轮大肠癌筛查项目花费总成本为 3 928.5 万元,总效益为 12 329.8 万元,净效益为 8 401.3 万元,效益成本比为 3.1。

(4)结论:该市首轮大肠癌筛查项目具有成本效益。肠镜检查参与率越高,成本效益越高。

Note:

四、证据质量的分级

证据（evidence）指"支撑一个意见或建议的真实有效的事实或信息资源群"。在循证公共卫生中的证据主要指的是研究证据，包括描述性、分类性、分析性、说明或解释性，以及评估性的研究证据等，是一个观察、理论和实验复杂循环的结果。

在公共卫生中，科学证据可分成两类，即Ⅰ类证据和Ⅱ类证据。Ⅰ类证据指能证明可预防风险与疾病之间存在较强联系的证据；Ⅱ类证据指能反映公共卫生干预措施或项目相对成效的证据。

不是所有的证据都具有同等的或相同的价值。证据金字塔建立在证据的数量及其相关性的基础之上。金字塔顶部的证据较少，但其意义最大；在其底部的证据最多，但其意义最小。在公共卫生领域，观察性研究或类实验研究常常较随机对照试验更适合于复杂项目公共卫生干预措施的成效研究（图17-5）。

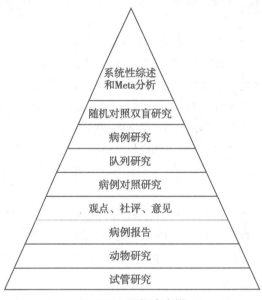

图 17-5　证据金字塔

五、循证公共卫生的框架

循证公共卫生最普遍使用的框架由布朗森（Brownson）等构建，具体见图17-6。

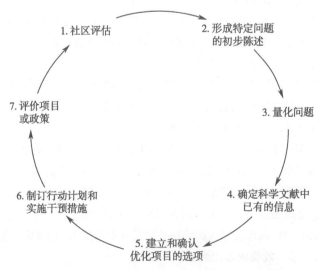

图 17-6　Brownson 等构建的循证公共卫生框架

（一）社区评估

社区评估的目的在于了解一个特定社区的公共卫生问题和需要优先解决的事项。社区评估的资料可以通过监测系统和国家、地区的数据报告、文件，或者与健康问题相关的某些状态条件，如社会、经济、物理环境的评估获得；也可以通过定量（问卷调查）或定性（个人或小组访谈）分析的方法收集。

（二）形成特定问题的初步陈述

循证过程的早期应建立一个简明的陈述，通常包括目前的健康状况或风险、受影响的人群、问题的规模和范围、预防机会和潜在的利益相关者。

（三）量化问题

描述性资料可见于重要统计数据（出生／死亡记录、监测系统），常见于对一个目标人群进行一个科学和有效的抽样调查，描述在某些情况、某时间点或时间段，特定人群的行为、特征、暴露风险和疾病的发生频率。

（四）确定科学文献中已知的信息

检索和评估与主题相关的科学研究、专家小组和大型科学会议的相关报告，最常用的研究方法是文献综述。

（五）建立和确认优化项目的选项

在实施循证过程中，有许多项目和政策可供选择，需在各种备选方案中择优。通过研究文献综述，概括各种干预方案的选项；也可通过专家小组或者系统性综述和实践指南。在确认优化项目过程中，要考虑政治／监管、经济、社会价值观、人群分布特征和技术等几方面的因素。

（六）制订行动计划和实施干预措施

确定优先项目后，应制订缜密的行动计划。行动计划需有明确方向和具体目标，阐明和尊重重要利益相关者的角色作用和责任，有明确的责任追究机制。行动计划要全面，描述特定的步骤、限定的时间点、作用和责任。

（七）评价项目或政策

大多数公共卫生项目和政策往往以类实验研究进行。评价项目须采用灵活度和敏感度高的测量工具，以分析干预过程中的变化。

六、循证在公共卫生护理领域中的应用

随着人口老龄化、高龄化的不断加剧，老年群体的健康已受到公共卫生护理领域的关注。跌倒是老年人日常活动中最常见的健康问题之一，也是老年人首位伤害死因。在我国每年至少有 2 000 万老年人发生 2 500 万次跌倒，社会费用高达 600 亿～800 亿人民币。奥塔戈运动项目（Otago Exercise Program，OEP）由新西兰 Otago 医科大学研制，是基于家庭模式的训练项目，主要包括肌力训练、平衡训练和步行，可用于老年人跌倒的预防。有学者构建了基于循证的老年人团体防跌倒奥塔戈运动方案，选取某社区 65 岁及以上的老年人 32 名，实施该方案。

（一）获取证据

计算机检索 The Cochrane Library、Embase、Scopus、JBI 循证卫生保健国际合作中心图书馆、PubMed、CINAHL、CBM、CNKI 和 VIP 9 个数据库，检索时限从建库至 2018 年 4 月。英文检索词包括 OEP/Otago Exercise Program，falls，older people/older adults/elderly，falls，randomized controlled trial/clinical trial。中文检索词包括奥塔戈、老年人、跌倒、随机对照试验。由 2 名研究员独立筛选文献、提取资料并交叉核对；如遇分歧，则咨询第 3 方协助判断，最终纳入 5 篇文献。

（二）分析现存的问题

研究团队从环境（社区环境、家庭环境等）、人（老年人自身、家庭照护者、社区医护人员等）、物（宣教视频、手册等）、流程（评估、宣教、实践指导等）四方面分析目前相关实践现状与最佳证据差距的原因，找到潜在的障碍因素共 22 项，为制订符合实际的干预方案提供现实依据。

Note：

（三）形成方案

本研究团队结合最佳证据、康复治疗师和社区护士的专业判断、社区老年人及其家属的实际需求，最终形成"基于循证的老年人团体防跌倒奥塔戈运动方案"，包括流程、实施准备、社区实践。

（四）方案的实施

方案的实施共分为三个阶段。

第一阶段：康复治疗师对 32 名老年人进行现场示教，每周 3 次，每次 30min。

第二阶段：2 名社区护士对老年人进行现场示教，每周 3 次，每次 30min。

第三阶段：对老年人进行团体 OEP 指导训练，每周 3 次，每次 30min。从参与训练的 29 名老年人（3 名中途退出）中选取 3 名作为助教辅助 2 名专业人员进行现场示范和指导。

（五）方案的评价

采用老年人团体 OEP 效果评价量表、跌倒效能、体能水平、跌倒风险等评价工具于老年人运动方案实施前及实施后进行评价。结果 29 名老年人（3 名中途退出）完成全程研究，其平衡能力、跌倒效能、体能水平、跌倒风险、满意度得分及总分显著优于运动方案实施前（均 $P < 0.01$）。

（六）结论

基于循证的团体实践方案可有效改善社区老年人的平衡能力、体能，从而降低跌倒风险。

（李冬梅）

思 考 题

1. 公共卫生护士和社区护士在职能上有什么区别？
2. 如何利用詹宁斯灾难护理管理模式对突发公共卫生事件进行管理？
3. 简述突发公共卫生事件下如何构建护理应急管理体系？
4. 简述 Brownson 等构建的公共卫生循证框架。

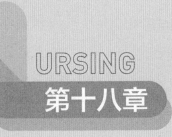

第十八章

突发公共卫生事件护理

18章 数字内容

— 学习目标 —

知识目标：

1. 掌握突发公共卫生事件的概念、分类及特点；突发公共卫生事件应急处理的基本原则；公共卫生护士在突发公共卫生事件中的职责。

2. 熟悉突发公共卫生事件应急处理预案；突发公共卫生事件应急处置流程；突发公共卫生事件中的社会心理问题及应对措施。

3. 了解突发公共卫生事件的分级；突发公共卫生事件应急管理机制建设的内容及应急机制评估系统。

能力目标：

1. 能区分不同级别的突发公共卫生事件。

2. 能遵循突发公共卫生事件应急处理的基本原则，做好应急处理护理预案的编制、管理及应急护理。

3. 能根据不同人群特征识别其潜在的社会心理问题，并提供相应的护理干预。

素质目标：

在突发公共卫生事件护理中具备敬佑生命、甘于奉献的职业精神。

猴痘是一种由猴痘病毒（monkeypox virus，MPXV）感染所致的人兽共患病毒性疾病。2022 年 5 月 7 日，英国卫生安全局报告了 2022 年首例罕见的猴痘确诊病例，现欧美等多个非猴痘流行国家相继报道了猴痘确诊及疑似病例，此次猴痘流行已出现人际间和社区传播。据世界卫生组织数据显示，截至 2022 年 7 月 25 日，全球已有 75 个国家和地区报告了超过 1.6 万例猴痘病例。

　　请思考：

　　1. 该事件是否属于突发公共卫生事件，依据是什么？

　　2. 该事件的应急处理应遵循何种原则？

　　3. 该事件中公共卫生护士应承担怎样的职责？应如何实施？

　　如何有效预防和应对突发公共卫生事件的发生，减少和避免突发公共卫生事件造成的损失，并最大限度地发挥护理的作用，保证人民的生命和健康，是突发公共卫生事件救护的关键。

第一节　突发公共卫生事件概述

　　突发公共卫生事件给国家和人民的生命带来了严重威胁，不仅对人类健康危害大，而且影响范围广，对社会的经济、政治、文化、社会心理等多方面具有巨大破坏性。如何有效应对突发公共卫生事件已成为社会普遍关注的热点问题，同时也是我国公共卫生体系建设的重点。公共卫生护士在处理突发公共卫生事件的过程中，发挥着重要且不可替代的作用。

一、突发公共卫生事件的概念与界定

　　目前关于突发公共卫生事件的概念主要来自我国 2003 年颁布、2011 年修订的《突发公共卫生事件应急条例》和 2005 年世界卫生大会颁布的《国际卫生条例》。突发公共卫生事件的界定也有明确的依据，主要分为一般性突发公共卫生事件、相当严重的突发公共卫生事件和特别严重的突发公共卫生事件三类。突发公共卫生事件概念和界定的确定，为世界范围内做好突发公共卫生事件的应对准备和应急处理工作提供了科学、规范管理的依据。

（一）突发公共卫生事件的概念

　　《突发公共卫生事件应急条例》中明确规定：突发公共卫生事件指指突然发生，造成或者可能造成社会公众健康严重损害的重大传染病疫情、群体性不明原因疾病、重大食物和职业中毒以及其他严重影响公众健康的事件。

　　《国际卫生条例》中也有关于"国际关注的突发公共卫生事件"的定义：①通过疾病在国际传播构成对其他国家的公共卫生危害，该公共卫生危害主要指具有损及人群健康可能性的事件，特别是可在国际传播或构成严重和直接危害的事件。②可能需要采取协调一致的国际应对措施。

（二）突发公共卫生事件的界定

　　突发公共卫生事件通常分为：

　　1. 一般性（包括一般严重、比较严重）突发公共卫生事件　指对人身安全、社会财产及社会秩序影响相对较小的突发公共卫生事件，由事发地所属市、县级人民政府处置。

　　2. 相当严重的突发公共卫生事件　指对人身安全、社会财产及社会秩序造成重大损害的突发公共卫生事件，由省人民政府处置。

　　3. 特别严重的突发公共卫生事件　指对人身安全、社会财产及社会秩序造成严重损害的突发公共共卫生事件,由省人民政府处置,或者省人民政府报请国务院,国务院有关职能部门协调处置。

二、突发公共卫生事件的分类

突发公共卫生事件根据引起紧急状态的原因和发生的原因分类。

（一）根据引起紧急状态的原因分类

1. 由自然灾害引起的突发公共卫生事件。

2. 由人为因素或社会动乱引起的突发公共卫生事件。

（二）根据发生的原因分类

1. **生物病原体所致疾病**　主要指传染病（包括人兽共患传染病）、寄生虫病、地方病区域性流行、暴发流行或出现死亡；预防接种或预防服药后出现群体性异常反应；群体性医院感染等。

2. **食物中毒事件**　食物中毒指人摄入含有生物性、化学性有毒有害物质后或把有毒有害物质当作食物摄入后所出现的非传染性的急性或亚急性疾病,属于食源性疾病的范畴。

3. **有毒有害因素污染造成的群体中毒**　这类公共卫生事件因污染所致,如水污染、大气污染、放射污染等,波及范围极广。

4. **自然灾害**　如地震、台风、洪水等的突然袭击,会在顷刻间造成大批生命财产的损失、生产停顿、物资短缺,灾民无家可归,由此加剧产生了种种社会问题,带来严重的包括社会心理因素在内的诸多公共卫生问题,从而引发多种疾病,特别是传染病的发生和流行。

5. **意外事故引起的死亡**　重大生产安全事故如煤矿瓦斯爆炸、飞机坠毁等,以及一些生活意外事故。

6. **不明原因引起的群体发病或死亡**　系不明原因所致,危害通常较前几类严重,加上公众缺乏相应的防护和治疗知识,日常也没有针对该事件制订特定的监测预警系统,使得该类突发公共卫生事件在控制上有很大的难度,常常造成严重的后果。

三、突发公共卫生事件的分级

根据突发公共卫生事件性质、危害程度、涉及范围,突发公共卫生事件分为特别重大（Ⅰ级）、重大（Ⅱ级）、较大（Ⅲ级）和一般（Ⅳ级）四级。

（一）有下列情形之一的为特别重大突发公共卫生事件（Ⅰ级）

1. 肺鼠疫、肺炭疽在大、中城市发生并有扩散趋势,或肺鼠疫、肺炭疽疫情波及两个以上的省份,并有进一步扩散趋势。

2. 发生严重急性呼吸综合征（传染性非典型肺炎）、人感染高致病性禽流感病例,并有扩散趋势。

3. 涉及多个省份的群体性不明原因疾病,并有扩散趋势。

4. 发生新传染病或我国尚未发现的传染病发生或传入,并有扩散趋势,或发现我国已消灭的传染病重新流行。

5. 发生烈性病菌株、毒株、致病因子等丢失事件。

6. 周边以及与我国通航的国家和地区发生特大传染病疫情,并出现输入性病例,严重危及我国公共卫生安全的事件。

7. 国务院卫生行政部门认定的其他特别重大突发公共卫生事件。

（二）有下列情形之一的为重大突发公共卫生事件（Ⅱ级）

1. 在一个县（市）行政区域内,一个平均潜伏期内（6d）发生5例以上肺鼠疫、肺炭疽病例,或者相关联的疫情波及两个以上的县（市）。

2. 发生严重急性呼吸综合征（传染性非典型肺炎）、人感染高致病性禽流感疑似病例。

3. 腺鼠疫发生流行,在一个市（地）行政区域内,一个平均潜伏期内多点连续发病20例以上,或流行范围波及两个以上市（地）。

4. 霍乱在一个市(地)行政区域内流行,1周内发病30例以上,或波及两个以上市(地),有扩散趋势。

5. 乙类、丙类传染病波及两个以上县(市),1周内发病水平超过前5年同期平均发病水平两倍以上。

6. 我国尚未发现的传染病发生或传入,尚未造成扩散。

7. 发生群体性不明原因疾病,扩散到县(市)以外的地区。

8. 发生重大医源性感染事件。

9. 预防接种或群体性预防性服药出现人员死亡。

10. 一次食物中毒人数超过100人并出现死亡病例,或出现10例以上死亡病例。

11. 一次发生急性职业中毒50人以上,或死亡5人以上。

12. 境内外隐匿运输、邮寄烈性生物病原体、生物毒素造成我境内人员感染或死亡的。

13. 省级以上人民政府卫生行政部门认定的其他重大突发公共卫生事件。

(三)有下列情形之一的为较大突发公共卫生事件(Ⅲ级)

1. 发生肺鼠疫、肺炭疽病例,一个平均潜伏期内病例数未超过5例,流行范围在一个县(市)行政区域以内。

2. 腺鼠疫发生流行,在一个县(市)行政区域内,一个平均潜伏期内连续发病10例以上,或波及两个以上县(市)。

3. 霍乱在一个县(市)行政区域内发生,1周内发病10~29例或波及两个以上县(市),或市(地)级以上城市的市区首次发生。

4. 一周内在一个县(市)行政区域内,乙、丙类传染病发病水平超过前5年同期平均发病水平1倍以上。

5. 在一个县(市)行政区域内发现群体性不明原因疾病。

6. 一次食物中毒人数超过100人,或出现死亡病例。

7. 预防接种或群体性预防性服药出现群体心因性反应或不良反应。

8. 一次发生急性职业中毒10~49人,或死亡4人以下。

9. 市(地)级以上人民政府卫生行政部门认定的其他较大突发公共卫生事件。

(四)有下列情形之一的为一般突发公共卫生事件(Ⅳ级)

1. 腺鼠疫在一个县(市)行政区域内发生,一个平均潜伏期内病例数未超过10例。

2. 霍乱在一个县(市)行政区域内发生,1周内发病9例以下。

3. 一次食物中毒人数30~99人,未出现死亡病例。

4. 一次发生急性职业中毒9人以下,未出现死亡病例。

5. 县级以上人民政府卫生行政部门认定的其他一般突发公共卫生事件。

四、突发公共卫生事件的特点

1. **突发性和多发性** 突发公共卫生事件多为突然发生,不易预测,且种类多。

2. **严重性和广泛性** 突发公共卫生事件一旦发生,可对社会经济、人民群众健康、生态环境等产生不同程度的危害,且突发公共卫生事件发生时常常同时波及多人甚至整个工作或生活的群体,影响广泛。

3. **处理的综合性和系统性** 由于突发公共卫生事件发生突然,其现场抢救、控制和转运救治、原因调查和善后处理涉及多系统多部门,政策性强,必须在政府领导下综合协调处理。

4. **国际联动性** 在应对和处理突发公共卫生事件时,相关国家和国际社会必须团结协作,共渡难关。

第二节 突发公共卫生事件应急管理

面对严峻的突发公共卫生事件，建立和提高科学化的应急管理体系，需遵循一定的指导思想和原则，促进有效的公共卫生事件的应急管理机制的建立与落实，使各组织结构有序、有力、有效地运转，尤其最大程度地发挥公共卫生护士的作用，进而使突发公共卫生事件的预防与应急处理得以经济、高效和顺利地实现。

一、突发公共卫生事件应急处理的基本原则

突发公共卫生事件的突发性和严重性等特点给人类应对其危害带来了巨大的挑战和困难。因此，遵循一定的指导思想和基本原则是突发公共卫生事件能够合理、有序、高效处理的前提。

（一）依靠科学，预防第一

突发公共卫生事件的应急处理需要尊重科学、依靠科学并按照科学规律办事，在处理时需要成立卫生领域专家组，征求专家组的意见，由专业人员编制应急预案。人为原因引起的突发事件须严加预防，自然原因引起的突发事件须尽可能通过预防减少其危害。因此，应急管理必须树立危机意识，坚持"预防第一"原则，常备不懈、有备无患。

（二）部门协作，各司其职

突发公共卫生事件会给社会带来较大影响，通常会涉及多个领域，政府在应对时需要动用多个部门和多方面人员的合作。这要求不同职能管理部门之间实现协同运作，明晰政府职能部门与机构的相关职能，优化整合各种社会资源，组织一支精干的高效救援队伍，发挥整体功效。

（三）快速反应，分级管理

突发公共卫生事件具有突发性、严重性和广泛性等特点，其突发事件的应急措施，需要做到快速反应、及时准确，在最短的时间内控制局势发展。快速反应需要有科学有序的管理体系支撑，实现分级管理。分级管理包括：①对突发公共卫生事件本身的分级管理，即按照突发公共卫生事件的损害程度不同分为不同等级。②按照行政管理等级进行划分。发生突发公共卫生事件时，事发地的县、市、省级人民政府及其有关部门按照分级响应的原则，做出相应级别应急反应。

（四）以人为本，注重公平

在突发公共卫生事件的应对中，必须注重"以人为本"的原则，以确保受害和受灾人员的安全为基本前提。同时，需要遵循公平性原则，保证每个公民在需要的时候，都能够获得相应的卫生保健服务。

二、公共卫生事件应急管理机制建设

建立有效的公共卫生事件应急管理机制，是敏感、及时、有效、准确应对突发公共卫生事件的有力保障。从整体上讲，我国突发公共卫生事件应急管理机制建设，主要是从突发公共卫生事件应急指挥体系、信息平台、疾病预防控制体系、医疗救治体系等方面来健全各级政府突发公共卫生事件应急组织领导体系，建立分级、分层、快速、灵敏的应急响应机制。

（一）健全应急指挥体系，提升应急管理能力

完善突发公共卫生事件应急指挥体系，健全政府主导的突发公共卫生事件应急指挥机构和应急处置组织体系，要加强各地区、各部门，以及各级各类应急管理机构的协调联动，积极推进资源整合和信息共享；构建集中领导、反应灵敏、协调有序、运转高效、平战结合、权责匹配的公共卫生应急管理格局。各级政府有必要成立突发公共卫生事件应急指挥系统，通过立法确认并授权其在遇到突发公共卫生事件时能最大限度地调集各方面力量，协调各部门统一行动，提高政府应变能力。同时，充分发挥多方合作的力量，如卫生医疗机构的应急处理与多部门（如交通、教育、社会保障等政府各部

Note:

门)、各方面的密切配合,也可建立首席公共卫生专家制度,组建跨领域、多学科的公共卫生应急管理高级别专家组,发挥技术专家在应急治理中的关键支撑作用。

(二)建立统一的信息平台,完善监测预警机制

敏感的信息系统是一个反应灵活的应急机制得以有效运转的前提。统一的信息平台的建设遵循统一规划、分步实施、突出重点、信息共享、强化职责、依法管理的原则。按照国家确定的建设规划,突发公共卫生事件监测信息网络主要包括国家疾病监测报告系统、国家突发公共卫生事件监测报告系统、医疗救治信息系统、卫生执法监督信息系统和应急指挥信息系统。同时,需要进一步完善疫情报告制度,各级政府要按照有关规定建立突发公共卫生事件举报制度。建立医疗机构与疾病预防控制机构之间的信息推送、会商分析和早期预警制度,实现信息源头收集、实时抓取和在线监测,辅以各级卫生行政部门、疾病控制机构和医疗机构的配合,在发现可能造成突发公共卫生事件的情况后,必须在规定时间内及时报告,相关部门立即调查、核实、确认,并采取必要的控制措施。各级疾病预防控制机构依法、独立、准确、及时发布疾病风险提示并向社会通报疫情信息,政府有关部门提出预警意见建议,开展预防疾病知识宣传,增强广大群众自我防病的意识和能力。

(三)强化平战结合意识,加强疾病预防控制体系建设

我国医疗卫生事业虽已取得一定成就,但仍滞后于经济和其他社会事业的发展,不能满足人民日益增长的对医疗卫生服务的需求。因此,需强化平战结合意识,建立公共卫生应急培训、心理健康知识培训、应急演练、应急征用等机制,完善应急状态下医疗卫生机构动员响应、区域联动和人员调集机制,探索建立公共卫生应急资源预征预储和战时联保联供制度,加强针对管理人员、专业人员,尤其是公共卫生护士和社会公众的公共卫生应急培训和演练,提高平战快速转化能力,确保平时服务、战时应战,提升应急救治能力和效率。

另一方面,需要建设更为专业化、数字化、现代化、功能定位更明确的疾病预防控制体系,强化其疾病与健康危害因素监测与干预、实验室检查、辖区健康大数据分析利用、公众健康教育普及等能力。加强基层医疗卫生机构标准化建设,补齐基层医疗卫生机构公共卫生人才队伍和设施设备的短板,全面提升常规实验室检查和对基层人员的技术指导等能力。同时也须加强专业公共卫生机构的建设。

(四)推进全民健康促进的开展,加强应急医疗救治体系建设

1. 构建健康促进型社会 大力开展健康城市、健康乡镇,构建健康促进型社会,落实机关、企事业单位和其他社会组织等传染病防控公共卫生主体责任;加强食品药品安全、公共场所卫生、职业卫生等工作,落实通风换气、清洁消毒和必要时的体温监测等健康管理措施,并持续改善城乡环境卫生面貌;进一步普及健康教育,组建健康科普专家库和健康科普资料库,发挥公共卫生护士的作用;加强师生健康促进工作,落实学校公共卫生措施等。

2. 加强应急医疗救治体系建设 完善分级分层、功能完善、平战结合的应急医疗救治体系,规划设置各类突发公共卫生事件定点救治医院或者定点救治基地,形成由定点救治医院(基地)、其他医疗机构和基层医疗卫生机构组成的应急医疗救治网络。同时,鼓励将有条件的非公办医疗机构纳入重大疫情医疗救治体系。实施传染病医疗救治能力提升项目,已建成的传染病医院,通过医联体建设,加强与三甲综合性医院合作,提升重症患者综合救治能力。另一方面,建立一支常备不懈的应急医疗救治队伍也是应急医疗救治体系建设的重要组成部分。

三、突发公共卫生事件应急处理预案

应急处理预案的建立是为了保证高效、有序地开展突发公共卫生事件的救援行动,将突发公共卫生事件的损失降到最低。

(一)应急预案和应急预案管理

应急预案是针对可能的突发公共卫生事件预先制订的计划或方案,其制订遵循灵活性、协调性、

开放性、预见性、可操作性等原则。该计划或方案的制订是在准确辨识和评估事故类型、潜在的危险、发生的可能性及发生过程、事故后果及影响严重程度的基础上，对危机机构职责、人员、技术、设施、救援行动及其指挥与协调等方面预先做出具体安排。主要内容应包括预案的编制、预案的演练、预案的选择、预案的评估、实施过程中预案的动态调整和修订等。

（二）制订应急预案的环节与内容

1. **成立应急预案编制小组**　包括领导小组、相关业务或技术部门专家小组、相关领域非本土的专家和工作人员，明确编制计划。

2. **回顾现有预案**　预案的回顾可以帮助编制者掌握必要的历史资料，提供有效的应急管理经验。另外，有关应急部门，如应急救援管理机构等，可能已经制订了自己的应急预案。因此，有必要整合各部门、各单位的预案资料，在此基础上制订综合性的应急管理预案，形成统一的行动方案。

3. **评估应急资源**　主要包括通信设备、个人防护设备、交通运输设备、进出控制设备、应急医疗设备、社会服务设备以及其他设备等所有应急设施设备，必要时还应包括工程设备。

4. **制订应急预案**　主要内容包括突发公共卫生事件的分级和应急处理工作方案；突发公共卫生事件应急处理技术和监测机构及其任务；突发公共卫生事件应急处理专业队伍的建设和培训；突发公共卫生事件应急指挥部的组成和相关部门的职责；突发公共卫生事件的监测与预警、信息的收集、分析、报告、通报制度；突发公共卫生事件预防、现场控制，应急设施、设备、急救药品和医疗器械以及其他物质和技术的储备与调度等。

5. **修改与更新应急预案**　应急预案应不断更新，须设有专门的组织负责这项工作的协调以及预案的全面管理。预案制订者应要求所有对预案有责任的单位检查相关部分，并根据人员设备变化提出修改意见，并且做到每年至少复查预案一次。

6. **组成应急预案管理的组织机构**　该机构的组成是为了更高效地应对突发公共卫生事件。

四、突发公共卫生事件应急处置流程

突发公共卫生事件处置的工作流程包含了从突发公共卫生事件潜伏期、风险发生与传播期到恢复期全过程的一系列行动方案与程序。突发公共卫生事件处置工作流程见图18-1。

其中，需要重点把握的关键工作环节包括：

（一）风险识别与评估阶段

在突发公共卫生事件应急处置流程的风险识别和评估阶段，需要做好风险评估。因此，此阶段需要以多层次、多渠道的情报信息网络为依托，针对特定地区和特定事件迅速开展流行病学调查，做到早发现、早报告、早处置。在此基础上进行风险识别和评估，评估内容一般包括三方面：一是重大突发事件可能对社会的影响；二是事件本身的危险程度；三是重大处置行动中具体细节的风险评估等。

（二）预警监测及评价阶段

此阶段需要根据风险评估和报告分析结果，对可能发生和可以预警的突发公共卫生事件确定预警时机并进行预警。同时，对于事件进行一定程序的监控，监控渠道包括但不局限于政府机关内部报告、群众报警或者新闻媒体。再结合预先规范，综合评价社会公共安全和群众生命健康所面临威胁的主次和性质，可动用的人员、装备情况，其他地区可予以支援的资源、群众的心理承受状态和社会参与程度等。

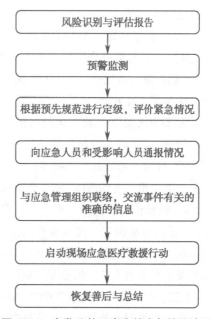

图18-1　突发公共卫生事件应急处置流程

Note：

（三）信息上报及行动阶段

此阶段上报的信息应综合风险识别及评估阶段、预警监测及评价阶段的结果，包括但不局限于：事件的起因及目前的基本情况；政府有关部门拟采取的行动；可以动用的基本力量和准备进一步采取的应对措施等。信息上报的同时，各种紧急指挥与处置的行动即开始运行。以上报事件为起点，政府对于该事件的关注和报告次数应不断增加，可同时要求本单位成立特别小组和特别部门，要求处置力量进入备勤状态，以减少反应时间，必要时指挥调度力量尽早赶赴事发现场，了解事件的背景，参与人员的数量、身份、情绪、疫情发生的范围等。

整个突发公共卫生事件应急处置流程的有力实施离不开公共卫生护士在各个阶段的参与和配合，充分发挥公共卫生护士的统筹管理、专业知识、紧急救护等知识和技能，对于高效完成突发公共卫生事件的全面评估、传播控制、应急救护等方面具有重要意义。

五、突发公共卫生事件应急机制评估系统

突发公共卫生事件应急机制评估系统主要包括三个时期的评估：潜在风险期评估、事件发生与风险防治时期的应急管理评估、恢复期评估。

（一）潜在风险期评估

潜在风险期主要指突发公共卫生事件已存在发生的风险但并未明显暴露的时期。在该期，主要是对预案和演练、监测和预警、队伍和能力、经费和物质保障等方面进行全面监控和评估，使应对的准备工作充分且足够，并具备对突发公共卫生事件有效反应的能力。

1. 预案和演练 预案的演练是潜伏期评估的核心内容，也是潜伏期评估的前提和关键。科学完备的预案需要评估以下几方面的内容：指挥部和相关部门的职责；科学有效的评估指标、监测与预警；信息的收集、分析、报告、通报制度；应急处理技术和监测机构及其任务；分级和应急处理工作方案；预防及现场控制；应急设施、设备、救治药品和医疗器械，以及其他物资和技术的储备与调度、应急处理专业队伍的建设和培训。除此之外，需要检测预案是否经过演练，通过演练来发现预案的问题并进一步完善。

2. 监测和预警 公共卫生监测主要包括传染病监测、新发传染病的发现与监测、中毒事件监测、自然灾害及意外伤害事件监测。突发公共卫生事件进行监测和预警需要评估监测指标是否科学；监测网络是否反应灵敏；分析系统是否快速敏捷；对相关数据和信息是否可以进行连续性监测并科学地预测其发展趋势。

3. 队伍和能力 潜在风险期在队伍和能力方面需要评估人员配备、医疗、疾病预防控制、监督、行政管理、科研以及应对各类突发公共卫生事件的救治能力和应急能力。评估内容包括是否有一套完善的、经常性的在职培训制度；是否有定期进行应急处理相关知识及能力的培训，以及定期进行突发公共卫生事件应急演练；推广最新知识和先进技术。

4. 经费和物质保障 要考虑经费是否列入政府财政预算，物资储备与调度是否科学、合理、及时、充足。分析国内外突发事件的特点和最新形势，依据财力制订涉及应急设施、设备、救治药品、疫苗和医疗器械的战略物品储备计划。积极开展科学研究和实验，针对传染病和其他威胁公众健康的突发公共卫生事件提供必要的知识宣传，保障技术供给。

（二）事件发生与风险防治时期的应急管理评估

在应急管理过程中，对已采取或准备采取的应急措施和控制效果等进行评估，既包括对项目实施进程中的人、财、物、时间等资源的投入进行评估，也包括对专业人员、已采取的控制措施和取得的控制效果等进行评估。

1. 评估内容 包括突发公共卫生事件的类型和性质、突发公共卫生事件影响的严重程度、目前已采取的应急措施和控制效果、突发公共卫生事件的发展趋势、是否需要启动应急预案的建议。

2. 评估的程序

（1）成立评估小组并制订评估计划。

（2）确定存在的危险，分析其影响因素：利用强度、频率、范围、时间段和可控程度五个指标来描述存在的危险，并进一步分析其可能的影响因素。

（3）进行危险排序，评估脆弱性：提出采取行动的建议，确定对危险处理所需采取措施的优先次序。

（4）记录所有结果和决定，方便以后进一步分析。

（三）恢复期评估

恢复期评估主要是在实施阶段或全部实施完毕后通过比较计划目标和实际结果的差距，对其工作结果进行效果评估，总结经验教训，提供指导今后应急管理工作的依据，以此完善突发公共卫生事件的应急管理工作。

（1）评估内容：计划实现的程度、取得的成绩、存在的问题、经验教训、产生的社会影响等。

（2）评估的程序主要包括准备工作、评估计划、组织实施、整理并分析评估资料、提出建议。①准备工作：组建评估组织、收集资料、熟悉内容，形成初步的评估思路。②评估计划：建立科学评估指标体系，确定评估目的、对象。③组织实施：按制订的评估计划对评估对象开展评估工作。④整理并分析评估资料：资料收集要体现有益于改进应急管理的实施和效果。⑤提出建议：根据资料分析和评估结果，有针对性地提出改进和完善的建议。

从突发公共卫生事件应急机制事前、事中、事后三个环节进行适度及时的评估是一个连续和有机的整体，构成了对突发公共卫生事件应急机制评估的完整体系。

六、公共卫生护士在突发公共卫生事件中的职责

公共卫生护士需要连续性、全程性地参与突发公共卫生事件的救援，会更关注突发公共卫生事件发生前居民的预防教育和培训，以及突发公共卫生事件发生后的各项恢复重建工作。在突发公共卫生事件的预防、应对救援及恢复阶段，公共卫生护士承担着关键角色。公共卫生护士的统筹管理能力、专业知识、紧急救护技能和良好的心理素质对于突发公共卫生事件的有效救援至关重要。

（一）突发公共卫生事件预防阶段

突发公共卫生事件预防阶段公共卫生护士的职责主要包括参与预案的制订与演练、评估可利用资源、做好疾病调查与案例管理、做好应急救援的组织管理工作、卫生宣教与免疫接种、保障环境卫生。

1. 参与预案的制订与演练　公共卫生护士需熟悉国家及各级突发公共卫生事件的应急法规、政策及预案，并做好突发公共卫生事件相关的知识储备，如国家突发公共事件应急预案、国家自然灾害求助应急预案、常见突发公共卫生事件上报知识等。在此基础上参与本级卫生机构的突发公共卫生事件应急预案的制订与演练工作，并在预案演练后及时调整和修订预案。

2. 评估可利用资源　公共卫生护士的一个重要工作是评估工作场所中的可利用资源，以便于做好突发公共卫生事件救援的准备，评估内容包括充足的资金、患者的安置点、与其他医疗服务机构的合作协议、突发公共卫生事件的管理计划和突发公共卫生事件的评估工具。

3. 做好疾病调查与案例管理　公共卫生护士需要能够应用监测潜在危险、危险信息传递等领域的技巧，早期识别突发公共卫生事件的危险信号，并对所处环境存在的危险因素进行分析。做好疾病调查、案例管理工作，在疾病早期对案例做好延续护理，与地区流行病学家、医生等合作，在 24h 内完成疾病调查和报告等，以防止事件发生或进一步恶化。

4. 做好应急救援的组织管理工作　公共卫生护士要合理分配资源，对所有护理人员在突发公共卫生事件救援中的角色进行界定，明确参与应急救援人员的职责。与其他医疗机构签订合作协议，制订合适的计划以帮助有特殊需要的人群，以及在一些社会救助团体如红十字会中招募愿意参与突

发公共卫生事件救援的志愿者。

5. 卫生宣教与免疫接种　针对全人群开展突发公共卫生事件的各项健康宣教及预防措施普及，向公众提供如何在突发公共卫生事件中保护自己的知识与技能；按照人群优先接种秩序，积极开展成人和儿童免疫接种，并做好疫苗接种前后相关注意事项的宣教。

6. 保障环境卫生　为预防突发公共卫生事件，特别是突发公共卫生事件中一些传染病的发生与传播，客观环境的改善尤为重要。与公众有关系的环境涉及空气、光线、水、食物、垃圾、公共场所、道路、交通等。公共卫生护士的工作内容主要是保障环境卫生，涉及场所包括民众居所、学校、工厂以及街道，如开展家庭卫生检查；对学校建筑的卫生情况、学校生活用品以及教室的布置进行检查，保证学生在干净卫生的环境学习；定期对工厂或企业的环境卫生进行视察，包括饮食、食堂、厨房、宿舍等；定期对街道饮食店进行检查，保障饮食卫生等。

（二）突发公共卫生事件发生阶段

公共卫生护士在突发公共卫生事件发生阶段主要承担照护者、管理者和教育者的角色，具有以下工作职责：

1. 作为照护者的工作职责　公共卫生护士须做好突发公共卫生事件现场环境危险因素的评估，并掌握一定的急救技术，如伤员快速评估的原则、伤员分类与转运、心肺复苏、伤口包扎、胸腹外伤处理、骨折固定等；根据伤情的轻重缓急，按优先顺序提供紧急护理，同时为患者提供整体护理，充分考虑伤病员的情感、生理、心理、社会和文化方面的需求。

2. 作为管理者的工作职责　公共卫生护士需要做好信息的收集和判断，及时了解、分析、判断突发公共卫生事件现场的情况，包括突发公共卫生事件的类型、严重程度、变化情况、伤病员的发生情况、卫生资源耗损情况、次生灾害的可能类型与发生先兆。同时，做好信息的传递工作，及时与上级救治机构和指挥系统保持信息畅通，向相关政府机构、新闻媒体、公众及时反馈突发事件信息，减少社会恐慌，并负责与各个医疗机构的联络工作；根据伤情将伤病员转诊到合适的医疗机构，记录转诊情况以便追踪伤病员的去向。

3. 作为教育者的工作职责　公共卫生护士应能提供二级预防教育，即对伤病员的早诊断和早治疗。公共卫生护士必须能够识别常见的健康问题，并协助伤病员得到迅速的治疗；做好家庭访视工作，对于已患有传染病的民众，公共卫生护士有去往民众家中访视并劝导其到当地专门的医院或门诊接受诊治的义务；在社区、学校、企业、农村等区域做好消毒隔离并妥善处理医疗废物，防止病毒进一步传播。此外，公共卫生护士须具备较强的心理素质及技能，除进行现场救护外，还须对患者家属及其他救援人员做好心理疏导工作。

（三）突发公共卫生事件后阶段

公共卫生护士在突发公共卫生事件后阶段的主要工作职责是评估医疗护理需求、评价和修订应急预案、开展健康促进。

1. 评估医疗护理需求　医疗护理需求的评估需遵循三级预防的理念，即预防伤残、促进康复。具体包括：对患者接受的治疗护理进行评估，如是否需要转诊；对患者及家属的心理状况进行评估，积极做好心理疏导和干预工作；此外，评估医疗用具是否需要补充，医疗设施和设备是否需要重建和修复等。

2. 评价和修订应急预案　公共卫生护士还须做好对当前突发公共卫生事件应急管理计划优缺点的评价及修订工作。根据应急预案实施的结果，评价该预案是否达到减少死亡率、减少突发公共卫生事件相关损失、降低医疗卫生费用、改善健康状况等目的，并在以上评价指标结果的基础上有针对性地参与应急预案的修订。

3. 开展健康促进　公共卫生护士须评估突发公共卫生事件对全民众心理健康和公共卫生产生的不良影响，积极做好健康促进工作。

第三节　突发公共卫生事件中的社会心理问题及其应对

突发公共卫生事件通常会对人们生活的自然和社会环境造成冲击，从而使人们产生各种社会心理反应。因此，有效应对突发公共卫生事件，需要公共卫生护士科学分析并评估社会心理问题，积极采取有效的心理疏导和救助措施。

一、突发公共卫生事件中的社会心理问题

突发公共卫生事件带来的伤害往往具有突发性，公众缺乏心理准备。因此不同人群特征的公众会出现不同类别的心理问题。

（一）突发公共卫生事件中出现社会心理问题的人群

突发公共卫生事件中可能出现社会心理问题的人群通常涉及以下五大类：

1. **患者或幸存者**　此类人群亲历事件发生，由于患病或存在生理创伤，故而心理反应最为复杂，不仅表现为急性心理反应，还可能造成长期的心理影响。

2. **隔离人群**　此类人群因与急性传染病患者或疑似者有过密切接触而需进行隔离观察，尽管一部分人并无症状，但心态处于严重恐慌状态，因而有些人表现为中途放弃隔离、不合作，有些人可能有侥幸心理，认为自己不可能感染，表现为过度勇敢、无防护等。

3. **与前两类人群有关的人**　如罹难者家属、亲人等。在事件中失去亲人和朋友的人群显示出较高水平的抑郁情绪，而且与遇难者社会关系越近的人症状也越严重。

4. **医务或救援人员及其家人**　此类人群常有恐惧、担心、过度疲劳和紧张等情绪。面对死亡的打击，有些人会流露出抑郁、焦虑、悲伤等情绪。

5. **一般公众**　此类人群较易产生恐慌、不敢出门、盲目消毒、过分关注，以至恐惧，甚至易怒，有攻击行为或有报复想法等心境障碍。

（二）常见突发公共卫生事件中的社会心理问题

突发公共卫生事件带来的急剧变化极易对心理造成冲击，导致一系列的心理反应。

1. **心理应激反应**　应激反应是人的身体对各种紧张刺激产生的适应性反应。突发公共卫生事件造成的应激反应表现为情绪反应、生理反应、认知障碍及行为异常等。

（1）情绪反应：悲痛、忧郁、焦虑等。

（2）生理反应：疲乏、头痛、头晕、失眠、气喘等症状。

（3）认知障碍：感知异常记忆力下降、精神不易集中、思考与理解困难、判断失误、对工作和生活失去兴趣等，并出现下意识动作、坐立不安、强迫、回避、举止僵硬、拒食或暴饮暴食、酗酒等异常行为，严重的甚至导致精神崩溃，出现自伤、自杀等异常行为。

（4）行为异常：注意力不集中、逃避、骂人、喜欢独处、过度依赖他人等。

2. **心理应激障碍**　突发公共卫生事件引起的强烈心理应激不仅会导致个体出现短期的心理障碍，如急性应激障碍，还会导致长期的心理创伤，如长期的创伤后应激障碍。

（1）急性应激障碍（acute stress disorder，ASD）：在发生突发公共卫生事件后，部分人群可能出现ASD，从而出现过度恐慌、紧张等情绪，导致睡眠质量变差，进而影响精神状态，再度导致心理情绪变差，从而形成恶性循环；部分人在出现ASD后，会对自身身体状况过度敏感，产生各种主观性症状，抵抗力下降，从而更易生病。

（2）创伤后应激障碍（post-traumatic stress disorder，PTSD）：指由异乎寻常的威胁性或灾难性心理创伤导致的延迟出现和长期持续的精神障碍。个体可反复发生闯入性的创伤性体验重现（病理性重现）梦境，或因面临与刺激相似或有关的境遇，而感到痛苦和不由自主地反复回想、持续地警觉性增高、持续地回避、对创伤经历选择性地遗忘等。

Note:

二、突发公共卫生事件中社会心理问题的应对措施

突发公共卫生事件发生后，公共卫生护士需要及时进行心理状态的评估，甄别和筛查存在心理困扰的人群，给予及时有效的心理援助，使之尽快摆脱困境，重新适应生活。干预对象主要包括患者或幸存者、罹难者家属、医务或救援人员、一般公众。

（一）对患者或幸存者的心理干预

突发公共卫生事件发生后，公共卫生护士须对幸存者进行定期的压力障碍、焦虑和抑郁等方面的筛查，识别其有无心理困扰，以便及时干预。具体干预措施包括：①营造一个有安全感的环境。②建立沟通关系，安排经过专业训练的志愿者倾听他们的故事，鼓励他们宣泄心中的痛苦，并给予积极的暗示。在倾听中帮助他们客观地、现实地分析和判断事件的性质和后果，纠正错误和不合理的认知，引导他们采用积极的应对策略和技巧。③帮助他们解决一些生活实际问题，如提供食品、治疗患者等，直到他们恢复重新面对生活的勇气和信心。

（二）对罹难者家属的心理干预

对罹难者家属的干预一般可以分为多个阶段。①第一阶段：给予罹难者家属生活和生理上个性化、细节化的精心照顾。②第二阶段：最重要的是倾听，在倾听的同时引导罹难者家属将抑郁、焦虑等负性情绪宣泄出来，进而帮助其面对、接受失去朋友和／或亲人的事实。③第三阶段：通过帮助罹难者家属群体建立有效沟通使得他们彼此之间获得心理支持，并鼓励罹难者家属维持正常的饮食习惯，避免因营养失衡导致免疫力降低，加剧心理疾病发生的风险。

（三）对医务或救援人员的心理干预

对医务或救援人员的干预一般包括三个阶段：①在任务前阶段，制订应对的组织计划，并通过演习明确任务，减轻预期焦虑；参与救援前的心理危机干预培训，学会应对应激、调控情绪的方法。②在执行任务阶段，合理安排工作岗位与时间，尽可能保证医务或救援人员间以及其与家人之间的交流，同时利用各种缓解压力的技术或心理干预方法帮助救援人员适时减轻心理压力。③在任务结束后阶段，安排休息放松，有需要帮助者则安排适当的心理干预。

（四）对一般公众的心理干预

对一般公众的心理干预必不可少。公共卫生护士进行心理干预最重要的就是对其进行健康宣教，以消除恐慌、科学防范；提供准确、权威的信息，阻断谣言带给人们不必要的恐慌，稳定公众的情绪；同时，加强有关突发公共卫生事件的相关知识教育，做好自我症状的识别，普及精神卫生教育，教会公众正确应对突发公共卫生事件的方法。

（许　虹）

―――――――――――――　思　考　题　―――――――――――――

1. 请简述突发公共卫生事件的界定、分类及特点。
2. 举例说明公共卫生护士在突发公共卫生事件中的职责。
3. 从公共卫生护士的角度，阐述突发公共卫生事件中社会心理问题的应对措施。

NURSING 中英文名词对照索引

D

F

G

Y

Z

参考文献

[1] ROGERS E M. 创新的扩散 [M]. 5 版. 唐兴通, 郑常青, 张延臣, 译. 北京: 电子工业出版社, 2016.

[2] 中国营养学会. 中国居民膳食指南 (2022) [M]. 北京: 人民卫生出版社, 2022.

[3] 李春玉, 姜丽萍. 社区护理学 [M]. 4 版. 北京: 人民卫生出版社, 2017.

[4] 傅华. 健康教育学 [M]. 3 版. 北京: 人民卫生出版社, 2017.

[5] 李立明, 姜庆五. 中国公共卫生概述 [M]. 北京: 人民卫生出版社, 2017.

[6] 李小妹, 冯先琼. 护理学导论 [M]. 4 版. 北京: 人民卫生出版社, 2017.

[7] 王长青. 卫生管理学 [M]. 2 版. 北京: 中国中医药出版社, 2017.

[8] 邬堂春. 职业卫生与职业医学 [M]. 8 版. 北京: 人民卫生出版社, 2017.

[9] 许树强, 王宇. 突发事件公共卫生风险评估理论与实践 [M]. 北京: 人民卫生出版社, 2017.

[10] 詹思延. 流行病学 [M]. 8 版. 北京: 人民卫生出版社, 2017.

[11] 张小曼, 刘东玲. 社区护理与公共卫生 [M]. 郑州: 郑州大学出版社, 2017.

[12] 翟向阳. 健康教育学 [M]. 重庆: 重庆大学出版社, 2018.

[13] 谢幸, 孔北华, 段涛. 妇产科学 [M]. 9 版. 北京: 人民卫生出版社, 2018.

[14] 李兰娟, 任红. 传染病学 [M]. 9 版. 北京: 人民卫生出版社, 2018.

[15] 黄奕祥. 健康管理服务业研究 [M]. 北京: 经济科学出版社, 2018.

[16] 何国平, 赵秋利. 社区护理理论与实践 [M]. 2 版. 北京: 人民卫生出版社, 2018.

[17] 朱仁显. 公共事业管理概论 [M]. 北京: 中国人民大学出版社, 2016.

[18] 沈洪兵, 齐秀英. 流行病学 [M]. 9 版. 北京: 人民卫生出版社, 2018.

[19] 朱启星. 卫生学 [M]. 9 版. 北京: 人民卫生出版社, 2018.

[20] 左伋. 医学遗传学 [M]. 7 版. 北京: 人民卫生出版社, 2018.

[21] BROWNSON R C, BAKER E A, LEET T L, 等. 循证公共卫生 [M]. 2 版. 余小瑛, 袁恒乐, 译. 北京: 人民卫生出版社, 2019.

[22] 李庆滨, 盛丽, 何燕, 等. 气象因素对急性心肌梗塞发病的影响及因时护理措施 [J]. 中华护理杂志, 1997, 32 (11): 621-624.

[23] 常春. 健康教育与健康促进伦理学问题的思考 [J]. 医学与哲学, 2015, 36 (19): 6-9.

[24] 高江原, 唐鹏程, 师秀娟. 医学遗传与优生 [M]. 北京: 中国科学技术出版社, 2017.

[25] 何裕民. 慢性病: 需要新的理论解释模型 [J]. 医学与哲学 (B), 2018, 39 (10): 1-5.

[26] 陈一佳, 苏健, 覃玉, 等. 睡眠时间和 2 型糖尿病患者死亡风险的前瞻性队列研究 [J]. 中华流行病学杂志, 2019, 40 (4): 394-399.

[27] 卢耀勤, 刘继文. 我国职业卫生现状 [J]. 职业与健康, 2019, 35 (10): 1437-1440.

[28] 孙宏玉, 孙玉梅, 孙敬怡, 等. 基于智能健康监测系统的社区居民健康状况及影响因素分析 [J]. 中华护理杂志, 2020, 55 (12): 1836-1843.

[29] 谢金，周卓钊. 重大疫情应对中社会心理分析与社会心态调整研究 [J]. 长沙大学学报，2020，34（03）：24-29.

[30] 莫懿晗，董欣，钟静，等. 小腿围测量在社区老年人肌少症筛查中的应用 [J]. 中国护理管理，2021，21（2）：191-194.

[31] 钱舒华，朱新丽，沈蓓蓓，等. 孕早期和孕晚期焦虑状态对产妇分娩方式的影响 [J]. 中华护理杂志，2021，56（2）：245-249.

[32] 柯思思，张刚，朱朝阳，等. 基本公共卫生服务效率及其影响因素 [J]. 中国卫生资源，2021，24（1）：75-78.

[33] 张艳，史岩，薛淑好，等. 公共卫生护士的发展历程及启示 [J]. 中华护理杂志，2021，56（02）：310-315.

[34] 曹承建，张琼，朱培华，等. 创新扩散理论在男性民工群体 HIV/AIDS 危险性行为扩散调查研究中的应用 [J]. 中国农村卫生事业管理，2008（9）：702-704.

[35] 陈婉珍，方曙，赵正言. 创新扩散理论在少年儿童健康教育实践中的应用 [J]. 中华护理杂志，2006，41（11）：1033-1034.

[36] 庆豫淑，肖静. 创新扩散理论的多形式健康教育在社区儿童疫苗预防接种工作中的应用效果 [J]. 临床研究，2018，26（3）：104-105，107.

[37] 张持晨. 基于社区组织理论的空巢老人"SMG"健康管理模式研究（理论篇）[J]. 中国老年学杂志，2017，37（20）：5191-5193.

[38] 张靖，李道苹. 老年人健康教育中引入创新扩散理论的策略探讨 [J]. 护理学杂志，2009，24（17）：78-80.

[39] 胡平，朱楚珠. 计划生育与中国妇女生命历程变化探讨 [J]. 中国人口科学，1996，（04）：21-26.

[40] 常春梅，李玲. 生命历程理论下的男童性侵犯事件——关于 H 的个案研究 [J]. 中国青年政治学院学报，2010，29（05）：18-22.

[41] HE M G, XIANG F, ZENG Y F, et al. Effect of time spent outdoors at school on the development of myopia among children in China: a randomized clinical trial[J]. JAMA, 2015, 314（11）: 1142-1148.

[42] POLIVKA B J, STANLEY S A, GORDON D, et al. Public health nursing competencies for public health surge events[J]. Public Health Nurs, 2008, 25（2）: 159-165.

[43] HOLT-LUNSTAD J. Why social relationships are important for physical health: a systems approach to understanding and modifying risk and protection[J]. Annu Rev Psychol, 2018, 69（1）: 437-458.

[44] VAARTIO-RAJALIN H, FAGERSTROM L. Professional care at home: patient-centredness, interprofessionality and effectivity? a scoping review[J]. Health & Social Care in the Community, 2019, 27（4）: e270-e288.

[45] STANHOPE M, LANCASTER J. Public health nursing: population-centered health care in the community[M]. 10th ed. St.Louis: Mosby, 2019.

[46] MARJORIE S, SUSAN S. Public health interventions: applications for public health nursing practice[M]. 2nd ed. Saint Paul: Minnesota Department of Health, 2019.

[47] SWANSON M, WONG S T, MARTIN-MISENER R, et al. The role of registered nurses in primary care and public health collaboration: a scoping review[J]. Nursing Open, 2020, 7（4）: 1197-1207.

[48] SIU P M, YU A P, CHIN E C, et al. Effects of Tai Chi or conventional exercise on central obesity in middle-aged and older adults: a three-group randomized controlled trial[J]. Annals of Internal Medicine, 2021, 174（8）: 1050-1057.

55检

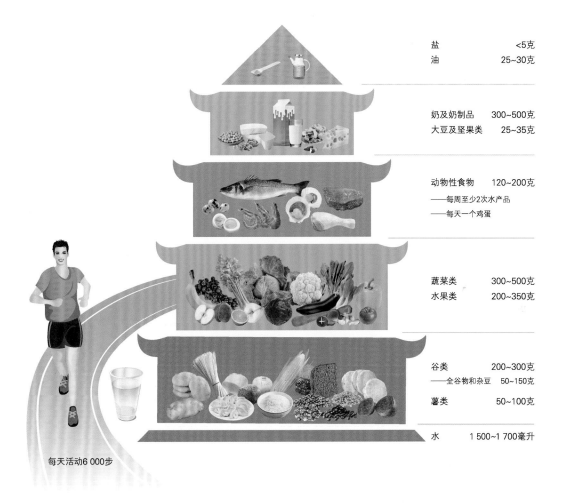